PUBLICATIONS DU *PROGRÈS MÉDICAL*

DE L'APHASIE

ET DE SES DIVERSES FORMES

PAR

Le Dr BERNARD

Ancien interne en médecine et en chirurgie des hôpitaux de Paris.
Médaille de bronze de l'Assistance publique.

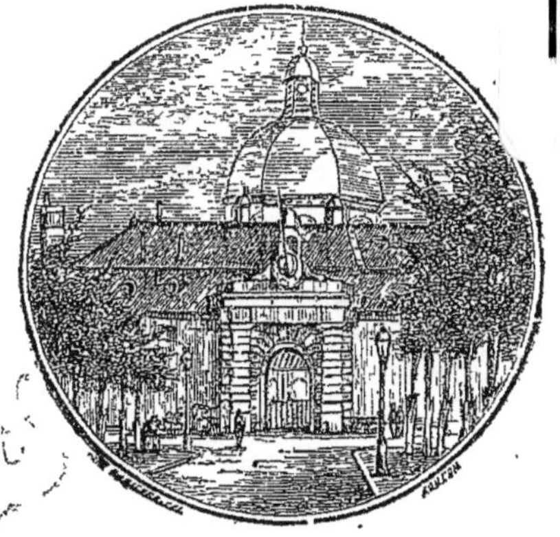

PARIS

Aux Bureaux du PROGRÈS MÉDICAL   A. DELAHAYE et E. LECROSNIER
14, rue des Carmes, 14   LIBRAIRES-ÉDITEURS
Place de l'École-de-Médecine

1885

DE L'APHASIE

ET DE SES DIVERSES FORMES

PUBLICATIONS DU *PROGRÈS MÉDICAL*

DE L'APHASIE

ET DE SES DIVERSES FORMES

PAR

Le Dr BERNARD

Ancien interne en médecine et en chirurgie des hôpitaux de Paris,
Médaille de bronze de l'Assistance publique.

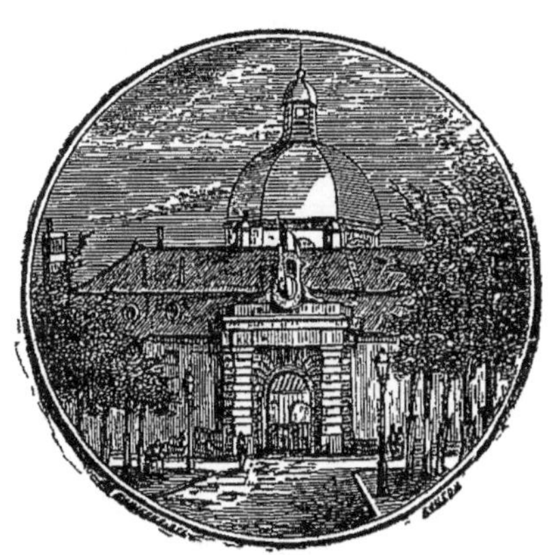

PARIS

Aux Bureaux du PROGRÈS MÉDICAL   A. DELAHAYE et E. LECROSNIER

LIBRAIRES-ÉDITEURS

14, rue des Carmes, 14   Place de l'École-de-Médecine

1885

INTRODUCTION

L'étude de l'aphasie était tenue, en France, pour
parachevée. Les cliniques de Trousseau, la découverte
de Broca avaient clos à jamais l'ère des discussions.
Qui disait aphasie dans la langue de Trousseau, disait
lésion de la circonvolution de Broca, grave confusion
dont Trousseau (1) fut le premier coupable, que tout
le monde commit après lui, quelque effort qu'ait tenté
Broca (2) pour la conjurer. On n'avait pas vu, et on
ne voyait pas, il y a bien peu de temps encore, que les
éloquentes et complexes descriptions de l'un ne répondaient que pour une part à la localisation très étroite
et très spéciale de l'autre.

Les travaux de Wernicke (3) et de Kussmaul (4) ont à
bon droit provoqué, dans l'étude de l'aphasie, une révo-

---

(1) *Gazette des hôpitaux*, 1864, p. 50.

(2) Broca. — *Congrès de Norwich et Tribune médicale*, 1869,
p. 254.

(3) Wernicke. — *Die aphasische Symptomen complexe*, Breslau,
1874. — *Lerbruch der Gehirn Krankheiten*, Berlin, 1881-1883.
Wernicke et Friedlender. — *Fortschritte der Médecin*, Berlin, 1883.
I, p. 177 et 313.

(4) A. Kusmaul. — *Les troubles de la parole*, traduction française
de A. Rueff, Paris, 1881.

lution complète. Mais le siège de chacun était si bien fait sur ce sujet en France que, malgré les importantes contributions cliniques et anatomiques de M. Magnan (1), de son élève Mlle Nadine Skwortzoff (2), les idées venues d'Allemagne ne rencontrèrent chez nous que la plus vive opposition. Un critique médical dont l'opinion fait autorité, M. Dreyfus-Brisac (3) et un des élèves les plus distingués du professeur Lasègue, sous les yeux duquel il écrivait, M. A. Mathieu (4) les combattirent avec une telle vigueur, par des arguments si décisifs, basés autant sur la confusion que nous indiquions plus haut que sur la conception ontologique classique de l'intelligence, que l'orthodoxie française se rassura. Bien plus, une véritable Terreur scientifique suivit cette énergique répression des tentatives de renovation en matière d'aphasie. Les faits les plus simples et les plus probants, comme l'observation de surdité verbale de M. Giraudeau, ne furent relatés qu'avec la plus extrême circonspection en se défendant de vouloir rien changer au dogme régnant, en atténuant le plus possible leur évidente signification par des explications boiteuses et invraisemblables, mais seules propres à ménager les susceptibilités de la critique impitoyable.

Que les temps sont changés ! Un cas de cécité verbale observé en mars 1883, à la Salpêtrière, a amené M. le professeur Charcot à reprendre l'étude de l'aphasie

---

(1) Magnan. — *Tribune médicale*, 1880, p. 40, et nombreuses communications à la Société de biologie de 1879 à 1883.

(2) N. Skwortzoff. — *De la cécité et de la surdité des mots dans l'aphasie*, Paris 1881.

Archives de neurologie. T. II, p. 215.

(3) Dreyfus-Brisac. *Gaz. hebd.* 1881, p. 477.

(4) A Mathieu. — *Le langage et l'aphasie* (*Arch. de médecine*, 1879, t. III. p. 583). — *la surdité verbale* (arch. de *médecine*, 1881, t. VII, p. 582).

sous le seul contrôle des faits, à l'aide de cette méthode anatomo-clinique qui lui est, à juste titre, si chère. M. Charcot a consacré à cette étude plusieurs leçons durant les années 1883 et 1884. Il l'a rehaussée de considérations psychologiques originales, d'une analyse lumineuse des processus du langage. Il l'a résumée enfin dans un schéma reproduit plus loin, schéma qui m'a permis de comprendre et d'expliquer, je l'espère, les moindres détails des cas que je rapporte. Ces conférences dans lesquelles M. Charcot s'est ainsi adressé à toutes les aptitudes réceptives de l'intellect de ses auditeurs, à chacune de leurs mémoires, ces conférences en cours de publication encore, mais parfaitement condensées et exposées déjà par M. Marie (1), ont eu le plus grand retentissement dans tout le monde médical. Elles n'en ont pas eu moins près de tous ceux pour qui la psychologie, débarrassée des nuages de la métaphysique et sortie du domaine de l'inspiration, est devenue une science de faits. C'est pour ces psychologues que M. Féré (2) a donné, dans l'organe de la jeune école philosophique française, un résumé substantiel de l'enseignement de notre maître. Quel témoignage plus éclatant du succès obtenu par ces leçons que les travaux nombreux qui ont suivi leur publication ? Ces notions de cécité et de surdité verbales dont personne ne pouvait, la veille, supporter l'énoncé, tout le monde aujourd'hui les proclame.

M. J. L. Prévost (3) résume l'état de la question dans

---

(1) P. Marie. — *De l'aphasie (cécité verbale, surdité verbale...) Revue de médecine*, 1883, n° 00, p. 693.

(2) Ch. Féré. — *Des troubles de l'usage des signes. (Revue philosophique* de Th. Ribot, 1884, n° 6, p. 593).

(3) J.-L. Prévost. — Aphasie (cécité et surdité verbales). *Revue medicale de la Suisse romande*, 1883, n° 11.

— 4 —

une revue critique pleine d'érudition. MM. Balzer (1) et
Grasset (2) analysent, d'après les données nouvelles,
plusieurs cas d'aphasie. M. Hallopeau (3) leur donne
une large place dans un traité élémentaire. M. Déjerine
récemment a fait de l'aphasie ainsi comprise, l'objet de
plusieurs leçons cliniques à l'Hôtel-Dieu.

Les auteurs qui ont traité de l'aphasie, ont senti
constamment la nécessité, soit de lui donner une place
spéciale au milieu des troubles de la parole, soit mieux
encore d'établir des catégories dans les faits variés qu'ils
embrassaient sous cette dénomination. Les tentatives de
MM. A. de Fleury (4), Jaccoud (5), Voisin (6), Proust (7),
Tarnowsky (8), celles même de M. J. Falret (9), de Ricochon (10) ne réalisèrent jamais que des classifications
arbitraires ou au moins artificielles. Aujourd'hui, grâce
à tous les travaux que je citais au début de cette préface,
les faits connus sous le nom d'aphasie sont susceptibles
d'être classés en groupes naturels, aussi distincts cliniquement qu'au point de vue de leur localisation anatomique.

---

(1) Balzer. — *Gazette médicale de Paris*, 1884. n°ˢ 9 et 11.
(2) Grasset. — *Contribution clinique à l'étude des aphasies*
(*Montpellier médical*, 1884, n° 1, p. 1).
(3) H. Hallopeau. — *Traité élémentaire de pathologie générale*,
1884, p. 573-582.
(4) A. de Fleury. — *De la pathologie du langage articulé*. (*Gaz.
hebd.*, 1865, p 229).
(5) S. Jaccoud. — *De l'alalie et de ses diverses formes*. (*Gaz.
hebd.*, 1864, p. 497).
(6) A. Voisin. — *Aphasie.* — (*Nouveau dict. de méd. et de chir.
prat.*, t. III, 1865, p. 2).
(7) A. Proust. — *De l'aphasie.* (*Arch. gén. de méd.*, 1872, 6ᵉ S,
t. XXIX, p. 664.
(8) B. Tarnowsky. — *Aphasie syphilitique*, 1870, p. 76 et suivantes.
(9) J. Falret. — *Des troubles du langage et de la mémoire des
mots dans les affections cérébrales*. (*Arch. gén. de méd.*, 1864,
6ᵉ S., t. III, p. 336).
(10) J. Ricochon. — *Remarques sur l'aphasie*, 1882, p. 31.

C'ést à la démonstration de cette double autonomie des formes de l'aphasie, c'est à établir sur des documents anciens et récents que *l'aphémie*, *l'agraphie*, la *cécité verbale*, la *surdité verbale* constituent des entités pathologiques parfaitement différenciées et reconnaissables, que visera ce travail. L'aphasie est et demeure dans toutes ses modalités, un *symptôme topographique*, selon l'originale expression de M. le professeur Fournier (1).

Je n'ai abordé cette étude ardue, qu'après m'être profondément pénétré de l'enseignement de M. le professeur Charcot. Que de fois, aux heures d'hésitation, je suis retourné aux notes recueillies à sa clinique, j'ai reporté ma vue sur son schema! Sans le solide fil conducteur que j'avais ainsi en main, je n'eusse pu que m'égarer dans le dédale des faits et des opinions contradictoires accumulés en si grand nombre sur ce sujet depuis 1861. Cette étude a été abordée, poursuivie et terminée, au milieu de bien des difficultés, sans le moindre souci des théories, sans la moindre préoccupation de la notoriété, ni de l'obscurité de leurs auteurs, à la lumière seule des faits.

M. le professeur Charcot a bien voulu, en outre, me fournir une grande partie des documents utilisés dans cette thèse, avec la libéralité dont témoignent tant de travaux scientifiques contemporains. Je ne saurais jamais lui témoigner assez ma profonde gratitude pour tout ce que je lui dois.

Les descriptions et les croquis inédits d'anatomie pathologique rapportés au cours de cette thèse, je les ai empruntés aux riches registres d'autopsies de mon maître et ami le docteur Ch. Féré. M. le docteur A. Netter

---

(1) A. Fournier. — *La syphilis du cerveau*; 1879, p. 248.

a sacrifié de longues heures à la traduction des mémoires de Wernicke, de Stricker, et de la plus grande
partie des documents allemands que contient ce travail.
M. Aug. Broca m'a ouvert avec une rare générosité la
bibliothèque et les cartons de son si regrettable père. Je
remercie du fond du cœur ces amis dévoués.

CHAPITRE PREMIER.

Définition.

L'aphasie (1) (ἀφᾶσία ά privatif φᾶσίς parole) est la perte plus
ou moins complète de la mémoire des signes, des modes
d'expression de la pensée, du langage enfin.

A l'inverse de bien des auteurs qui ont traité ce sujet,
je renonce à innover dans la nomenclature de l'aphasie,
non par un vain respect du grec et de ma langue maternelle, mais parce que cette nomenclature est plus que suffisante et qu'il y a même urgence à l'élaguer. Le mot *aphasie* proposé par Chrysaphis, approuvé par Littré, a été in-
troduit dans la langue médicale par Trousseau et appliqué
par lui à la désignation en bloc de toutes les formes et de
toutes les variétés de ce symptôme.

La *cécité et la surdité verbales*, *l'agraphie* non moins
que *l'aphémie* figurent dans l'ensemble symptomatique
compliqué que Trousseau englobe et décrit sous le nom
d'aphasie. L'usage universel, la tradition ont conservé à
ce terme cette signification étendue et je ne puis que l'ac-
cepter sans me soucier le moins du monde ni de l'étymo-
logie (2), ni de la signification au temps de Périclès de ce
mot renouveau.

---

(1) Le mot *aphasie* ne figure pas dans la septième et dernière
édition du *Dictionnaire de l'Académie française* (1878). Il figure
seulement dans le supplément du *Dictionnaire de la langue française*, de Littré (1877), avec l'adjectif *aphasique*.

(2) Voyez sur cette question :

Broca. — *Lettre à Trousseau sur les mots aphémie, aphasie et
aphrasie.* (*Gaz. des hop*, 1864, p. 35).

Briau. — *Gaz. hebd.*, 1864, p. 95.

On trouvera des exemples nombreux et variés de l'emploi du mot

« L'aphasique, dit de plus Trousseau (1), est celui chez lequel les signes de la pensée ne peuvent plus se manifester. »

Pour M. J. Falret (2), l'aphasie est « la perte complète ou incomplète de la parole et même de tous les signes représentatifs des idées. »

M. A. Legroux (3) a parfaitement développé ces deux définitions. « L'aphasie est un état caractérisé par la diminution ou la perversion de la faculté normale d'exprimer les idées par des signes conventionnels ou de comprendre ces signes, malgré la persistance d'un degré suffisant d'intelligence et malgré l'intégrité des appareils sensoriels nerveux et musculaires qui servent à l'expression ou à la perception de ces signes. »

« Aujourd'hui, dit Kussmaul (4), l'on en est arrivé à ne plus comprendre sous le nom d'aphasie les troubles seuls de la parole mais bien le *complexus symptomatique sous la forme duquel se présente l'expression ou la compréhension défectueuse de n'importe quel signe par lequel l'homme manifeste ses sentiments ou ses idées.* »

Enfin M. Charcot (5) n'entend pas autrement la signification du mot aphasie. Dans ses dernières leçons qui portent pour titre : « *Des différentes formes, des variétés de l'aphasie* », M. Charcot donne de ce mot la définition suivante : *Le terme* APHASIE, *considéré dans son acception la plus large, comprend toutes les modifications si va-*

ἀφάσία chez les « anciens Grecs de l'Hellade » dans le *Thesaurus græcæ linguæ ab Henrico Stephano constructus. Paris, Didot* 1831-1856, *vol. I pars altera* 2617-2618.

Ce mot se perdit-il ? Il ne figure pas en tous cas dans le *Glossarium ad scriptores mediæ et infimæ græcitatis* de Du Cange, Paris, 1688.

(1) Trousseau. — *Bulletin de l'Acad. de médecine*, 1865, t. XXX, p. 656.

(2) J. Falret. — *Dict. enclyc. des sc. méd.* 1re s., t. V, p. 605.

(3) A. Legroux. — *De l'aphasie*, th. agr., 1875, p. 6.

(4) Ad. Kussmaul. — *Les troubles de la parole*, trad. Rueff, 1884, p. 33.

(5) *Progrès médical*, 1883, p. 441.

*riées, si subtiles parfois que peut présenter dans l'état
pathologique, la faculté que possède l'homme d'exprimer
sa pensée par des signes* (facultas signatrix *de Kant*). »

Si « l'usage est de la langue arbitre souverain (1), » si
l'on doit se soumettre à l'usage, c'est bien quand il remplit
comme ici la condition requise par un maître sévère. « Er-
go consuetudinum sermonis vocabo consensum erudito-
rum ; sicut vivendi, consensum bonorum (2). » Dans ce
sens étendu j'entends et j'emploierai le mot *aphasie.*

Quant au mot *amnésie,* qui crée tant d'embarras aux
auteurs de travaux sur l'aphasie et à leurs lecteurs, il
faut, pour éviter toute équivoque, le définir clairement,
chose aujourd'hui facile, grâce au livre de M. Th. Ribot.
Il n'y a pas plus une amnésie qu'il n'y a une mémoire. Il y
a des mémoires et des amnésies. Chaque espèce de mémoire
et chaque espèce d'amnésie qu'on peut constituer compor-
tent une foule de variétés. « L'emploi du mot mémoire
comme terme général est d'une justesse irréprochable. Il
désigne une propriété commune à tous les êtres sentants
et pensants : la possibilité de conserver les impressions et
de les reproduire. Mais l'histoire de la psychologie montre
qu'on est trop porté à oublier que ce terme général, comme tout autre, n'a de réalité que dans les cas particuliers ;
que la mémoire se résout en des mémoires, tout comme la
vie d'un organisme se résout dans la vie des organes, des
tissus, des éléments anatomiques qui le composent (3) »
Un peu plus loin, M. Ribot ajoute : « A proprement parler,
il n'existe qu'une forme d'amnésie partielle qu'on puisse
étudier à fond : celle des signes (signes parlés et écrits, in-
terceptions, gestes (4). »

---

(1) Daru. — Traduction du 72ᵉ vers de l'*Art poétique* d'Horace.
(2) M. F. Quintiliani. — *Oratoriæ institutionis* liber I, 6 édition
Lemaire, 1821, t. I, p. 80.
(3) Th. Ribot. — *Les maladies de la mémoire,* 2ᵉ édit., 1883,
p. 107.
(4) *Eodem loc,* p. 113

M. J. Falret (1) avait esquissé l'étude de l'aphasie en traitant de l'amnésie bien avant d'en faire l'objet d'un article spécial.

M. Grasset (2) a fait remarquer avec raison que le mot amnésie sert à désigner ordinairement les cas faibles ou incomplets d'aphasie, par exemple celui du malade qui, incapable de prononcer spontanément un mot, peut le répéter. Mais il a servi aussi à désigner les cas complexes. Un malade qui, outre l'abolition du langage articulé, ne peut pas écrire et ne comprend pas ce qu'il lit est atteint pour M. Jaccoud (3) d'amnésie verbale.

Les amnésiques, d'après M. Proust (4), ne peuvent ni parler ni écrire, comme les aphasiques, mais à l'inverse de ceux-ci, ils ne peuvent suivre une conversation ni se livrer à la lecture, répètent facilement les mots prononcés devant eux et peuvent guérir assez promptement par l'éducation. Le diagnostic n'est pas toujours facile. Amnésie et aphasie peuvent coexister chez le même sujet. M. Magnan (5) entend évidemment par amnésie verbale la surdité verbale. Il en place le siège dans l'écorce de la troisième frontale et celui de la logoplégie dans le centre ovale.

Pour Baillarger (6), quand il y a abolition de la parole et de l'écriture, l'aphasie s'explique par l'amnésie de la manière la plus simple.

Dans tous les cas où l'hémiplégie était le symptôme principal, l'aphasie avait la forme ataxique, d'après W. Hammond (7), tandis que dans ceux où il n'y avait pas d'hémi-

----

(1) J. Falret. — *Dict. encycl. des sc. méd.*, t. III, 1re s., p. 737, article *Amnésie.*

(2) Grasset. — *Mal. du syst. nerveux*, 2e édit., 1881, p. 157.

(3) Jaccoud. — *Clin. de Larib022sière*, 2e édit., 1875, p. 57.

(4) Proust. — *De l'aphasie.* (*Arch. gén. de méd.*, 6e série t. XIX, 1872, p. 664).

Bull. soc. antropologie de Paris, 1873, 2e s., t. VIII. p. 782.

(5) Magnan. — *Tribune médicale*, 1880, p. 41 et 42.

(6) Baillarger. — *Bull. ac. imp. de médecine*, 1865, t. XXX, p. 818.

(7) W. Hammond. — *Traité des mal. du système nerveux*, trad. Labadie-Lagrave, 1879, p. 208.

plégie, l'aphasie était amnésique. Ici, il y a lésion de l'hémisphère, là du corps strié.

Il n'est pas d'auteur à qui ce mot ait causé tant d'embarras qu'à Kusmaul. Il donne de l'amnésie verbale et de la surdité verbale deux définitions équivalentes. Il consacre un chapitre entier à établir la différence de l'aphasie ataxique et de l'aphasie amnésique. Il le termine par cette remarque désespérante : « Ces deux dénominations contre lesquelles nous avons déjà élevé des objections et que nous conservons pour des raisons qui nous sont étrangères, nous paraissent mal choisies. L'aphasie ataxique est dans un certain sens amnésique et l'aphasie amnésique est ataxi que(1). » La belle affaire ! que voilà le lecteur bien préparé à comprendre la signification de ces deux détestables qua lificatifs qui reparaîtront presque à chaque page de l'ouvrage.

Broca (2) avait aussi tenté de différencier l'aphémie et l'amnésie sans aucun succès, puisque, selon lui, on peut confondre les deux choses comme la fluctuation d'un kyste et celle d'un lipôme, et qu'il avoue avoir trouvé une lésion de la troisième circonvolution frontale gauche dans un cas où le diagnostic amnésie avait été porté.

Avant M. Ribot et M. Charcot, seul Trousseau s'est exprimé avec clarté sur ce sujet. Je ne puis expliquer que par l'obsession de quelques souvenirs classiques de philosophie, les réticences et les hésitations qui déparent cette partie de son œuvre.

Trousseau signale longuement et très explicitement les diverses mémoires, l'indépendance de chacune d'elles vis-à-vis des autres, en priant qu'on lui permette cette locution étrange, le mot *mémoires* au pluriel (3).

---

(1) Kusmaul. — *Loc cit.*, p. 200.
(2) P. Broca. — *Congrés de Norwich*, 1868 et *Tribune médicale*, 1869, p. 254 et 267.
(3) Trousseau. — *Clin. méd. de l'Hôtel-Dieu*, 4e édit., 1873, p. 719 et 720.

« Ce que je tenais à bien faire ressortir ici, Messieurs, dit-il, c'est que l'amnésie joue, chez ces malades, le principal rôle : ils oublient en totalité ou en partie les modes d'expression de la pensée... Est-ce à dire, Messieurs, que, pour moi, *aphasie* et *amnésie* doivent être synonymes ? A Dieu ne plaise que vous me prêtiez une telle pensée !...

« Si donc il était accepté que l'aphasique est, en fin de compte, un amnésique, il faudrait ajouter qu'il a perdu la mémoire du moyen par lequel la pensée doit se manifester par la parole, par l'écriture et par le geste. »

Personne encore n'a donc différencié l'aphasie de l'amnésie, états qu'on oppose partout l'un à l'autre. Personne ne les différenciera jamais.

L'aphasie, en effet, est une amnésie (1), *l'amnésie des signes*. Le mot amnésie ne figurera dans ce travail qu'accompagné des qualificatifs indispensables pour lui donner un sens. Je pourrai dire indifféremment *aphémie* ou *amnésie verbale motrice*, mais seulement pour la commodité du discours et pour mieux fixer dans l'esprit du lecteur la signification de ce mot, si longtemps obscure et comme à plaisir obscurcie. Parler d'aphasie par amnésie, c'est commettre un pléonasme, c'est confondre la partie et le tout, quand ce n'est pas simplement se payer de mots.

---

(1) Dans les premières relations d'aphasie, les auteurs, médecins ou curieux, emploient simplement les mots *oblivio nominum, litterarum, lectionis; abolitio, vitium, debilitas memoriæ ou leurs équivalents dans les diverses langues.*

CHAPITRE II.

Historique.

On ne trouvera sous ce titre que la discussion de deux
points importants de l'histoire de l'aphasie. D'autres seront
abordés plus convenablement en traitant des diverses variétés de cette affection. On n'y trouvera pas un tableau
plus ou moins complet des exhumations auxquelles il est
de mode encore de se livrer. Avec quelle passion il y fut
procédé, dans les années qui suivirent la mémorable découverte de Broca ! La lecture fastidieuse des feuilles médicales de ce temps le montrera au lecteur assez curieux
pour la tenter et assez patient pour la poursuivre. La chose
était si connue, si banale que, même en dehors des œuvres
médicales arrachées pour un jour à la poussière des rayons
inaccessibles des bibliothèques, l'aphasie se trouvait clairement mentionnée partout, par les philosophes, les gram-
mairiens, les historiens, les poètes, les prophètes eux-
mêmes. Ainsi ont pris place dans l'histoire de l'aphasie,
Platon, Sextus Empiricus, Thucydide, Suétone, Pline le
naturaliste, Gœthe, Isaïe (1), et enfin Homère, victime de
tant de laborieuses exégèses. Quant aux médecins, qui

---

(1) W. Hammond (*Traité des maladies du système nerveux.*
1879, trad. Labadie-Lagrave, p 174), en cite deux versets aussi incompréhensibles que le comporte le genre.

Si une place devait être réservée en cette étude à la littérature, il
faudrait, avant tous, mentionner M. Emile Zola, qui dès 1867, mettait
en scène une aphasique, dans les pages pathétiques de *Thérèse
Raquin*, avec une parfaite connaissance de ce dont il parlait.

dénombrera les connus et les inconnus, les anciens et les modernes, dont les textes, mis au lit de Procuste, allongés, abrégés, arrangés, commentés, disent tant de choses auxquelles leurs auteurs n'avaient jamais pensé ? Hippocrate n'avait pu manquer de parler de l'aphasie. On a glosé à plaisir sur trois ou quatre mots du livre *des Épidémies* (1). Schenkius, Crichton, Rush, Cullen, Reil, Van Swieten, J.-P. Franck, J. Franck, Gesner, Sauvages, Swédiaur, Sagar, Délius, Amatus et Zacutus Lusitanus, etc., avaient épuisé la matière. Il suffisait, pour mettre au courant les données précises de cette imposante tradition, de l'additionner d'un peu d'anatomie de cabinet, d'un peu de physiologie fantaisiste et d'agréablement amalgamer le tout. Les écrivains médicaux ont rappelé à l'envi et rappellent encore souvent, en traitant ce sujet, «ce frère lubin, vrai croquelardon », qui découvre dans Ovide les sept sacrements de l'Evangile (2). Broca, à qui on avait jeté tous ces noms à la face tant de fois, en le priant de retourner à l'école, Broca semble avoir pris plaisir à augmenter encore la liste de ses précurseurs. Le carton où il accumula jusqu'à la fin de sa vie, sur ce sujet préféré : notes, observations, croquis, documents de toute espèce, contient des indications et des extraits plus invraisemblables encore que ceux qu'on lui opposait. Leur publication eût mis de son côté les rieurs comme il sut y mettre le monde scientifique tout entier par une rigoureuse méthode d'investigation, par des observations irréprochables et les plus précis relevés d'autopsie.

Il y a des aphasiques depuis que l'homme parle et que son cerveau est sujet à la maladie. Personne ne voudra contester que ce ne soit « chose ancienne (3) ». Aucun symptôme peut-il frapper et le médecin et l'homme étranger à l'art plus que la privation du principal moyen de commu-

---

(1) Bateman. — *De l'aphasie*, trad. Villard, 1870, p. 4.
(2) Rabelais. — Livre premier, *prologe de lautheur*.
(3) Jaccoud. — *Gaz. hebd.*, 1864, n° 30.

niquer avec nos semblables, plus que l'abolition du langage articulé, pour ne parler que de cette variété d'aphasie?
Pourtant jusqu'à Bouillaud, jusqu'à Broca même malgré
les travaux de Bouillaud et les nombreuses discussions
auxquelles ils donnèrent lieu, la plus complète obscurité
règne sur les altérations du langage tant dans les descriptions cliniques que dans les nosologies. Les preuves de
cette obscurité abondent.

Quelle signification donner aux mentions suivantes
eparses dans les observations de Rostan, d'Abercrombie et
de Lallemand? « La malade a entièrement perdu l'usage
de la parole, elle ne poussait plus que des cris inarticulés.
Elle ne parle pas (1); articulation difficile ou imparfaite.
lenteur, brièveté inusitée dans la prononciation, embarras de
la parole (2); le malade ne parle pas, il n'articule que quelques syllabes (3). » Le mot *aphonie* revient sans cesse sous
la plume de Lallemand pour désigner ces états mal définis.

Si des œuvres de cliniciens aussi versés dans la connaissance des maladies du cerveau, on passe à l'examen des
traités de pathologie, aux articles des dictionnaires, rien
de plus precis ne se dégage. L'érudit Joseph Frank (4), si
souvent cité comme ayant réalisé toutes les conditions
d'une bonne étude de l'aphasie, Hufeland (5) résumant l'expérience de « cinquante années consacrées à l'exercice et à
l'enseignement de la médecine. » Rostan (6) encore dans un

---

(1) Rostan. — *Recherches sur le ramollissement du cerveau,*
2ᵉ édition, 1823, p. 41, 74, 103.

(2) J. Abercrombie. — *Recherches pathologiques et pratiques sur
les maladies de l'encéphale et de la moelle épinière,* trad. Gendrin,
1832, p. 17, 115, 117, 120, 126.

(3) Lallemand. — *Recherches anatomico-pathologiques sur l'encéphale,* 1820-1834, lettres VI, 3, 5 et 22, VIII, 2, 34 et 39.

(4) J. Frank. — *Traité de pathologie interne,* trad. Bayle, t. IV,
p. 60-82, voyez surtout *de l'alalie,* p. 73.

(5) Hufeland. — *Traité de médecine pratique,* trad. Jourdan,
1838, p. 299.

(6) Rostan. — *Traité élémentaire de diagnostic,* 1826, t. 1, p. 177
et 178, t. II, p. 506.

traité postérieur au livre cité plus haut, ont laissé de l'ignorance universelle de ce sujet des exemples sans réplique.
Le silence et l'obscurité règnent partout. Les exemples pourraient être multipliés à l'infini avec trop peu de profit pour
que nous insistions. Dans le plus connu des travaux d'une
érudition si exacte, d'une critique si judicïeuse qu'il a
consacrés à l'aphasie, M. J. Falret (1) remarque avec raison
que « sous le nom d'alalie on confondait les troubles les
plus variés de la parole et principalement ceux qui étaient
déterminés par une altération quelconque des organes de
la phonation. »

Nulle preuve d'ailleurs plus éclatante et plus facile à
trouver de l'obscurité du sujet avant l'intervention de
Broca que la réhabilitation des travaux anciens tentés à
plusieurs reprises par M. Jaccoud (2), si ce n'est pourtant l'appréciation qu'il fait des œuvres réhabilitées : « La
question sans doute fut loin d'être complètement élu-
cidée, mais au moins elle avait été placée sur un terrain
scientifique assez solide pour qu'on pût s'y hasarder sans
crainte, et dans les divisions vaguement proposées alors, il y
avait comme une ébauche, comme une tentative instruc-
tive d'analyse différentielle. »

En dépit des modifications qu'il a apportées aux classifications de J. Frank et de Sauvages en y créant une place
nouvelle pour l'aphémie de Broca. en y introduisant les
mots *aphasie*, *logoplégie*, *amnésie*, *ataxie* dont il n'y a
pas trace dans ces auteurs, en dépit de tout, c'est le retour
au chaos, au « monstrueux assemblage de phénomènes
contradictoires. » dont parle Trousseau (3). La fortune a
cruellement trahi le disert professeur. Dans sa longue car-

____

(1) J. Falret, — *Dict. enc. des sc. méd.*, 1ʳᵉ s., t. V, p. 607.
(2) S. Jaccoud. — *Gaz. hebd*, 1864, p. 497.
Leçons cliniques méd. faites à l'hop. Lariboisière, 2ᵉ édit, 1874,
p. 42.
(3) Trousseau. — *Clinique de l'Hôtel-Dieu*, 4ᵉ édit., 1873, t. II,
p. 669.

rière hospitalière, M. Jaccoud (1), n'a jamais publié qu'une seule observation d'aphasie suivie d'autopsie. Elle confirme rigoureusement la localisation de Broca.

Du passé ne surnagent que quelques rares observations prises pour elles-mêmes, publiées pour les faits insolites qu'elles révélaient et perdues dans les recueils périodiques ou dans les descriptions ambiguës des nosologistes. Je ne manquerai pas de citer au cours de ce travail, au moment opportun les plus probantes ou les plus curieuses, car sans valeur pour l'établissement d'une localisation anatomique, le siège des lésions n'étant indiqué que de la façon la plus défectueuse ; « ces observations, comme l'a dit Broca (2), sont précieuses sous le rapport des symptômes. »

Il n'y a donc pas lieu de s'arrêter à ces temps fabuleux de l'histoire de l'aphasie. Les auteurs qui accordent le plus de place à ces citations sans portée, à cette érudition du lendemain, comme disait Duchenne (de Boulogne), font una· nimement commencer à Gall l'histoire proprement dite de l'aphasie. Son nom et son œuvre sont cités partout avec honneur. Seul jusqu'à ce jour, M. Lépine a protesté. « On ne peut faire à Gall un mérite de sa localisation si parfaitement inexacte dans la partie sus-orbitaire des lobes antérieurs (3). » Hammond (4) accorde qu'un certain nombre de cas rapportés par Rostan, Lallemand et d'autres confirment la théorie de Gall. Kussmaul (5) qui pourtant dans son récent traité n'a donné qu'une petite place aux fantaisies archéologiques, en fait le « véritable père » de la localisation de la parole. « On peut dire, écrit M. Grasset (6), que Bouillaud a commencé l'étude sérieuse et scientifique

---

(1) *Gazette hebdomadaire*, 1867, p. 229.
(2) Broca. — *Bull. soc. de chirurgie*, 1864, 2ᵉ s., t. V, p. 52.
(3) *Revue philosophique* de Th. Ribot, 1876, t. I, p. 563.
(4) *Loc. cit*, p. 178 et 179.
(5) Kussmaul. — *Les troubles de la parole*, trad. A. Rueff, 1884, p. 172.
(6) Grasset. — *Des localisations dans les maladies cérébrales*, 3ᵉ édit., 1881, p. 14 et 16.

de cette question. Il contrôla et arriva à confirmer par la clinique les assertions de Gall ; il communiqua à l'académie une série de faits établissant dans les lobes antérieurs du cerveau l'existence d'un centre du langage articulé. Mais il ne faisait là que confirmer les idées de Gall. »

Si par des faits, Bouillaud, Rostan, Lallemand et d'autres encore ont confirmé les théories de Gall, la question est jugée et nous devons nous arrêter ici. Qu'importent les travaux subséquents qui doivent les ruiner de fond en comble, et même l'œuvre de Dax qui les ruinera pour une moitié ? Rien de commun n'existe entre les assertions arbitraires de Gall et les résultats positifs obtenus par l'application à l'étude des troubles du langage de la méthode anatomo-clinique. Qui lit encore le grand ouvrage de Gall (1) ? Personne. Ces honneurs, ces commentaires, ces citations le démontrent. On me pardonnera l'exposition un peu longue et détaillée mais très exacte des incroyables fantaisies qui seraient l'origine de l'étude scientifique des localisations cérébrales.

L'idée de la localisation du sens du langage dans les lobes sus-orbitaires, idée mère de son système, vint à Gall, à la suite des réflexions que lui inspira la facilité de certains de ses camarades à apprendre leurs leçons. Chez tous, il remarqua des yeux saillants, des *yeux de bœuf* (2). Evidemment cette saillie ne pouvait dépendre que d'une exagération du volume de la portion sus-orbitaire du cerveau située entre XV et 39, portion reposant sur la moitié postérieure de la voûte de l'orbite (3) (*fig. 1 d'après la planche IV de l'Atlas de Gall*).

C'est là l'organe de la mémoire des mots. Son hypertrophie refoulera la portion correspondante de la voûte et pro-

---

(1) *Anatomie et physiologie du système nerveux en général et du cerveau en particulier.* Paris 1810-1819, 4 vol. Les deux premiers seulement portent le nom de Spurzheim, ainsi que l'atlas in-folio qui fait partie de cette belle œuvre typographique.

(2) Gall. — *Op. cit.*, t. IV, p. 69.

(3) Gall, — *Eod. loc.*, p. 72.

jettera l'œil directement en avant. La mémoire des mots
ne constitue d'ailleurs, dit-il, qu'un fragment du sens du
langage de parole, du sens philologique, aussi n'a-t-elle
pas eu les honneurs d'un chiffre romain dans sa nomenclature. Quant aux sujets possesseurs favorisés du sens du

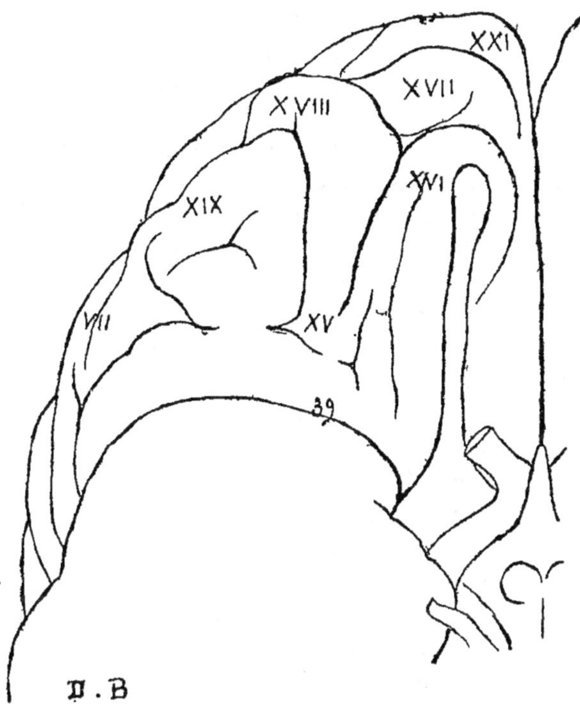

Fig. 1.

langage de parole, ils ont des *yeux pochetés* (1). L'organe
de ce sens (XV), plus antérieur que le précédent ne provoque pas seulement quand il s'hypertrophie la saillie de
l'œil. Il le refoule aussi en bas. L'œil déprime alors la
partie inférieure et externe du pourtour de l'orbite, y creuse

---

(1) Gall. — *Ouv. cit.*, t. IV, p. 79.

une dépression (*fig. 3 d'après la planche XCIX de l'atlas de Gall*), et se dérobe en partie derrière la paupière inférieure qu'il soulève *en poche*. Ainsi la localisation du sens du langage de parole devra être recherchée sur le maxillaire supérieur et l'os malaire. Comment Gall que n'arrête ni la cavité ni l'orbite, ni ses organes complexes. comment Gall pouvait-il tenir compte du diploé, des sinus crâniens dans la constitution de ses protubérances, objections que lui font encore dans des discussions méthodiques les anatomistes classiques ?

Pour parvenir à ces résultats si précis, si dignes de discussions et de citations, si dignes d'attacher son nom à l'histoire de l'aphasie, Gall examina, non seulement nombre de ses contemporains tels que Percy, mais encore les bustes ou les portraits de Milton, Strabon, Bacon, Galilée, Renaudot, Rabelais, et de bien d'autres qu'il reproduit (1), vivants et morts célèbres par leur mémoire des mots, leur science linguistique. De même le portrait de Christ de l'authencité duquel il ne doute pas (2) lui permettra d'établir non moins rigoureusement l'apparence extérieure de l'organe du sentiment de l'existence de Dieu, organe placé dans la zone motrice, au sommet de la frontale ascendante (*fig. 2 d'après la planche VIII de l'atlas de Gall*).

Si le langage articulé n'est pas localisé dans la troisième frontale, cette circonvolution a reçu les plus larges compensations. Gall n'en a plus richement doté aucune. Gall a d'ailleurs bien vu sa forme « *roulée en spirale* » et la figure assez exactement en plusieurs endroits. Au cap, répond la faculté du sentiment de la propriété (VIII) ; à la branche médiane antérieure de l'M qu'elle décrit, l'organe de la poésie (XXV) et à l'angle formé par cette branche et le jambage antérieur, l'organe de l'esprit de causticité (XXIV). Plus en avant, la troisième frontale devient l'organe des arts mecaniques (VII) et, à sa terminaison

---

(1) Voir les planches LXXXII à LXXXV de l'*atlas*.
(2) Gall. — *Loc. cit.* t. IV, p. 265 et_*atlas*, pl. XCV.

vers le sillon cruciforme, l'organe des nombres (XIX). Ce
dernier touche d'ailleurs, comme on voit sur la figure 1,
à l'organe du sens des localités (XVII), de l'éducabi-
lité (XXI) et du sens des personnes (XVI), ornements
véridiques de la région latente antérieure.

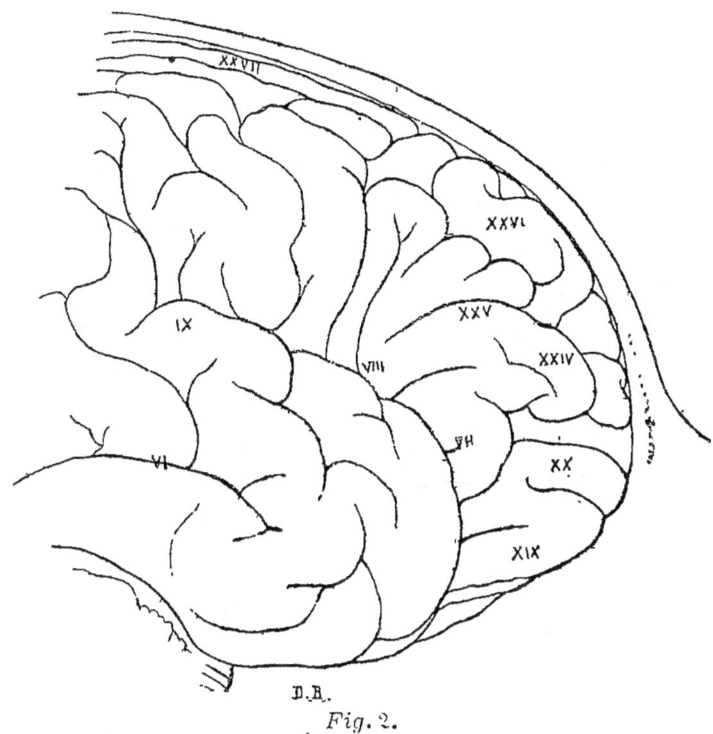

Fig. 2.

La faculté du génie des arts (VII) comme celle du sentiment de la propriété, répond si bien à la troisième frontale que la planche XCIX (*fig.* 3) montre son organe exactement placé sur la suture fronto-pariétale, sur le ptérion,
exactement comme dans le dessin publié en 1876 par
Broca (1). Gall pourrait donc devenir père de la topogra-

____

(1) *Revue d'anthropologie*, 1876, t. V, p. 227.

phie crânio-cérébrale à aussi bon marché qu'initiateur dans l'étude de l'aphasie.

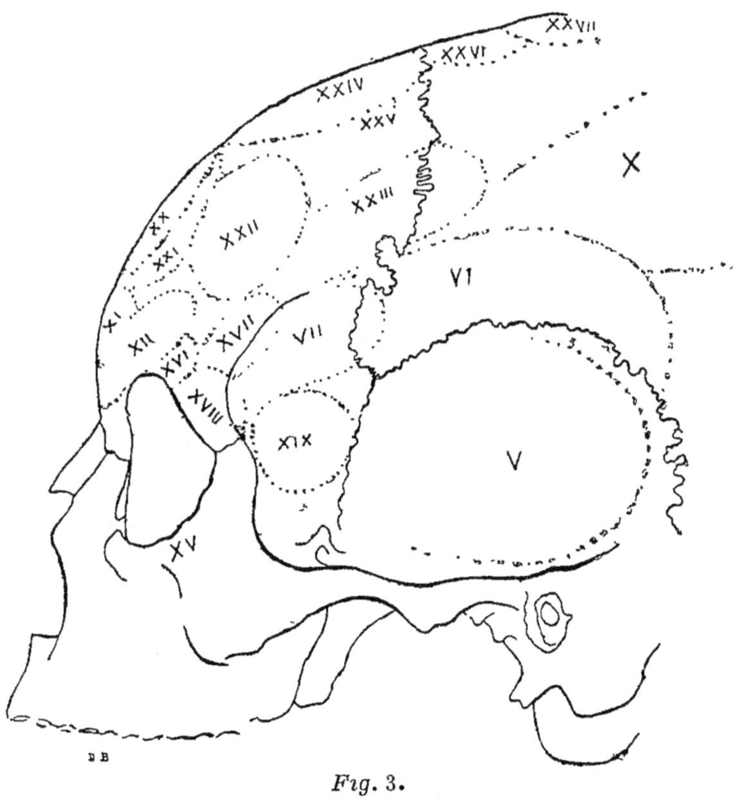

Fig. 3.

Sous les titres de « *sens des langues dans l'état de maladie* » et « *de la mémoire des noms et des mots dans l'état de maladie* (1). » Gall rapporte plusieurs observations d'aphasie motrice fort brèves, et non sans intérêt mais sans nul rapport avec sa doctrine. La principale, empruntée à Pinel, est citée partout. Gall dit avoir trouvé sur un aliéné atteint de mutisme une saillie en dôme vers l'encéphale de la voûte orbitaire. Il ne parle d'aucun examen anatomique

____

(1) Gall. — *Ouvrage cité*, t. IV, p. 76 et 83.

du cerveau susceptible de corroborer ses idées. En pareil cas, d'ailleurs, les frictions stibiées sur le sourcil lui ont donné des guérisons à l'hôpital général de Vienne (1). La localisation explique en outre pourquoi, au cours d'un récit, le narrateur embarrassé se frotte la région sourcillière avec la main afin d'exciter la mémoire défaillante (2), au risque d'exciter plusieurs autres des organes accumulés en cette région, ce qui pourrait bien expliquer les insuccès fréquents de la méthode.

Est-ce ces imaginations cliniques et thérapeutiques qui ont séduit les divers auteurs que nous avons cités et bien d'autres encore ? Non. Quelque disciple confiant a copié certaines phases de Bouillaud (3). D'autres l'ont copié ; à leur tour, ils ont été copiés et les copistes des copistes seront copiés eux-mêmes longtemps encore.

Dans deux ouvrages importants (4) dont les éditions se succèdent rapidement, ainsi que dans diverses publications fournies à la presse médicale de Montpellier, M. Grasset poursuit sans trêve une campagne contre Broca et son œuvre au bénéfice de M. et G. Dax. Il proteste d'une part contre l'injuste oubli où on laisserait le nom du médecin de Sommières. D'autre part, il fait de la localisation de l'aphasie l'œuvre de ses compatriotes qui auraient, du coup, été les initiateurs dans l'étude des localisations cérébrales, après Gall et Bouillaud toutefois, si nous en croyons la phrase déjà citée de l'auteur. Broca, venu après M. Dax, aurait simplement refait sa découverte et précisé un peu mieux la localisation. Ces revendications trouvent créance près des nombreux lecteurs de M. Grasset. Je m'en suis assuré parmi mes collègues des

---

(1) Gall. — *Eod. loc.*, p. 84.
(2) Gall. — *Eod. loc.*, p. 306.
(3) La vérité a échappé quelques fois à Bouillaud « L'organe du langage articulé réside dans la partie antérieure du cerveau, ainsi que l'avait dejà annoncé, plutôt que démontré, M. le docteur Gall. (*Traité de l'encéphalite*, p. 286). »
(4) *Des localisations dans les maladies cérébrales*, 3ᵉ édit., 1880. *Traité pratique des mal. du syst. nerveux*, 2ᵉ édit., 1881.

hôpitaux. Les affirmations catégoriques du célèbre professeur m'avaient si bien convaincu moi-même que je ne remontai aux preuves et aux sources que par pur acquit de conscience et que je fus fort surpris en trouvant également mal fondées les deux propositions auxquelles se réduisent les divers plaidoyers de M. Grasset.

Les citations les plus flatteuses sont partout prodiguées à Marc Dax, en France comme à l'étranger. Kussmaul place son nom entre celui de Bouillaud et de Broca. « Sa communication, dit-il, malgré sa grande valeur, demeura longtemps ignorée (1). » Tarnowsky. V. Hammond, Bateman, Ferrier, Seppili, etc., n'ont pas manqué de faire mention plus ou moins longuement de M. Dax, quelquefois même de son fils. Janet (2), qui tient pour tout à fait conjecturale l'hypothèse de Broca, incline vers la théorie de Dax avec une bonne grâce qui lui est peu habituelle. Trousseau, dans un livre certes assez lu, Trousseau va jusqu'à dire : « Ce qu'écrivait G. Dax, en 1863, est bien peu différent, vous le voyez, de ce que M. Broca a démontré en ces derniers temps, car évidemment le point (*partie antérieure et externe du lobe moyen*) que M. G. Dax assigne à la lésion est tout voisin de l'insula de Reil et par conséquent de la troisième frontale. » On ne saurait être de plus facile composition. Il y aurait lieu de s'étonner que Trousseau, en de telles dispositions, n'ait pas joué davantage sur l'expression lobe moyen, s'il n'avait eu soin de nous avertir à deux reprises qu'il avait dû avoir recours aux lumières de M. Sappey pour ne pas s'égarer sur l'écorce cérébrale (4).

(1) Kusmaul. — *Loc. cit.*, p. 174.
(2) Janet. — *Le cerveau et la pensée*, 1867, p. 146.
(3) Trousseau. — *Clinique de l'Hôtel-Dieu de Paris*, 4ᵉ édition, 1873, p. 693.
Voici les expressions peu compromettantes de G. Dax : « *Sans trop vouloir préciser* la localisation, je dirai : *probablement* dans le lobe moyen de cet hémisphere gauche. » *Montpellier médical*, 1877, t. XXVIII, p. 240.
(4) Trousseau. — *Clin. méd. de l'Hôtel-Dieu*, 4ᵉ édit., 1873, p. 703.
— *Bull. acad. imp. de médecine*, 1865, t. XXX, p. 667.

Dans l'ancienne nomenclature, *lobe moyen* signifie *lobe temporal* et non *lobe pariétal* (1).

Il est donc facile de voir à quoi se réduit le voisinage des deux localisations de Broca et de G. Dax.

Un peu plus loin, Trousseau dépasse toute mesure (2). « M. Broca spécifie plus nettement, et, quoi qu'il ne connût pas le travail de M. Marc Dax et qu'il ne pût rien savoir de celui de M. G. Dax, il arrive comme ces derniers à localiser le mal dans la partie postérieure de la troisième frontale, du côté gauche. » Ni le mot, ni la chose, ni rien qui soit susceptible de faire penser seulement à la troisième frontale n'existe dans le mémoire de Dax père, ni même dans celui de Dax fils, postérieur de deux ans aux premières communications de Broca. Cette injustice voulue et toute gratuite, un fait rapporté plus loin peut seul l'expliquer. Trousseau ne pardonna jamais au jeune chirurgien de Bicêtre d'avoir relevé une erreur assez grossière commise par lui dans une autopsie d'aphasique solennellement pratiquée à l'Hôtel-Dieu.

Dans un travail récent, MM. Raymond et Artaud (3) ont, par une simple amplification du texte de Trousseau, fait

---

(1) *Lobe moyen* dans l'ancienne nomenclature, désigne non le lobe pariétal ainsi qu'on pourrait penser d'après certains auteurs qui, comme Tillaux, font synonyme *lobe moyen* et *lobe pariétal* (*Anat. topographique*, 2ᵉ édition, 1879, p. 58), mais bien la portion de la face inférieure des hémisphères comprises entre la vallée de Sylvius et un plan passant par le bord antérieur du cervelet, portion logée dans la fosse moyenne et latérale de la base du crâne. Voyez M. Duval. — *Dict. de méd. et de chir. prat.* t. XXXIII, 1877, p. 430.

Beaunis et Bouchard, 2ᵉ édit., 1873, p. 579.

Cruveilhier, 4ᵉ édit., 1871, p. 447.

L. Hirschfeld — *Traité et iconographie du système nerveux*, 2ᵉ édit., 1865, p. 45.

Longet. — *Anatomie et physiologie du système nerveux*, 1842, t. I, p. 595.

H. Cloquet. — *Traité d'anatomie descriptive*, 4ᵉ édition, 1828, t. II, p. 21.

Haller, Boyer, Sappey et d'autres, n'admettent que deux lobes : l'antérieur et le postérieur séparés par la vallée de Sylvius.

(2) Trousseau. — *Loc. cit.*, p. 699.

(3) *Gazette médicale de Paris*, 1883, p. 558.

parler Dax de substance grise. « Depuis les travaux de Dax et Broca, il est généralement admis que l'aphasie est la conséquence d'altérations portant sur la substance grise corticale de la troisième frontale gauche. » A bientôt le tour des cellules pyramidales de Betz et Dax.

Il faut donc rejeter la première réclamation de M. Grasset et conclure que si on donne beaucoup à Dax et à son fils à Montpellier, on leur prête bien davantage à Paris et ailleurs, sans nantissement suffisant de leur part, comme il me reste à le montrer.

Quant à la seconde réclamation de M. Grasset, l'examen des pièces du procès apprendra jusqu'à quel point « la découverte de ses clients était complète et parfaitement nette (1) » et leur mode de publication l'influence qu'elles ont pu avoir sur Broca.

Loin de moi, d'ailleurs, l'idée de contester l'originalité et l'imprévu de la remarque de Marc Dax. A cette idée, aussi ingénieuse que hardie sur une question d'anatomie pathologique, a manqué, je ne le répéterai trop souvent, a complètement manqué le contrôle de l'examen anatomique. Elle n'a été étayée que de preuves rationnelles, pas toujours heureuses, « cette découverte anatomique » (2). On serait bien accommodant aujourd'hui pour Marc Dax alors qu'on a opposé tant de fins de non-recevoir aux travaux complets et irréprochables de Broca, même après la publication du mémoire de Marc Dax qui tranche la question aujourd'hui et ne la tranchait d'abord pas aux yeux mêmes de ses compatriotes (3).

Le mémoire de Marc Dax a pour titre : « *Lésions de*

---

(1) Grasset. — *Mal. du s. nerveux*, 3ᵉ édition, 1881, p. 154.

(2) Falret. — *Gaz. hebd.*, 1865, p. 15.

(3) L'opposition à la doctrine de Broca ne se montrait pas moins vive à Montpellier qu'à Paris, en 1865. Après avoir constaté en passant que G. Dax a continué avec beaucoup d'intelligence l'œuvre de son père, M. Péchollier écrivait : « Les théories de MM. Bouillaud et Broca sont devenues *aphasiques*. Elles en ont appelé à l'expérience, et l'expérience s'est prononcée contre elles. » *Messager du Midi,* 3 juillet, 1865.

la moitié gauche de l'encéphale coïncidant avec l'oubli des signes de la pensée (1).» Quoi que puissent entendre aujourd'hui les érudits solliciteurs de textes par l'expression « *oubli des signes de la pensée* », notre auteur ne s'occupe que de l'abolition du langage articulé.

« Dans le mois de septembre 1800, je fis connaissance avec
« un ancien capitaine de cavalerie qui, blessé à la tête par un
« coup de sabre dans une bataille, avait plus tard éprouvé
« une grande altération dans la mémoire des mots, tandis que
« la mémoire des choses conservait toute son intégrité.

« Une distinction aussi tranchée entre les deux mémoires
« me faisait vivement désirer d'en connaître la cause.

« Après deux ou trois ans d'inutiles recherches, j'espérais de
« trouver enfin le mot de l'énigme dans le système du docteur
« Gall qui commençait à se répandre en France...

« Je m'informai donc auprès des parents du militaire, qui
« était mort depuis peu de temps de la partie du crâne qui
« avait été blessée. Ils me répondirent que c'était le centre du
« pariétal gauche...

« En l'an 1806, le célèbre naturaliste Broussonnet perdit la
« mémoire des mots à la suite d'une attaque d'apoplexie à
« laquelle il survécut pendant plus d'un an...

« Je recueillis, en 1809, une troisième observation de l'oubli
« des mots, chez un homme atteint d'un cancer à la face, dont
« il mourut quelques mois après ma visite.

« Ces trois exemples étaient pour moi sans liaison et ne
« m'apprenaient rien, lorsqu'en 1811 j'eus l'occasion de lire
« l'éloge de Broussonnet par Cuvier ; j'y remarquai entre
« autres choses que l'on avait trouvé un large ulcère à la sur-
« face du côté gauche du cerveau (2). Aussitôt ma pensée se

---

(1) *Gaz. hebd.*, 1865, 28 mai, p. 259.
Montpellier médical, 1877, t. XXXVIII, p. 233.
(2) Voici le texte de Cuvier, le texte de la seule autopsie dont pouvait arguer Marc Dax : « On trouva qu'il y avait un large ulcère à la surface du côté gauche (du cerveau), dont les deux tiers étaient déjà cicatrisés ; c'était probablement la cause de son premier mal (l'aphasie), qu'une cicatrisation complète aurait fait cesser s'il n'était survenu un accident nouveau. » *Mémoires de la classe des sciences mathématiques et physiques de l'Institut national de France,* t. VIII, p. 93-115.

« reporta vers le sujet de ma première observation, qui avait
« été blessé du côté gauche, et quand au troisieme, je me rap-
« pelais fort bien que la tumeur cancéreuse était placée sur la
« moitié gauche du visage »

Marc Dax recueillit, dit-il, quarante observations pa-
reilles, en découvrit autant dans ses lectures, mais ne
fournit pas le moindre détail ni sur leur contenu, ni sur
leur provenance. Il n'a pratiqué aucune autopsie et n'en
rapporte aucune autre que celle de Broussonnet, aussi primitive et naïve qu'on peut souhaiter dans un discours
d'apparat. Voilà donc « ce grand nombre d'observations (1) » qui lui permet de conclure au milieu d'un mémoire de cinq pages d'impression :

« De tout ce qui précède, je crois pouvoir conclure, non que
toutes les maladies de l'hémisphère gauche doivent altérer la
mémoire verbale, mais que, lorsque cette mémoire est altérée
par une maladie du cerveau, il faut chercher la cause dans
l'hémisphère gauche et l'y chercher encore si les deux hémisphères sont malades ensemble. »

Les conséquences premières de cette découverte lui
paraissent « indispensables pour la juste application des
topiques et des dérivatifs ». Après une perte de connaissance. une dame perd la parole. M. Dax applique des
sangsues à la tempe gauche, et, à mesure que le sang s'é-
coulait, la parole se rétablissait progressivement.
La notion de ce trouble de la parole éclairera la médecine légale. De tels malades ne seront plus pris pour des

---

(1) Grasset. — *Localisations cérébrales*, p. 14. Bateman renchérit
encore : « son travail ne contient pas moins de 140 observations en
rapport avec sa manière de voir « (*Loc. cit.*, p 6). Ch. Bastian a
copie ce chiffre (*le cerveau et la pensée*, t. II. p. 266). — D'après
son fils. M. Dax aurait même fait des autopsies, car, dit-il, « il a
observé plus de 40 cas, toujours avec lésion exclusive ou prédomi-
nante de l'hémisphère gauche » (*Montp. médical*, t. XVI, p. 173).
Un tel commentaire, la piété filiale peut seule l'expliquer et l'excuser.

aliénés. « J'espère, dit modestement M. Dax en terminant
son mémoire, qu'il donnera lieu à des recherches qui ne
seront pas inutiles aux progrès de la science. »

M. G. Dax a jugé ainsi l'œuvre paternelle : « Son écrit
fut simple, court et dénué de cet appareil de preuves et
de raisonnements qui souvent ne prouvent rien et dont
on devrait ne pas avoir besoin, mais dont on a besoin à
notre époque. »

Ce n'est ni la brièveté, ni la simplicité, ni un appareil de
preuves concluantes qui distinguent le mémoire de G.
Dax (1), paraphrase déclamatoire de celui de son père.
Dans cette étude « *des dérangements de la parole* », l'auteur
nous promet une phrénologie spiritualiste, destinée à confondre le matérialisme et l'athéisme « dégoûtantes uto-
pies » ; mais il n'apporte pas plus que son père la preuve
de la moindre autopsie. J'ai dit plus haut sa localisation
erronée. Il l'imagine d'après un nombre invraisemblable
d'observations, d'après 271 observations disparates empruntées à Bonet, Morgagni, Bouillaud, Lallemand et bien
d'autres auteurs qui ne parlent le plus souvent ni de lobes,
ni d'aucun symptôme comparable à l'aphasie. Il les dé-
brouille « *à grands frais de labeur et de perspicacité* ».
Tant de faits, tant de noms illustres ou recommandables
ne lui permettent que de localiser *probablement, sans
préciser*, que d'avancer une chose parfaitement fausse. Il
avoue en terminant qu'au lieu de centaines de cas complexes, trois ou quatre cas simples feraient bien mieux la
preuve de sa localisation.

Qui ne dirait aussitôt que ces trois ou quatre observations simples, Broca les a recueillies et produites ? G. Dax
l'a avoué un jour lui-même (2) :

« J'ai lu les deux observations de M. Broca. Je leur ai

---

(1) *Montpellier médical* 1877, t. XXXVIII, p 237. J'ai renoncé à
donner le moindre échantillon des observations cliniques et des
procédés de polémique de l'auteur, qui sont peu propres les uns et
les autres à servir jamais au gain d'une cause.

(2) *Même recueil*, 1866, t. XVI, p. 175.

trouvé assurément une grande valeur : on ne peut observer avec plus de finesse, décrire avec plus d'exactitude,
classer symptômes et lésions avec plus de méthode, et raisonner avec plus de logique. Ces faits sont précieux et de
ceux dont je déplorais la *rareté* (1) dans mon mémoire, desquels je disais qu'un petit nombre suffirait à mettre la
vérité en évidence.

« La lecture de ces observations m'a fait concevoir la
plus haute estime de l'esprit philosophique de l'auteur ;
quelques faits de plus, aussi bien observés que ceux-là et
venus à temps, et la découverte lui appartenait. »

Plus tard, G. Dax devait prétendre « *avoir démontré
que nul que son père et lui n'avait rien fait pour cette
découverte, qui leur appartenait exclusivement.* » AU
PÈRE UNE APPROXIMATION. AU FILS UNE ERREUR. Voilà « la
découverte complète et parfaitement nette ! » Voilà, d'après
les actes et les titres, la nature de la propriété revendiquée
par G. Dax sans que jamais personne ait jamais élevé et
soit jamais tenté d'élever aucune contestation à son sujet,
de la propriété qu'on voudrait aujourd'hui démesurément
agrandir aux dépens d'autrui.

Le mémoire de Marc Dax a été lu à Montpellier, au
cours de la troisième session du congrès méridional qui
y tint ses séances du 1er au 10 juillet 1836 (2). Quel jour eut
lieu cette lecture ? A-t-elle eu lieu seulement ? Nul n'en sait
rien. Il n'est resté de cette lecture aucune trace, M. Dax
fils et tous les intéressés affirment qu'elle a été faite. On
doit les croire, mais aucun document ne peut être produit
à l'appui de cette affirmation. C'est sans preuve aucune que

---

(1) Le manque complet, dirons-nous, pour parler avec exactitude.
(2) *Revue de Montpellier*, 1836, t. II, p. 51 et 53. Dans l'énumération que ce journal fait des travaux du congrès, il n'est question
d'aucune communication sur le langage (*cité d'après la lettre de
M. Gordon*). Je n'ai pu trouver cette revue qui n'est pas mentionnée
dans la *bibliographie de la presse périodique* de Hatin (1866) et ne
se trouve pas à la bibliothèque nationale où on a bien voulu la
rechercher avec soin.

les bibliographies donnent à ce mémoire : 1836 et le congrès de Montpellier pour date et lieu d'origine.

Que devint ce mémoire ? « Il fut copié par mon père et par moi, dit G. Dax (1), et distribué à de nombreux confrères. » La distribution ne fit pas plus sensation que la lecture, car dans une lettre adressée à Broca le 3 juillet 1865 (2), par M. Gordon, bibliothécaire à la faculté de médecine de Montpellier, lettre dont j'ai sous les yeux l'original, ce médecin bien placé assurément pour être bien renseigné, s'exprime ainsi à ce sujet : « La troisième ses- « sion du congrès méridional s'est ouverte à Montpellier le « 1er juillet 1836. Il n'a pas publié de travaux et il ne reste « aucune trace des procès-verbaux......

« Je me suis adressé à vingt confrères dont plusieurs « étaient membres du congrès; ces derniers n'ont pas assisté « à toutes les séances et il n'est pas à leur connaissance que « le mémoire du père Dax ait été lu au congrès ou publié « quelque part. »

Ce n'est pas à Paris, fermé aux choses de la province, ce n'est pas seulement à Montpellier dans la presse souvent mal informée et parmi les comparses distraits d'un congrès que l'œuvre de Marc Dax passa inaperçue. Si une copie de ce travail a dormi plus de huit lustres dans les cartons du doyen Caizergues, pour témoigner qu'il a été rendu public, les œuvres de deux professeurs aussi chers à l'école de Montpellier que jaloux de sa gloire, attestent d'une façon particulièrement significative, à plusieurs années de distance,

---

(1) *Montpellier médical*, 1866, t. XVI, p. 73.
M. Grasset. (*Mal. s. nerv.*, 1881, p. 155) annonce la découverte récente d'un de ces exemplaires dans les papiers de feu le doyen Caizergues. Je regrette beaucoup qu'il ne dise pas qu'il s'agit *d un exemplaire manuscrit* comme le fait expressement M. Caizergues neveu, auteur de la decouverte. (*Montpellier médical*, 1879, t. XLII, p. 178.)

(2) Broca a communiqué cette lettre à la Soc. d'anthropologie peu après l'avoir reçue, et à l'Académie de médecine, dans la séance du 15 mai 1877. Broca fit lui-même de vaines recherches à Montpellier pour en découvrir quelque trace.

que le corps médical de Montpellier ignora la découverte de Marc Dax comme Broca lui-même jusqu'après les premiers travaux de Broca.

En 1842, Lordat professait et écrivait à Montpellier sur le même sujet, sans faire la moindre allusion ni à son compatriote ni à sa découverte. Je ne puis supposer qu'il ne parla ni de l'un ni de l'autre parce que l'hypothèse anatomique proposée et défendue par Marc Dax ne cadrait guère avec l'hypothèse que « *l'alalie est un fait vital primitif, une suspension de la force vitale, une inquiétude vitale aussi impossible à méconnaître qu'à attribuer à des causes physiques* (1). » Le célèbre professeur cite deux cas d'alalie et d'hémiplégie combinées, sans indiquer le côté du corps affecté (2).

On ne peut faire une telle supposition avec Alquié, localisateur résolu. — Alquié, en 1858, trois annees seulement avant la première communication de Broca sur l'aphémie, consacre un article fort développé de sa clinique, à la *détermination clinique et anatomo-pathologique de l'organe particulier à chacun des principaux phénomènes de l'encéphale* (3). Dans la quatrième ctude, consacrée à *la faculté de la parole* (4), il admet sa localisation dans les lobes antérieurs. Mais ni là, ni dans le reste de l'article où reviennent souvent les noms de Bouillaud, d'Andral, d Abercrombie, de Longet, on ne trouve la moindre allusion ni à Marc Dax ni à son œuvre.

« *M. Dax soumet au jugement de l'Académie un mémoire intitulé: observation tendant à prouver la coïncidence constante des dérangements de la parole avec une lésion de l'hémisphère gauche du cerveau* (commissaires : MM. Serres, Flourens, Andral). »

---

(1) Lordat. — *Analyse de la parole pour servir à la théorie de divers cas d'alalie et de paralalie.* Montpellier, 1843, p. 28-57.

(2) *Eod loc.*, p. 60 et 63.

(3) Alquié. — *Clinique chirurgicale de l Hôtel-Dieu de Montpellier*, t. II, p. 278-389.

(4) *Loco cit.*, p. 383.

Cette courte mention dans les comptes rendus hebdomadaires des séances de l'Académie des sciences (1), à la date du 23 mars 1863, marque la première production authentique en public de l'œuvre que nous discutons depuis si longtemps déjà. Pareille mention est faite le lendemain dans la correspondance manuscrite à l'Académie de médecine (2). Bouillaud, Béclard et Lélut composent la commission chargée d'examiner ce travail.

Le 6 décembre 1864, Béclard (3) lisait le rapport de Lélut, rapport « d'un genre nouveau. » Lélut refusait de discuter une œuvre qui n'était qu'un retour avec aggravation à la phrénologie.

Il avait précédemment assez complètement anéanti la phrénologie pour n'avoir pas à y revenir. La discussion du rapport ne s'ouvrit que le 4 avril 1865, par un discours de Bouillaud.

Le mémoire de Dax fils, dans lequel est inclus celui du père, a donc seul les honneurs de la mention académique officielle, qui doit finalement juger le débat.

Il faut beaucoup de bonne volonté pour faire *aphasie* ou *aphémie*, synonymes des termes « *dérangements de la parole* », qui impliquent toute la sémiologie de cette fonction complexe, et pour voir dans ce titre vicieux la première notification expresse par écrit, dans les recueils publics, de la localisation de l'aphasie dans l'hémisphère gauche.

Lequel des deux hémisphères, quelle portion de tout l'encéphale ne peuvent-ils pas *déranger la parole*, à ne considérer que la parole articulée ?

Le 25 mai 1865, la *Gazette hebdomadaire* imprimait pour la première fois le mémoire de Dax père avec un ré-

---

(1) *Comptes rendus hebdomadaires des séances de l'Académie des sciences*, t. LXI, p. 534. Je n'ai pu y trouver mention d'un rapport en parcourant la collection jusqu'à la mort d'Andral (1876), qui n'arriva que bien après celles de Flourens (1867) et de Serres (1868).
(2) *Bulletin de l'Ac. imp. de médecine*, t. XXVIII. p. 497.
(3) *Ibidem*, t. XXX, p. 173.

sumé de celui du fils. C'est là seulement que Bouillaud put prendre connaissance du travail de Marc Dax (1).

En dernier ressort, c'est la mention, à la date du 23 ou du 24 mars 1863, du titre défectueux d'un mauvais mémoire, qui tranchera la question de priorité et diminuera la valeur de l'œuvre de Broca (2). Je sais bien qu'il est politique de demander le plus pour avoir le moins. Mais personne n'a contesté jamais la valeur de la remarque de Marc Dax, et je ne cherche pas à nier l'intérêt qu'il y a à la mentionner avec honneur. La preuve à cette remarque ignorée autant qu'originale serait encore à chercher sans Broca. Que dis-je? Cette remarque bien probablement nous serait encore inconnue, car, malgré la parfaite ignorance où paraît se complaire G. Dax, inventeur de l'organe de la parole, de l'existence de la Société anatomique et de ses bulletins, il faudrait démontrer que le mémoire de Marc Dax n'a pas été exhumé ni celui du fils écrit, à l'occasion des recherches de Broca, qui dataient de deux années au jour de la fameuse mention dans le bulletin de l'Académie de médecine.

Broca n'a pas connu le travail de Marc Dax. Il n'a même pas pu le connaît.e Il était en 1861 aussi ignorant de son existence que la presse de Montpellier en 1836 et, en 1865, les membres survivants du congrès de 1836, que l'étaient à Montpellier encore : Lordat en 1842, Alquié en 1858. Son invention lui appartient et Bouillaud, qui en fut la cause médiate et involontaire, ne l'a certes pas réclamée.

Broca, dit encore en effet M. Grasset, a présenté sa première observation simplement comme favorable à l'opinion de Bouillaud.

La discussion que provoqua sur cette opinion M. Aubur-

---

(1) *Bull. de l'Acad. imp. de médecine*, t. XXX, p. 652.

(2) « Donc si vous récusez la date 1836 à cause d'une publicité insuffisante, vous ne pouvez recuser la communication du 24 mars 1863, officiellement constatée a l'Académie de médecine. » Grasset.— *Mal. du s. nerveux*, 2ᵉ edit., 1881, p. 155.

tin, son défenseur, à la Société d'anthropologie (1), éveilla
l'attention de Broca et, peu de jours après, s'offrait avec
Leborgne une observation « qui semblait venir tout ex-
près pour servir de pierre de touche à la théorie soutenue
par son collègue. » La lésion siégeait bien dans le lobe antérieur gauche.

On pourrait encore accuser Broca d'avoir voulu ressusci-
ter la phrénologie, puisqu'il constate que chaque fois la
lésion répond au même point du crâne.

On reproche à Broca de n'avoir pas aussitôt posé la loi
d'une localisation et d'avoir attendu de réunir vingt observations complètes pour cela. Avec quel empressement et
quelle justice, malgré le succès d'une aussi grande témé-
rité, si Broca avait fait ainsi, on lui adresserait le reproche
contraire. C'est avec un *étonnement voisin de la stupéfac-
tion* qu'il signale dès la seconde observation et qu'il si-
gnalera longtemps encore, cette *prédilection étrange* de la
lésion cause de l'aphémie pour la partie postérieure de la troisième circonvolution frontale gauche. Il va jusqu'à espérer
que d'autres, plus heureux que lui, trouveront enfin un
exemple d'aphémie produite par une lésion de l'hémisphère
droit. *Il ne se rend pas sans répugnance à l'évidence. Il
n'admet que malgré lui « cette subversion de nos connaissances en physiologie cérébrale. »*

Broca ne conclut pas, mais il a soin, dès le premier jour
et à chaque fois, de spécifier pourquoi il ne conclut pas et
ce qu'il lui faut encore pour pouvoir conclure.

« Il est donc possible, dit ainsi Broca dans son premier
mémoire, que la faculté du langage articulé siège dans
l'une ou l'autre de ces deux circonvolutions ; mais on ne
peut le savoir encore, attendu que les observations antérieures sont muettes sur l'état de chaque circonvolution

---

(1) *Bull. soc anthropologie*, t. II, p. 219, séance du 4 avril, 1861.
A la séance suivante, Broca apporte l'observation de Leborgne (*ibid.*,
p. 235). En sorte que si Broca procédait de quelqu'un, ce serait de
M. Auburtin et par lui de Bouillaud.

prise en particulier, et on ne peut même pas le présenter, puisque le principe des localisations par circonvolutions ne repose encore sur aucune base certaine (1). »

« La physiologie et la pathologie des circonvolutions cérébrales sont à peu près complètement inconnues. En s'engageant sur un pareil terrain, on doit avant tout s'occuper de recueillir des faits et n'admettre qu'avec une grande prudence les interprétations négatives ou affirmatives (2).»

L'idée émise par Marc Dax, idée étayée de simples preuves rationnelles et universellement inconnue, n'a pas exercé d'influence sur les premiers travaux de Broca. La publication du titre du mémoire de Dax fils en a-t-elle exercé sur les travaux subséquents de Broca? Pas davantage.

Le premier ne lui avait pas fait poser le problème, le second ne hâta pas d'un jour sa solution.

Le 17 janvier 1863, Broca (2) avait réuni sept observations confirmatives. Le 2 avril suivant, ce nombre s'élevait à huit (3) ; le 16, à 10 (4) : en juillet, à quinze, le jour où M. Lévy présentait à la Société anatomique le cerveau avec lésion de l'hémisphère droit déjà présenté par J. Parrot à la Société des hôpitaux. C'était la réalisation de la première contre-épreuve réclamée par Broca. L'aphémie ni aucun trouble de la parole n'avait suivi la destruction de la troisième circonvolution frontale droite.

Enfin, à la Société de chirurgie, le 24 janvier 1864, Broca (5) réunissait vingt faits, sur lesquels un seul dû à M. Charcot était contraire à la localisation de l'aphémie dans la partie postérieure de la troisième circonvolution frontale gauche.

---

(1) P. Broca. — *Bull. soc. anat.*, 1861, 2ᵉ s., p. 357, t. VI. Même recueil, 1862, 2ᵉ s., t. VII, p. 274.

(2) *Exposé des titres et des travaux scientifiques de M. P. Broca,* 1863, p. 67.

(3) *Bull. de la soc. d'anthropologie,* 1863, t. IV, p. 204. — *Eod loc.,* p. 208.

(4) *Bull. de la soc. anatomique,* 1863, 2ᵉ s. t., VIII, p. 385.

(5) *Bull. de la soc. de chir.,* 2ᵉ s., t. V, p. 55.

C'est la même statistique que Broca présentera l'année suivante quand il traitera de la gaucherie cérébrale à la Société d'anthropologie (1). Il n'abordera plus cette question épuisée et fixée que dans de rares circonstances, et seulement pour rappeler ce qu'il a fait, pour défendre son œuvre, mais nullement pour la modifier.

La priorité et l'originalité de Broca ont été affirmées et consacrées dans une circonstance solennelle, par Bouillaud. Après avoir demandé et entendu les explications de Broca sur la priorité attribuée au mémoire de Marc Dax, « exposé qui est la loyauté même (2) », Bouillaud, l'initiateur dans l'étude de l'aphasie, Bouillaud, le vétéran des luttes académiques, de cette tribune même où il était monté si souvent affirmer et défendre ses idées et sa théorie sur la localisation du principe législateur de la parole, Bouillaud (3) prononça ces paroles :

« Parmi les phénomènes les plus remarquables de l'aphasie
« ou de la perte de la parole, telle que nous venons de la spé-
« cifier, il en est un relatif à sa localisation, dont la belle dé-
« couverte appartient à M. Broca .. Et certes, si cette heureuse
« idée, dont M. Broca a le droit d'être fier, m'eût été réservée,
« je n'avais qu'à choisir parmi les nombreuses observations
« déjà recueillies par moi, avant l'époque où M. Broca la con-
« çut, pour y trouver la confirmation de la vérité... Je suis
« heureux d'avoir entendu les explications de M. Broca qui
« tranchent définitivement à mes yeux la priorité. C'est donc
« à lui que revient tout l'honneur de la faculté du langage. »

Ni les explications de Broca ni le témoignage solennel de Bouillaud n'ont pu entamer la foi de M. Grasset. Ce long

---

(1) *Bull. de la soc. d'anthropologie*, 1865, t VI, p. 380.

(2) Jacquemet. — *Montp. méd.*, 1877, t. XXXVIII, p. 568. Ce critique modéré et plein de déférence pour Broca, convient que quand on aura accordé que la première mention de cette coïncidence entre l'aphasie et les lésions de l'hémisphère gauche a été faite par G. Dax dans un recueil public, on n'aura diminué en rien « *l'immense mérite* » de Broca.

(3) Bouillaud. — *Bull. Ac. de méd.*, 2ᵉ s. t. V, p. 534 et 539.

plaidoyer n'a pas la prétention d'y parvenir. Puisse-t-il seulement mettre dans l'esprit de ses nombreux lecteurs la vérité historique à la place d'une légende qui menace de la faire oublier. Puisse-t-il surtout leur rappeler que ni « *le grand nombre* d'observations. » ni rien de « la découverte nette et complète » de Marc et G. Dax n'ont jamais été utilisés soit dans la rédaction même des deux articles étendus que M. Grasset a écrits et à plusieurs reprises édités sur l'aphasie, soit dans les nombreuses et intéressantes observations qu'il a publiées, travaux que j'ai mis à profit plus qu'aucun d'eux en écrivant cette thèse. Étalés dans les préliminaires, les merveilles de la découverte de Marc Dax, le titre mirifique et vainqueur du mémoire du fils. ses 271 observations, tout s'évanouit comme neige au soleil quand le professeur passe à l'étude de la localisation et des symptômes. On ne trouve plus alors que mention d'une *loi de Dax*, loi que Dax n'a jamais formulée. L'œuvre et le nom de Broca s'imposent à ce moment et reprennent la place qui leur était contestée quelques pages avant. Dans les ouvrages de M. Grasset, quoi qu'il ait dit, comme dans tous les ouvrages qui traitent de ce sujet, c'est par le nom et la localisation de Broca que s'ouvre l'histoire authentique des localisations cérébrales.

Après avoir montré les vices fondamentaux, l'insuffisance des preuves, la mise au jour si tardive de l'œuvre de Marc Dax, il me faudrait analyser de même ici l'œuvre de Broca pour établir entre eux une juste balance. La valeur, la grande perfection de l'œuvre de Broca ressortiront pleinement de l'étude de l'aphémie dont l'histoire pourrait être faite en la rééditant simplement. De ce que j'en ai dit déjà ressort l'excellence de la méthode qu'il employa. Analyse du langage, description préalable de la région cérébrale malade, observations précises et détaillées, procès-verbaux irréprochables d'autopsie, comparaison rigoureuse des données de la clinique et de l'examen nécroscopique, réunion sans hâte de faits rigoureusement probants, Broca n'a rien laissé au hasard ni à cette divination qui constitue encore, d'après la définition classique, le fond et le criterium du génie. Le contraire est vrai, au moins dans les sciences, et Lagrange (1) a pu écrire la phrase suivante qui ne saurait être citée plus à propos qu'ici nulle part : « La connaissance de la méthode qui a guidé l'homme de génie n'est pas moins utile au progrès de la science et même à sa propre gloire que ses découvertes. » La méthode de Broca lui permit de dépasser et de faire oublier tous ses devanciers. Elle lui permit d'établir la localisation de l'aphémie dans le pied de la troisième circonvolution frontale gauche « au delà de toute possibilité de doute (2). »

L'opposition universelle qu'a rencontrée Broca durant l'édification de son œuvre ne doit pas plus surprendre que les efforts qu'on fit pour donner aux anciens la gloire qu'il avait seul conquise, que ceux que tentent encore aujourd'hui, contre l'évidence, M. Grasset et ses élèves pour la reporter sur Marc Dax et son fils. « C'est la marche ordinaire, a dit excellement L. Peisse (3) en parlant d'Harvey. Tout inventeur vivant doit s'attendre à être d'abord nié, puis volé, au profit des morts. Malgré tous ces prétendus précurseurs, Harvey ne rencontra d'abord que des incrédules et des opposants. Ce n'est que plus tard, lorsqu'il fallut se rendre à l'évidence, qu'on retrouva la circulation partout, dans Fabrice, dans Colombo, dans Césalpin, dans Servet, dans Fra Paolo Sarpi et jusque dans Galien et Erasistrate.

Probablement ils l'auraient niée si elle leur avait été présentée comme une conséquence de leurs propres travaux. »

---

(1) Lagrange. — *Cité par* A. Pichot. — *Sir Charles Bell*, 1858, p. 220-221.
(2) D. Ferrier. — *Les fonctions du cerveau*, 1878, p. 439.
(3) L. Peisse. — *La médecine et les médecins*, 1857, t. I, p. 9.

CHAPITRE III.

Le langage et l'aphasie.

Les mots *signe* et *langage* sont susceptibles de recevoir
un sens extrêmement étendu. Ils ne désigneront ici que les
moyens fort nombreux et divers dont « l'homme se sert
pour communiquer avec ses semblables et pour s'entretenir
avec lui-même (1) ». Des signes groupés d'après certaines
ressemblances qu'ils ont entre eux constituent un langage.
Il y aurait, d'après tous les traités de philosophie, deux
langages principaux, le *langage naturel* et le *langage arti-*
ficiel. Au premier se rapportent le *langage d'action*, qui
comprend lui-même les gestes, les jeux de la physionomie,
les attitudes, les mouvements du corps et le *langage des sons*
inarticulés, c'est-à-dire les cris, les différentes inflexions
ou modulations de la voix. Sous le nom de langage artificiel, on range la *parole*, langage des sons articulés, et
l'*écriture*.

Le langage naturel (2) est commun à l'homme et aux animaux, tous le comprennent et le parlent. Il ne saurait traduire les opérations de la pensée et pourtant il est le fond

(1) Ad. Franck. — *Dict. des sciences philosophiques*, 2ᵉ édit.,
1875, p. 1608, article *signes*.

(2) Selon Pline l'ancien, les pleurs seraient le seul langage naturel
de l'homme. « Hominem scire nihil sine doctrina, non fari non in-
gredi, non vesci ; breviter que non aliud naturæ sponte quam flere. »
— C. Plinii Secundi *naturalis historiæ*, liber VII, I, 4 Edition
Littré, t. I, p. 279.

La distinction de Max Muller, *en langage émotionnel* et *rationnel*,
plus vraisemblable à première vue, ne fait guère que reproduire la
précédente (Beaunis, *Physiologie*, 2ᵉ édit., p. 1360).

et la raison des beaux-arts. Convenablement développé, il fournira en certains cas à l'être humain des ressources comparables à celles qu'il emprunterait exclusivement au langage artificiel.

Cette classification est-elle bien fondée ? Elle est rejetée ou attaquée par deux maîtres de la philosophie classique française, par M. Ad. Franck (1), qui lui trouve le défaut de supposer résolue la question de l'origine du langage, et par M. Jules Simon (2), d'après lequel le langage naturel n'est quelquefois fondé sur aucun rapport, n'est explicable par aucune analogie, comme dans les gestes de la supplication ; en un mot, n'a plus rien de naturel. L'énoncé de cette classification et des contradictions qu'elle renferme suffit à montrer que, œuvre d'imagination, elle n'a aucun fondement réel.

Le langage dit artificiel, en effet, n'est qu'une émanation simple et directe du langage dit naturel (3). Pour ne parler que du langage articulé (4), l'exclamation et l'onomatopée en ont fait et en font chaque jour encore tous les frais, dans toutes les langues. Quand l'homme a voulu créer des langages artificiels, alors même qu'il s'appelait Leibnitz et qu'il avait des adhérents du nom de Bossuet, il a complètement échoué. Seules les nécessités de la vie sociale ont obligé l'homme à modifier le cri et le geste, à les combiner à l'imitation des autres bruits de la nature, et à former la parole articulée par un travail plus long et plus lent que n'est immense et compliqué son résultat.

---

(1) Ad. Franck. — *Loc. cit.*
(2) J. Simon. — *Manuel de philosophie,* 4e édit., p. 275.
(3) Voir sur cette question, l'excellent petit livre de Zaborowski. — *L'origine du langage,* 1879.
(4) Pour l'écriture, la chose est bien plus facile à vérifier. De *graphique,* elle devient d'abord *idéographique,* puis *phonétique* si tardivement, que la date de cette transformation dernière peut être historiquement fixée pour plusieurs langues. Pour certaines même, cette transformation n'a pas eu lieu (écriture chinoise). Pour quelques autres, elle ne se fera jamais, la langue ayant disparu (écriture des anciens mexicains).

Quand on aura pu réduire tous les mots des langues connues à un nombre si minime qu'on voudra de racines, ce qui n'est ni fait ni faisable, il faudra encore démontrer l'origine de ces racines. C'est ce résultat qu'a poursuivi et obtenu la science de ce siècle en étudiant le langage chez les peuples inférieurs (1), en étudiant son développement chez l'enfant (2) et son état chez les animaux, sans parti pris métaphysique. On a surpris ainsi sur le fait le secret des formations linguistiques (3) au moment même où elles se dégagent du langage dit naturel.

Cette classification spéculative, dont je n'ai pas parlé sans but, a eu un tel succès, a été si bien consacrée par l'usage, qu'elle a été jugée digne de prendre place dans l'étude de

---

(1) Le geste est tellement lié chez les Bosjesmanes au langage articulé qu'ils ne peuvent même entre eux converser dans l'obscurité. Chez d'autres. le sens des mots change avec le geste qui accompagne l'émission du son, etc. (Voyez Zaborowski, *loc. cit.*, p. 61 et suivantes).

(2) M. Taine eu le premier l'idée de poursuivre cette observation (*l'Intelligence*, 3º édit, 1878, note 1) et a donné ainsi un admirable abrégé de l'histoire entière du genre humain. Il a eu plusieurs imitateurs, parmi lesquels se distingue M. E. Egger, le grand helléniste (*Observations sur le developpement de l'intelligence et du langage chez les enfants*, Paris, 1879). M. Bernard Perez a consacré, à ce sujet, le chapitre XI, (p. 276) de sa *Psychologie de l'enfant*, 2º édit., 1882, et M. Sikorsky. un mémoire récent dans les *Archives de neurologie* (t. VI, p. 319).

(3) Sans compter le président de Brosses, plus d'un ancien avait vu juste en cette question. Lucrèce emploie plusieurs fois le mot *utilitas* T. Lucrecii Cari, *de natura rerum*, lib. V, v 1027 :

> At varios linguæ sonitus natura subegit
> Mittere et utilitas expressit nomina rerum.

« Toutes les langues, dit Voltaire, ont été faites successivement et par degrés, selon nos besoins. C'est l'instinct commun à tous les hommes, qui a fait les premières grammaires sans qu'on s'en aperçut. Tous les mots dans toutes les langues possibles sont nécessairement l'image des sensations. Il est évident que ce sont nos cinq sens qui ont produit toutes les langues aussi bien que toutes nos idées. La plus ancienne langue connue doit être celle de la nation rassemblée le plus anciennement en corps de peuple. »
Dict. philosophique, art. *Langues*, section III.

l'aphasie. M. A. Proust (1) et après lui M. [Grasset (2), ont défini l'aphasie la perte du langage artificiel avec conservation du naturel. La distinction théorique sur laquelle ils basent cette définition serait-elle vraie, que la définition ne le serait pas. Un coup d'œil jeté dans les divers chapitres de cette thèse montrera que chacun des éléments du langage dit naturel peut être compromis dans l'aphasie. Cette définition n'explique rien d'ailleurs et laisse le problème avec toutes ses difficultés.

Comment s'acquiert le langage chez l'être humain normal, à l'époque actuelle de l'évolution de l'espèce ? Comment l'homme entre-t-il en possession de l'aptitude à exprimer et à saisir le rapport existant entre un signe et un objet, entre un mot et une idée ? La solution de ces deux questions nous donnera la clef des diverses formes de l'aphasie.

Le schéma (3) de M. Charcot permet de comprendre facilement le mécanisme de la constitution du langage, et par conséquent aussi la raison des altérations et des déchéances du langage désignées sous le nom d'aphasie. C'est par la mémoire qu'est obtenu ce résultat fonctionnel compliqué.

---

(1) A. Proust. — *Loc. cit.*, p. 147.
(2) J. Grasset. — *Traité pratique des mal. du système nerveux*, 2e édit , 1881, p. 162

(3) Je ne fais dans ce qui va suivre, que mettre en œuvre les notes precieuses que j'ai recueillies à la clinique de M. Charcot. Si le mérite d'une telle invention avait pu m'échapper quand je l'entendais l'exposer, la difficulté de la simple amplification me l'aurait amplement démontré. C'est d'ailleurs une étude *a posteriori*, que la connaissance exacte de l'aphasie a seule permis de faire.
Bien d'autres schémas ont été proposes pour faciliter l'étude de l'aphasie. Wernicke les a multipliés dans son travail. Broadbent en publiait un en 1879 (*Brain*, janvier 1879). Mlle Skwortzoff a fait connaitre celui de M. Magnan (*loc. cit.*, planche I), M. Poincairé un autre de son invention. (*Le système nerveux central*, 1877. t. II, p. 375). Enfin, c'est d'après celui de Kussmaul (*loc. cit.*, p. 234), que M. Charcot a construit le schéma qu'il a bien voulu me permettre de publier.

L'objet et le mot *cloche* se prêtent particulièrement bien à cette étude (1).

La cloche sonne. Le bruit recueilli par les terminaisons du nerf auditif va, par la voie du nerf, atteindre sur l'écorce cérébrale, dans le centre auditif commun (C A C), une cellule sensitive, y faire un dépôt. A cette notion, s'en ajoutera plus tard une autre. Le nom de l'objet, le mot *cloche*, de la même manière sera recueilli et fixé dans une cellule d'un centre voisin du précédent, du centre auditif des mots (C A M). Si ce double enregistrement a été fait avec conscience, si le centre d'idéation (I C) en a été averti, le sujet a désormais deux moyens de connaître et de se rappeler, en ravivant les dépôts, l'objet *cloche*.

Pour fixer ou pour éveiller chez autrui la même image tonale du mot *cloche*, il faut devenir capable de le prononcer. L'éducation d'un nouveau centre est nécessaire, celle du centre qui règlera les mouvements des organes de l'articulation des mots. La mémoire de ces mouvements, acquis sous l'influence du centre précédent, se fixera d'une façon analogue dans les cellules motrices du centre du langage articulé (C L A).

Le sujet comprend et parle le langage articulé. Cela a suffi longtemps à l'homme, cela suffit de nos jours encore un temps à chacun, toujours à un grand nombre. Les nécessités sociales ont imposé à la vue pour la lecture et l'écriture une éducation pareille à celle du centre auditif.

L'objet *cloche* est placé sous les yeux du sujet. Le nerf optique recueille son image et la transmet jusqu'à une cellule du centre visuel commun (C V C), où elle forme dépôt. Par une longue éducation, le sujet apprendra à lire le mot

---

(1) Je n'ai pas à insister sur les conditions de la mémoire, *dépôt, associations dynamiques, rappel, conscience*. Je ne pourrais que copier ce qu'a si bien dit M. Th. Ribot (*loc. cit. passim*). Insister d'autre part sur les détails des divers stades dans l'acquisition du langage, m'entraînerait trop loin, sans nul profit pour personne. Aux ouvrages cités plus haut, je renvoie simplement le lecteur curieux, ainsi qu'à l'intéressant ouvrage de Stricker. *Sprachvostellungen*, Wien, 1880.

cloche écrit, à en faire le dépôt dans une cellule du centre visuel des mots (C V M).

Pour projeter [au dehors cette image, l'éducation d'un

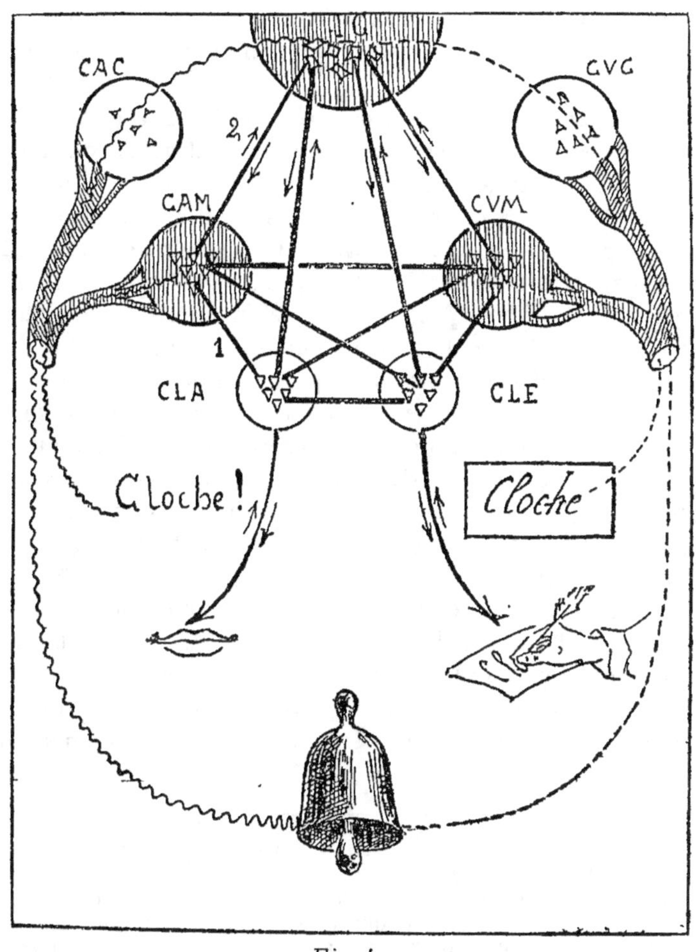

Fig. 4.

nouveau centre intervient, celle du centre des mouvements de l'écriture, du langage écrit (C L E).

L'exécution de ces divers mouvements de l'articulation et de l'écriture des mots, faite avec choix et discernement, l'association consciente et voulue de ces mouvements délicats donnent lieu à des sensations, engendrent des images de mouvements, qui sont enrogistrées comme les précédentes et constituent une mémoire motrice des mots. Ce sont, selon M. Charcot, des phénomènes de réception secondaire.

Ces acquisitions variées se font ordinairement avec conscience. Le centre d'idéation (I C) est averti de chacune et, avec les matériaux ainsi emmagasinés, engendrera ou au moins fixera pour lui-même d'abord les divers concepts. On appelle *parole intérieure* (1) le rappel mental que l'intelligence fait de ces dépôts variés. La parole intérieure, a quelques nuances près, ne diffère en rien de l'extérieure. Elle est formée des mêmes éléments que celle-ci.

Tous les divers centres de réception ou d'émission de la parole ont entre eux les plus étroites connexions, comme l'indique le schéma de M. Charcot. L'activité de l'un appelle celle de l'autre. Ils s'excitent et se modèrent réciproquement, s'instruisent et se corrigent les uns les autres.

Un mot, chez l'homme lettré, n'est donc pas une unité, mais un composé de quatre éléments, de deux éléments sensoriels, l'un auditif, l'autre visuel, et de deux éléments moteurs, l'un oral, l'autre graphique. Bien plus, la pathologie a permis de localiser, comme on verra, le dépôt de chacune de ces images des mots dans une région distincte de l'écorce cérébrale, et même dans un seul hémisphère, dans l'hémisphère gauche (2). L'aphasie, suivant le cas,

---

(1) V. Egger. — *La parole intérieure*, essai de psychologie descriptive, Paris, 1881.

(2) A quoi sert donc l'hémisphère droit? Plusieurs pathologistes ont essaye de résoudre la question. Pour Hugklings Jackson, il répond surtout aux mouvements automatiques, le gauche aux volitionels, hypothèse vérifiable ét très vraisemblable, dit-il (*Clinical and physiological researches on the nervous system and on the localisation of movements in the Brain*, 1875). Lombroso sur les criminels, et Tonnini sur les aliénés, les dégénérés surtout, ont noté

détruira ou altérera l'un ou l'autre de ces éléments des mots ou plusieurs simultanément, et l'anatomie donnera les raisons de ces variations du symptôme.

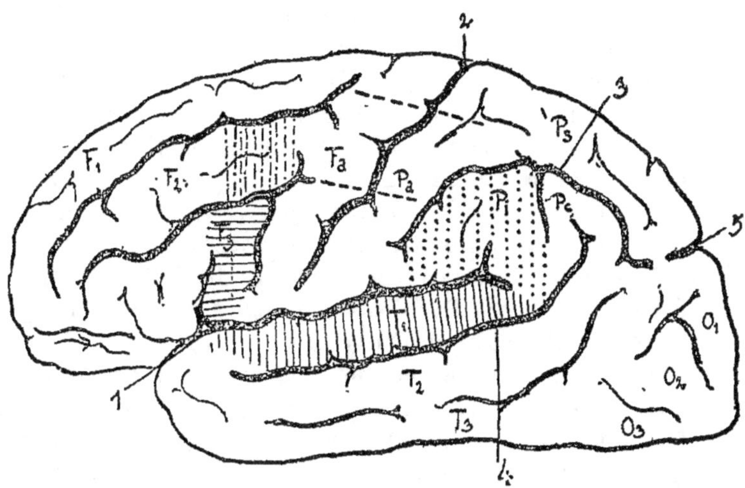

Fig. 5. — Face externe. Hémisphère gauche (d'après les feuilles d'autopsie du Dʳ P. RICHER).

1, scissure de Sylvius; 2, sillon de Rolando; 3, scissure interpariétale; 4, scissure parallèle; 5, scissure perpendiculaire externe.

F., première circonvolution frontale; F₂, deuxième circonvolution frontale; F₃ troisième circonvolution frontale; Fₐ, circonvolution frontale ascendante; Pₐ, circonvolution pariétale ascendante; Ps, lobule pariétal supérieur; Pⁱ, lobule pariétal inférieur, Pc, lobule du pli courbe; T₁, première circonvolution temporale : T₂, deuxième circonvolution temporale; T₃, troisième circonvolution temporale; O₁, première circonvolution occipitale; O₂, deuxième circonvolution occipitale; O₃, troisième circonvolution occipitale.

F₂ Agraphie.
F₃ Aphasie motrice (type Bouillaud-Broca).
T₁ Surdité verbale.
Pⁱ Cécité verbale.

---

que la sensibilité est plus exquise du côté gauche. Le premier est porté à admettre la prééminence fonctionnelle de l'hemisphère droit (*droiterie cérebrale sensorielle*) chez les fous et les criminels. (*Arch. J. Psich. e scienze pénali*, 1883, f. 4, d'après Seppili). M. Brown-Sequard (Lepine, *Th. d'agréy.*, 1875, p. 28) a émis d'autres idées qui n'ont pas ete confirmees.

L'étude de l'agraphie montrera nettement son intervention dans l'établissement des suppléances.

Il y aura APHASIE SENSORIELLE OU DE RÉCEPTION quand le malade ne percevra plus soit la parole entendue (*surdité verbale*), par lésion du centre auditif des mots, de la première circonvolution temporale gauche, soit la parole écrite (*cécité verbale*), par lésion du centre visuel des mots du lobule du pli courbe gauche. L'APHASIE MOTRICE consistera soit dans l'abolition du langage articulé (*aphémie*), par lésion du pied de la troisième circonvolution frontale gauche, soit dans celle de l'écriture (*agraphie*), par lésion du pied de la seconde. Dans le cas de lésions simultanées de plusieurs centres, l'aphasie portera sur plusieurs éléments du mot. L'*aphasie* sera *complexe*.

L'éducation n'est pas moins nécessaire à l'acquisition des divers moyens de manifestation de la pensée qu'on englobe sous la désignation de langage naturel. La musique, par exemple, doit être entendue, lue, chantée, c'est-à-dire articulée, exécutée, écrite. A côté des troubles de la parole, il faut donc réserver une place aux troubles du dessin, du geste, de la physionomie, toutes choses aussi mal connues pathologiquement qu'à l'état normal (1).

M. Charcot a fait encore remarquer et insiste volontiers sur ce sujet, qu'il en est de la mémoire des signes comme des autres mémoires qui sont inégales héréditairement, par habitude ou par éducation, chez les divers individus. Tel sujet fera plus souvent appel à la mémoire visuelle des signes, tel autre à l'auditive, un troisième à la motrice. En sorte que la prééminence d'un centre pourra devenir telle qu'il tienne sous sa dépendance non seulement celui qui dépend directement de lui, comme il a été exposé plus haut, mais encore un ou plusieurs autres. Par exemple, le centre visuel des mots (C V M) dominera avec celui de l'écriture celui du langage articulé. De même un centre moteur de la parole sera indépendant du centre sensoriel qui aura présidé à son éducation. Ainsi sont constitués, parmi

---

(1) Même dans le récent ouvrage de Mantegazza, *la Physionomie et l'expression des sentiments*, 1884.

les parlants, des *visuels,* des *auditifs,* des *moteurs.* Ce n'est point là une pure et vaine spéculation. J'ai recueilli déjà plusieurs exemples notables de cette sélection.

Chez le plus grand nombre, le centre auditif des mots, le premier éduqué, celui qui préside à l'éducation des autres, a à l'origine et conserve par la suite la prééminence. « C'est par l'oreille, a dit M. Guéneau de Mussy (1), que nous recueillons les notions les plus importantes et les plus nombreuses : celles mêmes qne nous recevons par la vue, en passant du concret à l'abstrait, revêtent la forme de sons. Nous pensons avec le souvenir des mots parlés et non pas avec le souvenir des mots écrits, du reste notre éducation se fait dans le même sens. Nous parlons avant de savoir lire ou écrire. » L'étude de l'aphasie ne met pas moins en évidence cette particularité que l'observation personnelle ou comparée. Aucune des formes de l'aphasie n'affecte plus profondément le malade que la surdité verbale, que la destruction du centre auditif des mots. Cette condition générale bien constatée ne doit pas faire perdre de vue les exceptions, ou plutôt les conditions opposées mises en lumière par M. Charcot.

Dans une observation de *suppression brusque et isolée de la vision mentale des signes et des objets* (2) que j'ai recueillie à la clinique de M. Charcot, M. X... ne faisait usage que des signes écrits. Il récitait en lisant mentalement les textes qu'il répétait. Le contenu d'un document ne lui revenait qu'avec ce document lui-même, qu'il relisait mentalement.

Le célèbre orateur Hérault de Séchelles (3) ne paraît pas avoir été un visuel moins bien doué.

« Écrire, dit-il, la mémoire se rappelle mieux ce qu'elle

---

(1) N. Guéneau de Mussy. — *Contribution à l'étude pathologique de l'amblyopie aphasique* (*Recueil d'ophthalmologie*, 1879, p. 129).

(2) *Progrès médical*, 1883, p. 571.

(3) Hérault de Séchelles. — *Réflexions sur la déclamation,* opuscule posthume qui se trouve dans un volume intitulé : *Voyage à Montbart.* Paris, an IX, p. 78.

« a vu *par écrit. S'en faire comme un tableau dans le-*
« *quel on lise en quelque sorte au moment où l'on*
« *parle.*

« J'ai observé que la mémoire, du moins pour moi, te-
« nait surtout à la place où j'avais vu une chose. Avais-je
« un souvenir confus de je ne sais quoi ? peu à peu je re-
« portais mon esprit à la place, et la place me rendait l'idée
« que j'y avais vue...

« J'ai imaginé pour moi une mémoire artificielle : c'est
« une manière de mettre la mémoire dans les différents
« plis de ses mains... Je développerai cette idée quelque
« jour. »

Rien de plus instructif à cet égard que ce que raconte
M. E. Legouvé des succès de sa collaboration avec Scribe.
M. Legouvé vantait un jour à Scribe leur heureuse entente
et lui en expliqua la raison. Elle dépendait de la différence
de leurs procédés de travail. « Quand j'écris une scène.
j'entends ; vous, *vous voyez.* A chaque phrase que j'écris,
la voix du personnage qui parle frappe mon oreille. Les
intonations diverses des acteurs résonnent sous ma plume
à mesure que les paroles apparaissent sur mon papier. Vous
qui êtes le théâtre même, vos acteurs marchent, s'agitent
sous vos yeux. Je suis *auditeur,* vous *spectateur.* » —
« Rien de plus juste, dit Scribe. Savez-vous où je suis
quand j'écris une pièce ? Au milieu du parterre (1). »

Les procédés de la parole intérieure ne sont pas autres
que ceux de la parole extérieure. La connaissance de ces
prédominances individuelles de la mémoire des mots explique les erreurs et les contradictions que M. V. Egger (2)
relève dans l'œuvre des philosophes qui ont étudié
cette question avant lui. M. V. Egger est évidemment un
auditif comme Socrate, Rivarol, Cardaillac et de Bonald
qui ont toutes ses préférences. Aux moteurs tels que Mon-
taigne, Maine de Biran, Taine, Lemoine, mais à Bain sur-

---

(1) E. Legouvé. — *Le Temps,* 23 août, 1883.
(2) V. Egger. — La parole intérieure, p. 40, 41, 72.

tout il réserve toutes les critiques. Aux visuels tels que Prevost(de Genève), il reproche d'avoir pris pour une vérité psychologique la maxime d'Horace « Segnius irritant...» L'idée d'une écriture intérieure émise par Charma est simplement mentionnée par lui en note et déclarée un fait faux.

Que devient la parole intérieure dans l'aphasie ? Cette question n'est nullement résolue. Les malades que j'ai observés, tous plus ou moins illettrés ne m'ont donné aucune réponse satifaisante. M. X., qui avait perdu la vision mentale des signes, ne rêvait plus de représentation visuelle, mais de paroles entendues. Il est infiniment probable que la perte de la parole intérieure répondra à la perte de la parole extérieure et par exemple, qu'un malade atteint de surdité verbale, aura perdu la parole intérieure audible.

Quant à l'éducation par laquelle le muet apprend à parler les signes de la main, ou la parole articulée, l'aveugle à lire et à écrire par le toucher ou le sens musculaire, ces notions ne pourraient trouver place ici que si on en pouvait faire application à la pathologie. Les troubles de ces fonctions d'ordre particulier, ces aphasies nous sont complètement inconnues. La connaissance et l'étude de ces faits vulgaires, celles des observations plus rares où l'abolition simultanée de l'ouïe et de la vue, et même encore d'autres sens n'ont pas empêché l'éducation, témoignent seulement de l'indépendance primitive des centres de la parole entre eux, des connexions qu'ils ont avec toutes les parties du cerveau et que l'éducation développe plus ou moins suivant les nécessités imposées par l'état des organes articulateurs ou récepteurs de la parole.

Plusieurs auteurs et plusieurs observateurs déplorent que l'intervention de la physiologie expérimentale ne puis-

---

(1) Voir surtout l'histoire de Laura Bridgemann. Mrs Lamson. *The life and education of Laura Dewey Bridgemann, the Deaf, dumb and blind Girl.* London, 1878.

se rien apprendre sur le sujet qui m'occupe. Un médecin faisant de la médecine avec des choses médicales, certes quelle cruelle extrémité ! Qu'aurait pu ajouter l'expérimentation à tout ce que la clinique et l'anatomie pathologique ont révélé d'inattendu et d'original dans les fonctions des hémisphères cérébraux ? L'expression de ces regrets est d'ailleurs mal fondée. Des expériences ont été régulièrement faites sur ce sujet et rien n'empêche ces auteurs (1) de les reprendre et de les étendre quant au langage articulé du moins (2).

Avec une méthode plus savante que celle employée par Bouillaud (1826-1830) dans le même but, M. Duret (3) a démontré expérimentalement chez le chien que l'ablation de la portion de l'écorce répondant à la troisième frontale chez l'homme, donne lieu a une véritable aphasie motrice. Les chiens ainsi mutilés gémissent, crient, mais n'aboient plus. Or l'aboiement est un langage acquis, de perfectionnement. Les chiens sauvages n'aboient pas ni les descendants des chiens repassés à l'état sauvage. La relation des expériences de M. Duret n'apprend pas si, comme le langage articulé de l'homme, l'aboiement du chien est localisé dans un

---

(1) Dieulafoy. — *Gaz. hôp.*, 1867.
Rosenthal. — *Traité clinique des maladies du système nerveux*, trad. franç., 1878, p. 132.
(2) Je ne dirai rien à ce propos des travaux de Munk et Ferrier, quelque rôle qu'on leur ait fait jouer dans l'étude des aphasies de réception.
L'ouvrage de H. Munk, (*Ueber die Functionen der Gross hirnrinde*, Berlin, 1881), a été très bien analysé par G. Hervé (*Revue philosophique* de Th. Ribot, 1882, t. XIV, p. 424). C'est un recueil de travaux publiés dans divers périodiques, de 1877 à 1880, postérieurs par conséquent aux mémoires de Wernicke, de Broadbent, de Kussmaul. M. Duret (*Progrès médical*, 1879, p. 160, 177, 193 et 219) avait déjà fait connaître les principaux.
Le livre de Ferrier est depuis longtemps classique en France.
(3) Duret. — *Note sur la circulation cérébrale de quelques animaux* (*Gaz. méd. de Paris*, 1877, p. 42).
Etudes expérimentales et cliniques sur les traumatismes cérébraux, 1878, p. 250,

seul hémisphère. Dans la seule expérience rapportée avec détails, il s'agit d'une compression exercée sur le point d'élection de l'hémisphère droit.

A ce propos et au risque d'être accusé de trop sortir de mon sujet, je parlerai du langage des animaux, tant une telle étude peut jeter et a déjà jeté de jour sur la question de l'origine du langage. R. Wilks (1) a montré dans des notes pleines d'intérêt sur son perroquet Poll combien l'acquisition du langage chez cet animal ressemblait à celle de l'enfant ; l'usage judicieux qu'il faisait non seulement des phrases et des mots appris, mais encore de ceux qu'il inventait. Bien des remarques d'ailleurs du médecin anglais ont été faites, il y a plus de dix-huit siècles. par Pline l'ancien (2), non seulement sur les perroquets, mais aussi sur les pies, le corbeau, la corneille, sur l'étourneau et les rossignols élevés par Britannicus et Néron, sur la grive d'Agripine, sur bien d'autres oiseaux encore qui imitaient la parole de l'homme ou la voix de divers animaux.

Plus près de nous, un lieutenant des chasses du parc de Versailles et de Marly, Ch. G. Leroy (3) a écrit sur le même sujet et d'après nature des pages du plus grand intérêt :

« Nous ne remarquons dans les bêtes que des cris qui nous paraissent inarticulés : nous n'entendons que la répétition assez constante des mêmes sons. D'ailleurs, nous avons quelque peine à nous représenter une conversation suivie entre des êtres qui ont un museau allongé ou un bec. De ces préjugés, on conclut assez généralement que les bêtes n'ont

---

(1) S. Wilks. — *Notes sur l'histoire de mon perroquet dans ses rapports avec la nature du langage* (*The journal of mental science et Rev. phil.*, 1880, t. IX, p. 65).

(2) L. Plinii Secundi. *Naturalis historiæ*, lib. X, édition Littré, 1848, T. I. p. 410 à 412.

(3) Ch. G. Leroy. — *Lettres philosophiques sur l'intelligence et la perfectibilité des animaux*, 5ᵉ édit. Paris an. X., p 82 à 88 et 156.

point de langage proprement dit, que la parole est un avantage qui nous est particulier et que c'est l'expression privilégiée de la raison humaine... Lorsqu'on parle en notre présence une langue qui nous est étrangère, nous croyons n'entendre que la répétition des mêmes sons. L'habitude et même l'intelligence du langage, nous apprennent seules à juger des différences. Celles que les organes des bêtes mettent entre elles et nous, doit nous rendre encore bien plus étrangers à elles et nous mettre dans l'impossibilité de reconnaître et de distinguer les accents, les expressions, les inflexions de leur langage. Les bêtes parlent-elles ou non ? »

Les bêtes ont ce qui est nécessaire pour parler, une suite d'idées et le pouvoir d'articuler. Elles ne pourraient pas, sans parler, sans se communiquer leurs idées par le secours des mots, exécuter de concert les évolutions compliquées et variées, suivant le cas, de l'attaque et de la défense. Le langage d'action n'y saurait suffire. L'invention des mots étant bornée par le besoin qu'on en a, leur langue doit être fort courte. Des sauvages armés d'arcs et de flèches n'ont pas 300 mots. L'absence d'écriture rend celui des bêtes fort peu propre à la perfection.

La notation qu'on a pu faire du chant d'un grand nombre d'oiseaux montre bien que les sons qu'ils émettent sont parfaitement articulés. Comme l'a fait remarquer E. Rolland (1), la voix de l'homme est incapable de rendre exactement les sons articulés des animaux, ce qui, pour plusieurs d'entre eux, établirait une supériorité sur nous.

Les oiseaux doivent apprendre de leurs auteurs leur prétendu langage naturel, tout comme l'homme des siens. Un oiseau, élevé au milieu de sujets d'une autre espèce, apprendra leur chant et non celui des sujets de son espèce.

Gratiolet (2), tout en ne voyant dans ces faits qu'une pure imitation, considère le langage algébrique comme différenciant seul l'homme et les animaux nettement de ce côté.

---

(1) E. Rolland. — *Faune populaire de la France*, t. VI, cité par J. Weber, critique musicale *du Temps*, 25 sept., 1883.
(2) Leuret et Gratiolet. — *Anat. comp. du Syst. nerveux*, 1839-1858, T. II, p. 674 et suivantes.

Ainsi tombe, par l'observation comparée, et la distinction du langage naturel commun à l'homme et aux animaux, tous possédant le langage dit artificiel et le vieil axiome d'Aristote : « Les animaux ont la voix ; l'homme seul a la parole (1). »

----

(1) A. de Quatrefages (*l'espèce humaine*, 1877, p. 320) déclare l'axiome d'Aristote « une vérité universellement acceptée de nos jours. »

CHAPITRE IV.

Les centres corticaux de la parole.

Si bien connue que soit aujourd'hui, en France, la morphologie des circonvolutions cérébrales, grâce aux travaux
de MM. Broca, Charcot, Pozzi, M. Duval, en dépit du silence des éditions récentes des auteurs classiques; si
grande que soit la notoriéte des travaux par lesquels
M. Charcot et ses élèves Raymond, Pitres, Brissaud, Ballet, Féré ont établi le trajet suivi dans le centre oral, la
capsule interne, le pied du pédoncule cérébral par les fibres émanées de la subtance grise des circonvolutions, j'ai
estimé utile, après bien des hésitations, de résumer les
données anatomiques nécessaires à l'établissement d'une
localisation précise des diverses formes de l'aphasie dans
le cerveau. Je ferai aussi succinctement que complètement
ce résumé préliminaire.

La suite de ce travail montrera que s'il faut rejeter, faute
d'une désignation convenable des parties lésées, nombre
d'observations, une bonne anatomie permet aussi de classer
comme confirmatives des observations données pour contradictoires. La nomenclature des circonvolutions cérébrales
est d'ailleurs considérablement surchargée (1), les limites
des lobes cérébraux varient suivant les auteurs. Il faut
qu'aucune ambiguïté n'existe dans les termes employés
dans ce travail.

Les circonvolutions où a été placé le siège des lésions
causales des diverses formes de l'aphasie occupent une
grande partie de la surface externe du cerveau. A l'exception de la seconde circonvolution frontale, elles font partie

---

(1) P. Kéraval. — *La synonymie des circonvolutions cérébrales
de l'homme (Arch. de neurologie*, 1884, t. VIII, p. 181 et 311).

de ce que Foville (1) appelait la *circonvolution d'enceinte de la scissure de Sylvius*. Les bords adhérents de cette circonvolution circonscrivent exactement l'insula, tandis que par l'une de ses faces elle la recouvre complètement chez l'homme.

La scissure de Sylvius détermine la disposition et la forme de toutes les parties intéressantes à connaître dans cette étude. De son origine à la substance perforée antérieure de Vicq d'Azir sur la face inférieure de l'hémisphère jusqu'au point où elle aborde sa face externe, la scissure de Sylvius porte le nom de *vallée de Sylvius*. Elle sépare le tiers antérieur des deux tiers postérieurs de l'hémisphère, le lobe frontal du lobe temporo-sphénoidal. Elle atteint, en décrivant une courbe convexe en avant, la première circonvolution de l'insula et se divise alors en deux branches. La branche antérieure, après un court trajet, se bifurque elle-même. La *branche horizontale antérieure*, la mieux connue de ces deux nouvelles bifurcations, sépare la partie de la troisième circonvolution frontale comprise dans l'opercule, dans le lobe frontal externe, de celle qui passant dans le lobule sus-orbitaire constitue la troisième circonvolution orbitaire de certains auteurs. Cette branche horizontale antérieure continue la direction de la branche antérieure de la scissure de Sylvius et est seule décrite ordinairement. La *branche ascendante*, au contraire, s'en détache perpendiculairement et pénètre profondément la partie postérieure de la troisième frontale. C'est ainsi, par un mécanisme que l'étude des cerveaux fœtaux a permis à M. Ch. Féré (2) d'élucider, que la troisième frontale [F³] prend sa forme caractéristique en M. C'est ainsi qu'elle est divisée en trois portions : une antérieure, une moyenne en coin, comprise dans l'angle des deux branches, le *cap*

---

(1) Foville. — *Traité complet de l'anatomie, de la physiologie et de la pathologie du système nerveux cérébro-spinal*, 1ʳᵉ partie, 1844, p. 185.

(2) Ch. Féré. — *Note sur le développement du cerveau dans ses rapports avec le crâne* (R. d'anthropologie, 2ᵉ s. t. II, p. 670).

de Broca (1), et une postérieure ou *pied*, siège de l'aphasie motrice.

La *branche postérieure de la scissure de Sylvius* dirigée à peu près horizontalement en arrière, se termine entre les lobes pariétal et temporo-sphénoïdal qu'elle limite, tandis que sa branche antérieure et sa bifurcation horizontale assurent la limite du lobe frontal et de ce même lobe temporo-sphénoïdal en avant.

Le sillon de Rolando [2] a peu d'importance pour nous aujourd'hui. Il sépare le lobe frontal du lobe pariétal. Il eût mérité d'être bien connu de Bouillaud et de ses contradicteurs. Les uns n'eussent pas limité le lobe antérieur à la partie sus-orbitaire de ce lobe et Bouillaud ne l'eût pas vaguement circonscrit au tiers au moins ou à la moitié au plus de toute l'étendue des lobes cérébraux (2).

La *scissure interpariétale* [3] divise en deux lobules le lobe pariétal qui limite en arrière le prolongement idéal de la scissure perpendiculaire externe. Cette scissure née en arrière de la circonvolution pariétale ascendante va se perdre dans le lobe occipital en décrivant une courbe irrégulière à convexité supérieure au-dessus du pli courbe et de son lobule. Elle envoie entre ces deux parties une branche qui les limite. Malgré les plis de passage qui l'interrompent fréquemment, malgré la complexité des parties qu'elle traverse chez l'homme, la scissure interpariétale se reconnaît facilement.

La *scissure parallèle* [4] (3) interposée aux deux premiè-

---

(1) Broca. — *Etude sur le cerveau du gorille* (*R. d'anthropologie*, 2° s., t. I, p. 20).

(2) J. Bouillaud. — *Journal de Magendie*, 1830, t. XXX, p. 65. — La limite postérieure du lobe frontal varie encore avec les auteurs. Ferrier (*fonctions du cerveau*, p. 223) reviendrait volontiers à l'opinion première de Gratiolet, qui le limite par le sillon antero-pariétal. Sappey (*Anat. descript.*, t. III, 3° édit., p. 64) exclut du lobe frontal, la pariétale antérieure. Pitres enfin, donne à la région frontale antérieure, une limite fixée par la coupe préfrontale. (*Rech. sur les lésions du centre ovale*, 1877, p. 43). Heureusement que les localisations ne se font plus dans les lobes, mais dans les circonvolutions.

(3) Leuret et Gratiolet. — *Anat. comp. du s. nerv.*, t. II, p. 110.

res circonvolutions temporales, se dirige parallèlement à
la branche postérieure de la scissure de Sylvius vers le lobe pariétal. Elle pénètre le pli courbe et lui donne sa forme,
comme les branches antérieure et ascendante de la scissure de Sylvius font de la troisième frontale.

Il suffit de signaler les *sillons frontaux supérieur et inférieur* qui limitent entre elles les trois circonvolutions
frontales et prennent leur origine dans la *scissure parallèle
frontale* et de rappeler les limites arbitraires et incertai-
nes chez l'homme des lobes temporal et pariétal avec le
lobe occiputal.

La *deuxième circonvolution frontale* [F ^{2}] antéro-posté-
rieure très sinueuse, quelquefois double, arrive à la face
inférieure du lobe frontal où elle s'épanouit au-devant du
sillon cruciforme. Fréquemment un ou deux plis de passage la font communiquer avec la première circonvolution
frontale [F ^{1}]. Elle ne communique qu'exceptionnellement
avec la troisième [F ^{3}].

La *troisième circonvolution frontale* [F ^{3}], *la circonvolution de Broca* (*Broca's circonvolution* de Ferrier), comme l'a nommée le premier en France, M. Charcot (1) se
compose, ainsi qu'il a été établi en parlant de la scissure
de Sylvius, de trois parties et offre la forme d'un M. Sa
limite antérieure que lui assignent la plupart des auteurs
est tout arbitraire. En réalité, à travers le lobule sus-orbitaire, elle se continue avec l'insula et le lobe temporo-sphénoïdal, par une sorte de crochet qu'on voit très bien en
étalant et en soulevant la partie antérieure de l'hémisphère,
ce point d'anatomie descriptive n'a d'ailleurs aucune importance au point de vue de l'aphasie. Il est très remarquable que la troisième circonvolution frontale est toujours
plus compliquée sur l'hémisphère gauche que sur le droit.
Presque constamment le cap est double du côté gauche.
J'ai sous les yeux un cerveau où il y a même ébauche d'un
troisième cap. Dans une étude récente et fort conscien-

---

(1) J.-M. Charcot. — *Leçons sur les localisations dans les maladies du cerveau*, rec. par Bourneville, 1876, p. 13.

cieuse, le prof. Rüdinger (1) a poussé beaucoup plus loin l'étude comparée de la troisième frontale. D'après lui le volume de cette circonvolution, le nombre de ses plis et de ses sillons varient avec le degré d'activité intellectuelle des sujets. Il l'a toujours trouvée petite et simple à gauche chez les sourds-muets, tandis qu'à droite elle conservait ses proportions ordinaires (2). Elle était rudimentaire des deux côtés sur des cerveaux de microcéphales qui n'avaient jamais parlé, sur celui d'un nègre et d'une Hottentote, être très inférieur intellectuellement. Sur un avocat grand orateur, la troisième circonvolution frontale gauche avait des dimensions en hauteur supérieures d'un tiers à celles de la même circonvolution droite. Pareille prééminence existait chez le philosophe Huber. Quant à Buhl, bien connu par ses travaux d'anatomie pathologique il explique la prédominance contradictoire de la troisième frontale droite sur la gauche par l'exercice qu'imposait aux doigts de la main gauche, la passion de ce savant pour le violoncelle. Tout cela est fort contestable. Enfin, contrairement à toutes les prévisions, l'organe cérébral du langage articulé serait moins développé chez la femme que chez l'homme.

La *circonvolution pariétale inférieure* [Pi] ou *lobule du pli courbe*, comprise entre la scissure interpariétale et le prolongement postérieur de la scissure de Sylvius, prend naissance sur la pariétale ascendante et se porte en arrière en décrivant des sinuosités assez nombreuses et compliquées chez l'homme. Elle se continue de ce côté d'une part directement avec la première circonvolution temporale

---

(1) Rüdinger. — *Ein. Beitrag zu anatomie des Sprachentrums.* Stuttgard, 1882. Cet excellent travail a été analysé par J. Soury (*Encéphale,* 1883. p. 380) et par G. Hervé (*R. d'anthrop,* 1883, p. 545).

(2) Mon collègue et ami Chaslin faisait l'an dernier, à la Salpêtrière, l'autopsie d'une sourde-muette de naissance. Les circonvolutions frontales, l'insula et les autres parties des hémisphères cérébraux ne différaient pas plus de celles des autres hémisphères, qu'on put leur comparer, que ceux-ci ne différaient entre eux. Font-Réault avait signalé l'atrophie de l'insula gauche sur le cerveau d'un sourd-muc de Bicêtre (*thèse de Paris,* 1866, p. 99).

[T⁴] en coiffant l'extrémité postérieure de la scissure de Sylvius, et d'autre part, avec la seconde [T ²] indirectement, par l'intermédiaire du pli courbe. Cette circonvolution [Pc] qui donne son nom au lobule pariétal, inférieur ou du pli courbe, a la forme d'un crochet dont la concavité reçoit la terminaison de la scissure parallèle.

Les connexions postérieures de la première circonvolution temporo-sphénoidale [T ¹] et de la seconde [T ²], sont connues. Elles se confondent entre elles et avec la troisième [T ³] en avant, à la pointe du lobe temporo-sphénoïdal. Les rapports intimes affectés en arrière par la première circonvolution temporo-sphénoïdale et le lobule du pli courbe exigent une grande précision dans le relevé des autopsies d'aphasie sensorielle ou de réception.

La partie de l'écorce située entre les deux branches de la scissure de Sylvius porte le nom d'*opercule* parce que, lorsqu'on soulève cette partie sur un cerveau dépouillé de la pie-mère, on voit apparaître dans le fond de la scissure, devenue ainsi la fosse de Sylvius (1), un ensemble de circonvolutions qui, depuis Reil, a reçu le nom d'*insula*. Ce lobe, à l'inverse de tous les autres, profond (2) et exactement limité, a comme la fosse de Sylvius où il est caché, la forme d'un triangle rectangle, dont son bord inférieur ou temporal constitue l'hypothénuse. Les trois anfractuosités qui le limitent se nomment *rigoles*. Il y a *une rigole inférieure ou temporale*, une *rigole supérieure ou fronto-pariétale* et une *rigole antérieure ou frontale*. Ce lobe triangulaire est formé de trois circonvolutions ou *griffes* ou *digitations* disposées en éventail et rayonnant de l'angle antérieur et inférieur du lobule vers les trois rigoles. La portion étalée de ces circonvolutions est subdivisée en deux parties par un léger sillon. Broca (3), dans une description récemment publiée, distingue dans l'insula deux

---

(1) La fosse de Sylvius existe réellement chez le fœtus jusqu'au neuvième mois.

(2) D'où le nom de *lobe central* que lui donna Gratiolet.

(3) Broca. — *R. d'anthropologie*, 1883, 2ᵉ s., t. VI, n° 3.

portions, une portion antérieure qui vient d'être indiquée, l'insula de Reil, et une portion postérieure plus étroite, formée par une circonvolution oblique qui s'étend du bord supérieur du lobe temporal au bord inférieur du lobe pariétal, portion qu'il a nommée *pli de passage temporo-pariétal profond.* Est-ce bien là une dépendance de l'in sula ? Quel est le rapport de ces deux parties et d'autres plis qui, émanés de la circonvolution d'enceinte et convergeant vers l'insula, semblent en être les arcs-boutants ? J'avais bien des fois, à l'amphithéâtre, en préparant ce travail, posé ces diverses questions à mon ami Ch. Féré, si compétent en anatomie cérébrale, et non point par pure curiosité anatomique. Cette région est le siège des lésions qui provoquent la surdité verbale. On a également voulu localiser certaines formes d'aphasie dans l'insula. Une anatomie précise de la région est de toute nécessité.

M. Ch. Féré (1) vient de résoudre la question tout autrement que Broca ; à l'occasion d'une anomalie de la scissure parallèle qui s'anastomosait avec le sillon limitant en arrière le pli temporo-pariétal profond et le séparant d'un second pli analogue plus petit, assez constant. La première temporale paraissait se continuer avec la seconde portion du lobe de l'insula de Broca. Ces plis temporo-pariétaux, parfaitement distincts de ceux de l'insula quant à leur direction oblique en arrière et en dedans, doivent être rapprochés des plis pariéto-temporaux qui les surmontent et avec lesquels ils s'engrènent, Ils font partie du lobe temporal comme ceux-là du lobe pariétal. Ils sont parfaitement distincts de l'insula qu'ils concourent à recouvrir dans sa partie externe et postérieure. En outre, selon Rüdinger, tandis que l'insula apparaît au troisième mois, le pli temporo-pariétal profond qu'il nomme avec Heschl *circonvolution temporale transverse* ne se montre qu'au septième mois.

---

(1) Ch. Féré. — *Note sur la région Sylvienne, et en particulier sur les plis temporo-pariétaux. (Progrès médical,* 1884, p. 516)

Les belles recherches anatomiques de M. H. Duret (1)
sur la circulation de l'encéphale ont jeté sur le sujet qui
nous occupe, comme sur toute la pathologie cérébrale, le
plus grand jour. S'il a pu nommer. justement l'artère
cérébrale moyenne ou Sylvienne, *l'artère motrice corticale*, ce vaisseau mérite mieux encore le nom d'*artère de
l'aphasie*, sur l'hémisphère gauche du moins.

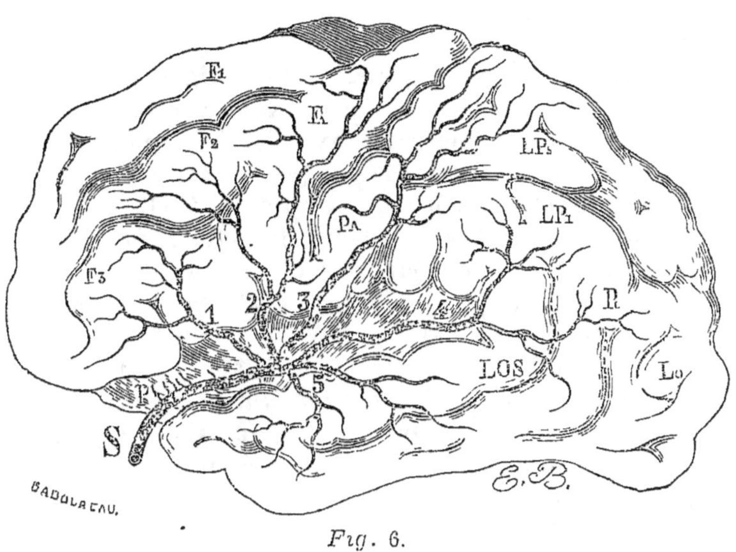

Fig. 6.

La plus considérable des quatre branches de terminaison de la carotide interne, l'artère cérébrale moyenne,
gagne aussitôt la scissure de Sylvius au fond de
laquelle elle se dérobe et à l'origine de laquelle elle
fournit les artères perforantes antérieures destinées au
corps strié. Elle se divise sur le lobule de l'insula en
quatre branches qui se détachent du tronc d'une façon

---

(1) Duret. — *Recherches anatomiques sur la circulation de
l'encéphale. (Arch. de physiologie norm. et path.*, 2ᵉ s., t. I, p. 326).

variable, mais qui sont constantes. Ces branches rompent sur l'insula la rigole supérieure, sous la circonvolution d'enceinte, décrivent un trajet en S avant d'atteindre la surface convexe de l'hémisphère. Contrairement à l'opinion de Krause et de Reichert, d'après Rüdinger, ces artères ne déterminent en aucune façon la forme des circonvolutions insulaires qui dépend des relations réciproques de ces circonvolutions avec les divers plis temporo-pariétaux.

La première de ces branches [1] est l'artère *frontale externe et inférieure* (Duret). Elle irrigue la troisième frontale dans toute son éterdue dans ses portions orbitaire et frontale. Un de ses rameaux est spécialement destiné au pied de cette circonvolution, M. Charcot a vu plusieurs fois l'oblitération isolée de ce rameau. M. Duret (1) s'est assuré de l'existence constante de cette artère chez les animaux. Elle dessert dans les diverses espèces le centre oro-lingual. Il a pu faire, grâce à cette particularité, d'intéressantes expériences.

La seconde [2], *l'artère pariétale antérieure* (de H. Duret), *l'artère de la circonvolution frontale ascendante* (J. M. Charcot) alimente la plus grande partie de cette circonvolution et la partie postérieure de la seconde circonvolution frontale.

La troisième [3], *l'artère pariétale moyenne* (Duret), *l'artère de la circonvolution pariétale ascendante* (J. M. Charcot), plonge dans le sillon de Rolando, fournit aux deux circonvolutions qu'il sépare mais surtout à la pariétale ascendante et au lobe pariétal supérieur.

La quatrième [4 et 5] la plus considérable suit la scissure de Sylvius jusqu'à sa terminaison postérieure, c'est *l'artère pariétale postérieure* (Duret), *l'artère pariéto-sphénoïdale*. Elle fournit au lobule pariétal inférieur, au pli courbe à la première circonvolution temporo-sphénoïdale et à une par-

---

(1) Duret. — *Note sur la circulation cérebrale chez quelques animaux* (*Gaz. médicale de Paris*, 1877, p. 42).

tie de la seconde. Les rameaux qu'elle fournit ne s'étendraient, d'après M. Duret, ni au delà de la scissure interpariétale ni au-delà du niveau du sillon perpendiculaire
externe.

La circulation de l'hémisphère cérébrale est-elle également riche de chaque côté ? Un hémisphère est-il mieux
irrigué que l'autre ? M. de Fleury et W. Ogle (1), à peu près
simultanément, ont conclu que l'avantage à cet égard était
pour l'hémisphère gauche, tant en se basant sur ce fait vérifié par eux que le calibre de la carotide primitive gauche
était supérieur à celui de la droite, qu'en étudiant minutieusement les conditions avantageuses, pour la rapidité du
courant sanguin, que créent aux vaisseaux du côté gauche
du cou le niveau où la carotide primitive se détache de la
crosse de l'aorte et l'absence de tronc brachio-cépha-
lique.

L'hémisphère gauche se trouve plus près du cœur de 8
à 10 millimètres par suite de cette disposition. M. de Fleury
ajoute d'autres preuves basées sur les lois de l'hydrauli-
que que Broca (2) a justement trouvées peu applicables à
des vaisseaux élastiques et contractiles.

Enfin W. Ogle a recherché si la différence de calibre des
artères carotides serait à l'avantage de la droite chez les
sujets gauchers, ou si seulement alors il y aurait égalité
entre le calibre des deux vaisseaux. L'occasion de telles
recherches est trop rare, les résultats obtenus par W. Ogle
en trop petit nombre pour rien conclure encore.

Par quelles voies les centres corticaux de la parole sont
ils unis aux organes sensitifs dont ils enregistrent les im-

---

(1) A. de Fleury. — *Du dynamisme comparé des hémisphères
cérébraux chez l'homme*, 1873,

W. Ogle. — *Saint-Georges hospitals reports*, London, 1867, Il.
p. 121.

Voir aussi sur ce sujet : A. Debourges. — *Du développement des
lobes antérieurs du cerveau dans ses rapports avec la crosse de
l'aorte*. (*Bull. soc. d'anthropologie*, t. IX, p. 613).

(2) Broca. — *Bull. acad. de médecine*, 1877, 2ᵉ s , t., VI, p. 530.

pressions, aux organes locomoteurs dont ils régissent les mouvements, jusqu'au mésocéphale du moins (1)?

On n'a de données certaines que sur le trajet des fibres émanées de l'écorce de la troisième circonvolution frontale. Quant aux fibres issues des autres centres de la parole rien jusqu'à cette heure n'autorise même une hypothèse. Il faut donc désormais dans de telles autopsies soigneusement examiner sur les coupes méthodiques qu'a proposées Pitres les régions du centre ovale qui y répondent, sur la coupe de Flechsig toute l'étendue de la capsule interne, et enfin noter la forme et le siège des dégénérations du pédoncule cérébral. Des croquis de toutes ces lésions doivent être joints aux descriptions.

M. Pitres (2) a démontré, dans une thèse célèbre, que les fibres blanches du centre ovale, issues de la substance grise de la circonvolution de Broca étaient mises à découvert par une coupe passant deux centimètres en avant du sillon de Rolando, parallèlement à ce sillon, car la lésion de cette partie du centre ovale est suivie des symptômes de l'aphémie aussi bien que la destruction de la substance grise de cette circonvolution.

Quelques années plus tard, M. Brissaud (3), dans un travail non moins recommandable, concluait que ce faisceau pédiculo-frontal inférieur passait dans la capsule interne au niveau du genou (*faisceau géniculé*) et dans le pied du pédoncule entre le faisceau moyen et le faisceau interne de ce dernier.

La partie antérieure de la capsule interne et du pied du pédoncule donnaient passage aux fibres blanches émanées des autres circonvolutions frontales, de la région frontale

---

(1) Quant à la structure différente de ces diverses parties de l'écorce, il n'y a rien à ajouter à ce qu'a exposé Ch. Richet (*Structure des circonvolutions cérébrales*, 1878, p. 16 et 23).

(2) A. Pitres. — *Recherches sur les lésions du centre ovale*, 1877, p. 64, 65 et 70.

(3) E. Brissaud. — *Recherches sur la contracture permanente des hémiplégiques*, 1880, p. 39.

antérieure de Pitres. En raison du rôle attribué à ces parties, on nomma ce faisceau, le *faisceau intellectuel* (1).

Des recherches récentes de M. Ch. Féré ont ébranlé toute
cette doctrine. Tout le *faisceau* dit *intellectuel*, c'est-à-dire
le segment antérieur de la capsule interne, le faisceau interne du pied du pédoncule et le faisceau géniculé sont bel
et bien émanés de la circonvolution de Broca. L'un et l'autre dégénèrent sous l'influence des lésions de cette circonvolution. M. Féré a, en outre, montré que cette partie du
pédoncule est souvent recouverte par des fibres arciformes
qui contournent le bord interne du pédoncule et viennent
en plus ou moins grand nombre suivant les sujets, se perdre au niveau du bord antérieur du pont de Varole. Ces
fibres peuvent aisément dissimuler les dégénérations du
pédoncule qu'une coupe de ce dernier mettra en évidence (2).

Enfin M. Ch. Feré m'a montré plusieurs pièces sur lesquelles tout l'étage inférieur du pédoncule cérébral était
dégénéré, contrairement encore à l'opinion de M. Brissaud,
opinion basée sur les faits, il faut le dire. L'étude de ces
dégénérations doit donc être faite très exactement à tous
égards.

Quant aux relations de ces centres entre eux avec ceux
de l'hémisphère opposé, avec l'insula et les autres centres
cérébraux, avec les ganglions de la base, si la clinique et
l'étude des processus du langage permettent de légitimes in-

---

(1) J'entendais M. Déjerine lui donner encore ce nom dans les
leçons qu'il professait cet été à l'Hôtel-Dieu, avec tant de succès.

(2) Ch. Féré. — *Note pour servir à l'histoire des dégénérations
secondaires du pédoncule cérébral* (*Bull. de la soc. de biologie*,
1883, p. 822.)

Je ne puis citer que pour mémoire le travail où MM. Artaud
et Raymond ont essayé de différencier le faisceau de l'aphasie de
celui de l'hypoglosse (*Arch. de neurologie*, t. VII, p. 145 et 296),
et celui où M. Bitot a tenté de changer tout ce que je viens d'exposer, au bénéfice d'une nomenclature que je n'ai pu m'assimiler
suffisamment pour en voir les avantages. (*Même recueil*, t. VIII,
p. 1 et 151).

ductions sur plusieurs d'entre elles, l'anatomie normale ni
l'anatomie pathologique ne nous ont rien appris encore à
cet égard. Broadbent, Meynert, Wernicke, Huguenin, Hu·
glings Jackson, ont dit là-dessus les choses les plus ingé·
nieuses mais toutes à démontrer. La démonstration n'en
sera pas facile.

C'est justement dans la région cérébrale, siège de l'aphasie que se montrent chez l'homme les premiers linéaments
des scissures et des circonvolutions.

Mais sur lequel des deux hémisphères cérébraux se dé-
veloppent-elles d'abord? Gratiolet (1) avait dit que c'était
sur l'hémisphère gauche. C. Vogt. Ecker (2), Parrot (3)
ont tour à tour déclaré le fait inexact. M. Luys , W. Ogle,
W. Ireland (4) ont au contraire soutenu l'opinion de Gratiolet W. Ireland a, en outre, dans de nombreuses mensu-
rations, trouvé constamment un développement plus grand
du côté gauche du cráne même chez les gauchers, comme
Broca (5) constatait de ce côté du crâne une température
toujours plus élevée que du côté droit. M. Pozzi (6) conclut,
d'après l'examen des pièces du musée d'anthropologie. que
la précocité du développement de l'hémisphère gauche est
au moins vraie pour le lobe frontal et pour la scissure fes-
tonnée de la face interne.

Je ne m'étendrai pas sur les rapports des circonvolutions de l'aphasie avec le crâne ni sur les travaux récents
qui ont permis d'établir sur des bases certaines cette *anatomie chirurgicale* des circonvolutions cérébrales(Pozzi) (7).

---

(1) Gratiolet. — *Loc. cit.*, p. 242.
(2) Ecker, cité par S. Pozzi, *loc. cit.*, p. 380.
(3) J. Parrot. — *Arch. de phys.*, 2ᵉ s., t. VI, p. 500.
(4) W. Ireland. — *The Brain*, 1880, t. III, p. 207-289.
(5) P. Broca. — *Progrès médical*, 1877, p. 693.
(6) S. Pozzi. — *Dict. encycl. des sc. médicales*, 1ʳᵉ s., t. XVIII,
p. 380.
(7) S. Pozzi. — *Dict. encyclopédique des sc. méd.*, 1ʳᵉ s., t. XXII,
p. 435.

A Broca (1) revient l'honneur d'avoir le premier fixé ce point d'anatomie, grâce à l'invention du *procédé des fiches*, procédé simple, facile à mettre en œuvre et ne le cédant nullement en précision aux procédés compliqués de Landsert et Heftler, et de Turner Bischoff, Ch. Féré, et de la Foulhouze l'ont après Broca, employé pour déterminer les rapports du crâne et du cerveau soit chez l'adulte soit chez l'enfant.

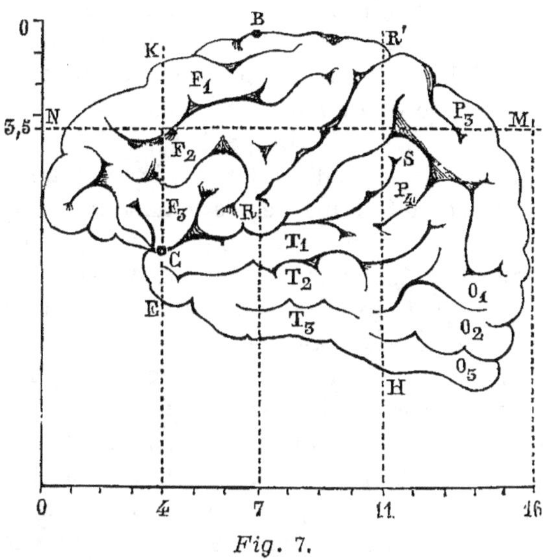

Fig. 7.

Le cap [C] répond justement au ptérion. Une fiche poussée par ce point, la fiche ptérique vient s'implanter sur lui. Le pied de la troisième frontale est recouvert par l'angle antérieur et inférieur du pariétal. Sur le vivant, Broca (2) a proposé pour atteindre cette région, le moyen suivant : Du point où l'apophyse orbitaire externe se con-

---

(1) P. Broca. — *Sur la topographie crânio cérébrale* (Rev. d'anthropologie, 1876, t V, p. 193).

(2) P. Broca. — *Revue d'anthropologie*, 1876, t. V, p. 242.

tinue avec la ligne courbe temporale, de ce point qui
répond au diamètre frontal minimum, mener une ligne
horizontale de 5 centimètres à travers la fosse temporale.
Sur son extrémité, élever une perpendiculaire de 2 centimètres. L'extrémité de cette dernière ligne répond au
centre du langage articulé. M. Dubreuil (1) pour atteindre
récemment la seconde circonvolution temporale a prolongé
la ligne horizontale indiquée par Broca de 65 millim. et abais-
sé de l'extrémité postérieure une verticale de 25 millim.

Le lobule du pli courbe, le pli courbe et l'extrémité
postérieure de la première et de la seconde temporale
répondent à la partie postérieure et inférieure du pariétal,
à près d'une moitié de l'aire de cet os.

La ligne horizontale proposée par Broca, prolongée,
répond assez bien à la direction de la branche postérieure
de la scissure de Sylvius ; en se tenant donc au-dessus ou
au-dessous, on atteindra ou la première temporale ou le
lobule pariétal inférieur. Si, à la distance de 115 millimètres de l'apophyse orbitaire externe, proposée par
M. Dubreuil, on élève au lieu d'abaisser une verticale de
25 millimètres, on tombe en plein lobule du pli courbe.

Pour atteindre le pli courbe qui se trouve à 3 centimètres en arrière du point culminant de la bosse pariétale, M. Pozzi (2) propose de prendre simplement cette
bosse pour point de repaire. On la reconnaît facilement
avec un peu d'habitude. Dans le doute, on déterminera son
sommet en prenant par tâtonnement avec un compas
d'épaisseur le diamètre bi-pariétal maximum et en mar-
quant le point où s'arrête la pointe du compas. Cette
donnée pourrait être utilisée pour arriver sur le lobule
pariétal inférieur.

---

(1) **J.** Grasset. — *Contribution clinique à l'étude des aphasies.*
(*Montpel. méd.*, 1884, p. 10).

(2) Samuel Pozzi. — *Des localisations cérébrales et des rapports
du crâne avec le cerveau, au point de vue des indications du
trépan. Revue critique.* (*Archives générales de médecine*, 1877,
1ᵉ semestre, p. 445.)

CHAPITRE V.

De la cécité verbale.

§ 1. *Définition.*

Aphasie de réception, abolition plus ou moins complète,
plus ou moins partielle de la mémoire des signes figurés,
la cécité verbale met le sujet qu'elle affecte dans l'impossibilité de lire les lettres, les syllabes, les mots, les signes
figurés divers placés sous ses yeux, tandis qu'il en distingue la silhouette, la position relative, l'arrangement
général. Lire, c'est traduire l'écriture en parole, inter-
prêter une image. Dans la cécité verbale, cette traduction,
cette interprétation sont impossibles par l'intermédiaire
de la vue.

§ 2. *Synonymie.*

Le terme cécité verbale ainsi entendu est loin d'être
parfait puisque cette cécité peut s'étendre à tous les signes,
et être bornée à d'autres signes que la parole. Mais l'expression *cécité verbale* s'applique à la grande majorité
des faits. Elle vaut mieux qu'aucune de celles qu'on a
proposées. Elle est bien préférable à celle d'*amblyopie aphasique* créée par X. Galezowsky (1) et appliquée par lui à des

---

(1) X. Galezowsky. — *Arch. de méd.*, 1876, 6ᵐᵉ s., t. I, p. 641.

cas dissemblables autant que mal définis, à celle de *cécité
psychique* défendue récemment encore par M. A. Chauffard (1), mais trop compréhensive, puisqu'elle comporte
l'abolition des divers actes de la vision mentale, et enfin à
celle de *cécité cérébrale* qui, sans aucun sens précis, peut
désigner une amaurose, une amblyopie quelconques. Le
terme *alexie* s'appliquera, comme je le montrerai, à des
faits qui ne sont en aucune façon de la cécité verbale.
Bien plus, chose en apparence contradictoire, l'alexie peut
manquer dans la cécité verbale. Le mot *asyllabie* (2), créé
par Bertholle, ne désigne qu'une variété de cécité verbale,
celle à laquelle se rapportait l'observation qu'il a publiée.

§ 3. *Historique.*

L'histoire de cette aphasie de réception avait été ébau-
chée un peu partout avant que Kussman ne l'eût dis-
tinguée par l'appellation significative de cécité verbale
et nettement définie dans son traité. Le premier, en France,
en 1879, M. N. Guéneau de Mussy (3) a publié sous le titre
d'amblyopie aphasique, une observation aussi complète
que parfaitement caractérisée de cécité verbale. Il l'a
accompagnée de considérations psychologiques de haute
valeur. Peu après lui, MM. de Capdeville (4) et Bertholle (5)
en rapportaient chacun un exemple non moins digne d'intérêt, tandis que M. Déjerine (6) communiquait à la Société

---

(1) A. Chauffard. — *Bull. soc. anatomique*, 4ᵉ s., t. VII, p. 337.
Si certains mots ont le défaut de la nouveauté, d'autres ont celui
d'avoir trop servi. C'est le cas de l'adjectif *psychique*. Munk n'a-t-il
pas décrit sous le nom de *paralysie psychique* (Seelenlähmung)
les paralysies corticales expérimentales ?
(2) De α privatif et συλλαβίζω, épeler.
(3) N. Guéneau de Mussy. Recueil d'ophthalmologie, 1879, p. 129.
(4) De Capdeville, *Marseille médical*, 1880.
(5) Bertholle, *Gaz. hebd.*, 1881, n° 18-19.
(6) G. Déjerine, *Bull. Soc. de Biologie*, 7ᵐᵉ S. T. II, p. 261.

de biologie la première relation d'autopsie que l'on ait relatée en France de cécité verbale. En 1881, Mlle Nadine Skwortzoff (1) réunissait 14 observations de cécité verbale de longueur et de valeur fort inégales. Je pourrais aujourd'hui plus que tripler ce chiffre si je ne voulais retenir que les faits complets et parfaitement probants.

Dans un récent travail, M. Grasset (2) réclame pour Lordat, pour Montpellier, la gloire de la découverte de la cécité verbale et de la surdité des mots, sans oublier de rappeler le travail de Marc Dax, en sorte que, pour toutes nos connaissances sur l'aphasie, nous serions à peu de choses près, tributaires de Montpellier et de ses environs. M. Ch. Féré (3) a très justement apprécié cette nouvelle tentative d'annexion.

« Si on a dit avec raison que le dessin est la probité de l'art, il n'est pas moins vrai que la précision est la probité de la science : c'est elle seule qui permet de distinguer le vrai du faux. Or, dans l'espèce, c'est Broca le premier qui s'est exprimé avec précision et qui a montré la vérité.

« Sans doute, Lordat a exprimé et décrit des troubles dans lesquels M. Grasset, quarante ans plus tard, est en droit de reconnaître l'aphasie motrice, la cécité verbale, etc. Mais de ce qu'un greffier de procureur a décrit il y a deux siècles, les contorsions d'un convulsionnaire, et de ce que nous y retrouvons les épisodes aujourd'hui classiques de l'attaque d'hystérie, allons-nous dire qu'il a connu et décrit l'hystérie-épilepsie ? Nous reconnaissons

---

(1) N. Skwortzoff — *De la cécité et de la surdité des mots dans l'aphasie*, 1881, p. 33-69.

(2) Grasset. — *Montpellier médical*, 1884, n° 1, p. 24.

(3) Ch. Féré. — *Rev. philosophique de Th Ribot*, 1883, p 595. — Thomson n'a pas mieux exprimé la même idée : « On peut à peine dire qu'une découverte est assurée tant qu'elle n'a pas été marquée par un nom qui servira à la rappeler à ceux qui se sont une fois rendus maîtres de sa nature, et à attirer l'attention de ceux à qui elle est encore étrangère ».
Laws of Thought, p. 28, d'après Ch. Bastian.

seulement qu'il a dressé un bon procès-verbal d'après nature. Lordat n'a pas fait plus; il a si peu distingué les différents troubles du langage dont il souffrait, qu'il n'a point jugé à propos de leur donner un nom et que sa distinction n'a été comprise par M. Grasset qu'après les travaux de Kussmaul, de Wernicke, etc. »

Si la priorité de Kussmaul doit être contestée, c'est bien plus haut que Lordat qu'il faut remonter. M. Charcot (1) a cité ce passage très-explicite de Gendrin:

« L'anamnesie des apoplectiques porte souvent sur la valeur
« phonique des signes de l'écriture et du mode de connexion
« de ces signes. C'est par suite de cette lésion que beaucoup
« ayant conservé la vue, ne peuvent lire, parce qu'ils ne
« peuvent assembler les mots et les syllabes, ou qu'ils ne con-
« naissent même plus la signification des lettres. Un littéra-
« teur apoplectique ne pouvait lire par ce motif ; *il pouvait*
« *écrire* ; mais lorsqu'il voulait tracer les caractères des mots,
« il fallait lui répéter plusieurs fois le mot et lui indiquer les
« lettres, même pour écrire son propre nom : il écrivait ces
« lettres par une sorte de souvenir du mouvement des doigts
« pour les tracer; mais *dès que la lettre était tracée, il ne*
« *pouvait plus la reconnaître.* »

Cela date de 1838 et les leçons de Lordat de 1843.

En 1822 (2) Th. Hood avait rapporté dans une observation d'aphasie complexe que « quand quelqu'un lui faisait

---

(1) Charcot. — *Progrès médical*, 1883, p. 469.
Gendrin. — *Traité philosophique de méd. pratique*, t. I, p. 431 et 432 *des lésions des facultés intellectuelles chez les apoplectiques.*
(2) W. Hammond. — *Loc. cit.*, p. 186.
The phrenological journal and miscellany, 1825, vol. III, art. II, p. 26-36.
Ce ne sont là que des résumés d'un article très étendu, publié dans *the Phrenological transactions*, 1822. Je n'ai pu me procurer ni ce journal, ni l'ouvrage de Combes auquel renvoie Hammond. La bibliothèque nationale ne possède qu'un prospectus à souscriptions de ce dernier.

la lecture, le malade n'avait pas de peine à comprendre le sens du passage, mais il ne pouvait pas lire lui-même, et cela parce qu'il avait oublié le sens du langage écrit, c'est-à-dire le nom des lettres de l'alphabet. » En 1772, le docteur Spalding (1) nous léguait, à l'égal de Lordat, sa propre observation d'aphasie motrice, de surdité et de cécité verbales passagères.

Aucun de ces documents n'égale en précision ni en antiquité, une double observation de Jean Schmidt qui date au moins de 1673, de plus de deux siècles. Je respecte en la reproduisant la disposition typographique. Les passages les plus remarquables sont mis en italique.

OBSERVATIO CLIV (2)

D. JOHANNIS SCHMIDII

DE

OBLIVIONE LECTIONIS EX APOPLEXIA
SALVA SCRIPTIONE.

Primarius apud nos civis, senex, 65. ætatis agens annum, Nicolaus Cambier, apoplexia corripitur vehementissima, cujus funestum exitum adstantes metuebant omnes, revulsoriis tamen ex arte adhibitis remediis generosioribus, venæ sectione nimirum, enematibus acrioribus sopitam facultatem stimulantibus, ventosis cum incisione profunda scapulis et nuchæ appositis, non neglectis inunctionibus nuchæ, bregmatis et narium, propinatis subinde essentiis et spiritibus cephalicis, quantum per corporis indispositionem licebat, eo res deducebatur, ut sensim ad sese redire conspiceretur, facta metastasi ad latus dextrum, quod in hemiplexiam desinebat, lingua difficulter facere officium incipiebat, loquebatur mussitando plurima, animi tamen sensa exponere aptus non erat patiens; *substituebat enim vocabulum unum pro altero, ut hario-*

---

(1) Beddoes — *The Hygéia*, t. III. 31 janvier, 1772 (d'après Falret).
(2) *Miscellanea curiosa medico-physica academiæ naturæ curiosorum*, t. IV, p. 195-197. Ce tome, imprimé en 1676, contient les observations des années 1673 et 1674. Celle·de Schmid se rapporte à l'année 1673.

ando tantum voluntatem ejus cognoscere adstantes opus haberent; mutabatur affectus hicce subinde in epilepsiam, cum convulsionibus vehementioribus. hæc in illam desinebat iterum, ita misere miser torquebatur. Superatis tandem Dei benificio hostibus hisce atrocissimis, non semel instantem mortem qui minati erant, ultimum debellandum linquebatur malum, quod *characteres legere, mullo minus combinare nullatenus posset, neque enim literam ullam cognoscebat, neque unam ab altera dislinguebat, sed, quod mirum est, si nomen ipsi aliquod vel dictio scribenda traderetur, promle illum et orthographicè in quocunque ipsi antea noto idiomate scribere sciebat, scriptum autem propria licet manu legere, vel characteres distinguere et dignoscere non poterat;* si enim quæ hæc vel illa esset litera, vel quâ ratione literæ combinatæ fuerint, ex eo quæreretur, *casu tantùm vel scribendi consueludine,* sine omni judicio scriptionem peractam fuisse apparebat, neque informatio ulla locum habebat; nullis enim præceptis, nulla manuductione literarum cognitio inculcari iterum poterat, secus quam in lapicida quôdam nostrate, Wilhlemo Richter videre mihi contigit qui, post curatam apoplexiam legere quidem penitus non poterat, neque litteras cognoscere informationem autem ex litterarum elementis alphabeticis admittebat, cujus ope brevi temporis spatio literas iterum cognovit, combinavit sicque ad perfectam lectionem pervenit.

SCHOLION.

Memoriæ vitia varia ex variis orta, causis internis externisque ab authoribus descripta habemus, nota sunt, quæ de memoria læsa notavit. *Th. Jordanus de pest. phænom., p.* 275. *Salmoth, cent.* 2, *obs.* 41. *Tulpius, l.* 4, *obs. c.* 14. *Zwing, Th. Vit. Hum., fol.* 36. *Forestus, lib.* 10, *obs.* 32. *Capivaccius, conf.* 7, *p.* 948. *Schenckius, obs.* 1, *f.* 77, 78. *Jul. Cæs. Bened., conf.* 30, *p.* 130. *Erast. annpt. in comm. mont,* p. 194, 195. In nostro casu hoc memorabile occurrit, qui factum fuerit, quod scribere potuerit, scriptum autem legere, vel literas propria ctiam manu exaratas ne cognoscere quidem valuerit, an causa in eo sita fuit, quod usu longiore literarum combinationem sciverit, ut in iis evenit, qui clausis licet ocu-

lis scribere norunt ; operatur scilicet in scriptionis actu phan-
tasia, licet in distinctione vel simplici etiam litterarum cogni-
tione vacillet memoria.

§4. *Symptômes.*

Rien n'est plus propre à donner une idée nette de la
cécité des mots que l'observation de M. P. telle que l'a
rapportée M. Charcot. Jamais l'analyse des symptômes
dans leur moindre détail n'a été poussée plus loin, jamais
leur valeur et leurs relations n'ont été mieux mises en évidence. Je me permettrai en la détachant des leçons de mon
maître, d'ajouter les résultats fournis par les examens ul-
térieurs du malade, qui a été durant plusieurs mois longuement observé chaque jour à la clinique des maladies du
système nerveux. J'y ajouterai un tableau indiquant la
marche progressive de l'affection vers la guérison, et
dressé d'après les résultats obtenus et enregistrés chaque
jour.

OBSERVATION I.

*Cécité verbale. — Hémianopsie de la partie droite du champ
visuel. — Amélioration de la cécité verbale.*

M. H. P..., âgé de 35 ans, est propriétaire d'une maison de
mercerie et de bonneterie à T... Il est chef de l'établissement
depuis quatre ans ; avant cela, il était employé principal dans
une maison du même genre. C'est un homme d'une culture
moyenne, son éducation ayant surtout été dirigée de bonne
heure vers le commerce.

Il est entré à l'hôpital sur notre recommandation , espérant
y être examiné de plus près et mieux traité, et il y est resté
plusieurs mois sous notre observation. Il est intelligent et

actif. Il parle et écrit assez correctement. Comme il dirige lui-même son magasin, il parle beaucoup et écrit chaque jour de nombreuses lettres (12 ou 15 par jour). Il occupait souvent ses loisirs à lire des romans, des feuilletons. Il lisait très vite, mais avait l'habitude de mouvoir les lèvres et de prononcer los mots à voix basse en lisant. Il s'est marié il y a dix ans; il n'a pas d'enfants.

Si nous interrogeons l'*hérédité*, nous ne trouvons aucun antécédent nerveux dans sa famille ; son père est encore vivant et bien portant, sa mère est morte d'une maladie de cœur ou de poitrine.

Les antécédents personnels n'offrent non plus rien d'important. Il a fait la campagne de 1870 dans l'armée de l'Est, où il a beaucoup souffert, mais sans être jamais malade. Il n'a jamais eu de rhumatisme articulaire; pas de battements de cœur avant son accident, ni depuis. Disons tout de suite que, aujourd'hui, son pouls est régulier (80), son cœur a le volume normal, sans bruit de souffle. La seule affection qui mérite d'être signalée, c'est une migraine qui remonte à l'âge de 15 ans, revenant trois ou quatre fois par mois. Ces migraines, qui existent encore depuis son accident, sont assez pénibles quelquefois pour l'obliger à se coucher une heure ou deux. Elles présentent les caractères suivants : *a)* la douleur, avant de se généraliser, occupe habituellement la région frontale droite, un peu au-dessus du sourcil ; *b)* elle ne paraît pas s'accompagner de troubles de la vision, il ne connaît ni l'hémianopsie passagère, ni le scotome scintillant ; *c)* il n'existe aucun symptôme de la migraine ophtalmique accompagnée, pas de fourmillements dans les bras, dans les mains, pas d'aphasie temporaire; *d)* ces migraines ne sont jamais suivies de vomissements.

C'est à cela que se réduisent les antécédents pathologiques. En somme, rien à noter qui puisse se rapporter à la maladie actuelle, si ce n'est peut-être la migraine ; c'est là un point que nous aurons à étudier particulièrement dans la suite.

Passons maintenant à l'histoire de la maladie actuelle.

Le 9 octobre dernier, étant à la chasse au renard, il voit tout à coup un animal à demi caché dans les herbes, le prend pour un renard, fait feu et le tue raide ; malheureusement, ce n'était pas un renard, c'était le chien d'un ami auquel ce dernier était extrêmement attaché. Aussitôt, lamentations, pleurs du propriétaire. P... est profondément ému de la mort du chien et du chagrin de son ami. Cependant, il continue la chasse, mais sans entrain, mange peu et à contre-cœur. Après le déjeuner, on se remet en chasse ; un lapin passe, P... le couche en joue ; mais à ce moment il tombe à terre, il était paralysé du côté droit, assure-t-il. Quelques minutes après, il perdit connaissance.

A partir du moment de l'accident, les souvenirs du malade sont très vagues. Il sait qu'on l'a porté au chemin de fer pour le ramener à T..., et du trajet qui a été d'une heure environ, il a perdu toute souvenance. Un instant, il est revenu à lui à la gare de T..., qu'il a reconnue ; mais, peu après, il perdit de nouveau connaissance. Il raconte, d'après le récit de son entourage, qu'on l'a couché immédiatement et qu'il a dormi toute la nuit.

Le 10 octobre au matin, lorsqu'il se réveille : 1° il était complètement paralysé du membre supérieur et du membre inférieur droits, qui étaient absolument flasques et inertes ; 2° il bredouillait en parlant, disait un mot pour un autre ; sa femme raconte qu'il dit : « J'ai une main dans le soleil. » *(Paraphasie.)* Il reconnaissait alors les personnes et les objets, mais ne pouvait les désigner par leur nom, il ne retrouvait même pas le nom de sa femme. Il est impossible de savoir si la bouche et la langue ont été déviées, ni s'il y a eu des troubles de la sensibilité.

Au bout de quatre jours (14 octobre), il commençait à remuer ses membres paralysés, au point de pouvoir se lever. Il assure que le membre supérieur était devenu comparativement beaucoup plus libre que l'inférieur ; il a traîné le pied pendant environ un mois.

Le 28 octobre, il se produisit un événement important. Il n'éprouvait plus guère de difficulté de la parole, il disait seulement de temps en temps un mot pour un autre. La main était assez libre pour qu'il pût écrire très lisiblement. Il voulut donner un ordre relatif à ses affaires, prit une plume et écrivit ; croyant avoir oublié quelque chose, il demande sa lettre pour la compléter, veut là relire, et c'est alors que se révèle dans toute son originalité le phénomène sur lequel je veux appeler votre attention. *Il avait pu écrire, mais il lui était impossible de relire sa propre écriture.*

Ainsi, voilà un malade devenu tout à coup aphasique, ou

plutôt paraphasique et hémiplégique du côté droit, au bout de quelques jours, l'aphasie disparaît et aussi l'hémiplégie ; le malade peut écrire, il écrit lisiblement pour donner un ordre ; mais, lorsqu'il veut se relire, il est incapable de le faire.

Son écriture, à cette époque, était à peu près ce qu'elle fut plus tard, c'est-à-dire trois semaines après l'accident, comme on le voit sur un spécimen. Cette lettre, datée du 1er novembre et adressée à sa mère, est très intéressante à comparer à une autre lettre datée du 22 novembre 1880, c'est-à-dire trois ans auparavant. La première ne diffère de la seconde que par un léger changement de l'écriture, les lettres étant plus verticales et d'une forme plus enfantine, et par quelques fautes d'orthographe qui consistent surtout dans l'oubli des *s* et des *x* à la fin des mots et dans l'oubli d'un mot *(chez)*. Nous voyons que, dans les lettres écrites, quatre, cinq et neuf mois après, ces fautes ont disparu, et que l'écriture a repris sa forme normale.

A partir de la même époque, il s'est aperçu qu'il lui était impossible de lire un imprimé, tout autant et encore plus qu'une page d'écriture.

Ici se place un incident intéressant à certains égards, mais que je ne fais que signaler en passant, parce qu'il ne paraît pas se rattacher très directement aux accidents que nous voulons surtout mettre en relief. Quinze jours après l'accident (vers le 24 octobre), il éprouva une douleur vive, lancinante, dans l'oreille droite, ayant duré environ deux jours, puis un sifflement constant, s'exagérant quand on lui parlait ou s'il était sous le coup d'une émotion morale.

Mais, voici un fait plus important peut-être, bien qu'il ne rentre pas d'une façon absolue dans le cadre des troubles du langage. Vers le 9 novembre, c'est-à-dire un mois environ après l'accident, il voulut essayer de jouer au billard. Il est droitier, sa main droite parfaitement libre serrait très bien la queue ; mais il s'aperçut presque aussitôt de l'impossibilité où il était de jouer, et cette impossibilité tenait à ce que du côté droit, le champ visuel était pour lui limité au point qu'il ne voyait que la moitié du tapis vert, la moitié de la bille et qu'il perdait de vue les billes dès que celles-ci entraient dans la partie droite du champ visuel. C'est là la première mention que nous trouvions dans l'histoire du malade, d'une hémianopsie latérale, droite, qui depuis a été étudiée par nous régulièrement, car elle existe encore aujourd'hui, bien qu'atténuée.

En résumé, quand le malade est venu nous consulter le 3 mars 1883, il n'existait plus de paralysie, plus d'aphasie motrice, il peut écrire couramment et régulièrement; mais il lui est impossible de lire les pages d'un livre imprimé ou l'écriture. Il a une hémianopsie droite.

Mais il nous faut actuellement étudier de plus près l'état de notre malade au moment où il s'est présenté à nous pour la première fois 1° C'est un garçon à l'œil vif, intelligent, à la démarche assurée, aux gestes faciles, ne présentant nullement cet air embarrassé et un peu hébété qu'offrent assez vulgairement, les aphasiques; 2° Après nous être fait raconter son histoire par lui-même, sous le contrôle de sa femme, alors présente, tâche qu'il a accomplie sans difficulté, sans que nous ayons remarqué dans le débit aucune lenteur, aucune substitution de mots, surtout sans le moindre bégaiement, nous nous sommes assurés, qu'en effet, bien qu'il pût écrire couramment, il ne savait pas lire. Nous entrerons, sur ce sujet, dans de plus longs détails dans un instant. Pour le moment, nous voulons relever les faits suivants, constatés au moment de l'entrée. Il n'existe aucune déviation de la face ou de la langue, aucune trace de paralysie des membres supérieurs et inférieurs. La marche est libre, il peut se tenir aussi bien sur un pied que sur l'autre.

Force dynamométrique :

3 mars : main droite	. . . .	60 kil.
— main gauche	. . . .	50 —
5 avril : main droite	. . . .	75 —
— main gauche	. . . .	59 —

On ne constate aucun trouble de la sensibilité tactile, pas d'analgésie, pas d'altération du sens musculaire; il apprécie bien les poids, la température. Aucune modification du goût, de l'ouïe, de l'odorat, la vision seule est altérée, comme nous allons le voir tout à l'heure. Pas de modification des réflexes rotuliens à droite et à gauche.

L'existence de l'hémianopsie latérale droite est facile à constater par le procédé le plus sommaire; mais l'étude régulière de la fonction visuelle et l'examen ophtalmoscopique devaient nous fournir des résultats plus précis. 1° Il n'existe aucune modification de l'aspect ophtalmoscopique du fond de l'œil;

2° l'hémianopsie latérale homonyme droite est limitée par une ligne parfaitement verticale, passant par le point de fixation ;

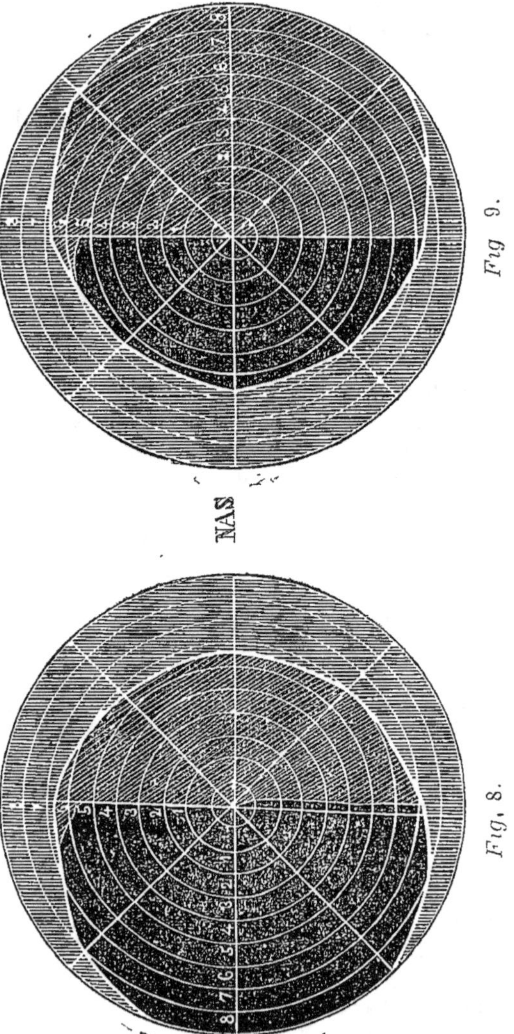

c'est donc une hémianopsie type, telle qu'on est habitué à la rencontrer lorsqu'il s'agit d'une lésion de la bandelette opti-

que. La ligne de démarcation de la partie altérée du champ
visuel est sensiblement rectiligne dans l'œil droit. Dans l'œil
gauche, elle s'écarte légèrement de la ligne médiane dans la
moitié du champ visuel. Dans la moitié opposée du champ
visuel, la sensibilité est normale; 3° Pas de diminution de
l'acuité visuelle centrale; 4° Le malade présente un certain
degré de cécité psychique des couleurs, s'accusant par des
erreurs de dénomination, sans que la sensibilité chromatique
fût diminuée ni dans la vision centrale, ni dans la moitié
gauche du champ visuel (1).

Nous devons maintenant concentrer particulièrement notre
attention sur ce qui concerne l'exercice de l'écriture et de la
lecture.

Je dirai d'abord que notre malade ne présente aucun trouble
dans les mouvements de la langue ou des lèvres, dans l'articulation des mots; aucune altération notable dans l'intelligence;
les seuls troubles appartiennent à la catégorie des signes
(*Facultas signatrix*). En outre de l'impossibilité ou de la
grande difficulté de lire, il y a encore à noter chez lui l'oubli
d'un certain nombre de substantifs et de noms propres. Il a
retrouvé le nom des personnes qui lui sont proches; mais il
n'a pas encore retrouvé celui des rues de Paris qu'il a autrefois fréquentées. Il voit bien ces rues dans son esprit (mémoire
visuelle), et quand il les parcourt, il reconnaît bien les lieux
par lesquels il doit passer, la maison où il a décidé de s'arrêter;
mais comme il ne peut pas lire les noms de ces rues, et qu'il
les a d'ailleurs pour la plupart oubliés il n'ose pas s'aventurer
seul. Il reconnaît parfaitement les objets usuels et les nomme
par leur nom, à mesure qu'on les lui présente.

En ce qui concerne la lecture et l'écriture, voici le résumé
des études que nous avons faites presque journellement.
L'état du malade s'est amélioré aujourd'hui d'une façon notable, il faut donc distinguer deux périodes : la première du
3 au 30 mars, la seconde du 1er au 15 avril.

Il écrit sans hésitation son nom et son adresse, une longue

(1) M. Parinaud, chargé du service ophthalmologique à la Salpêtrière, a bien voulu me communiquer le resultat de l'examen qu'il
a pratiqué de M. P., et celui qu'on trouvera relaté dans les observations II, IV et V. Il l'a fait avec une obligeance dont je le remercie
sincèrement.

phrase et même une longue lettre, sans fautes notables d'orthographe, sans passer de mots. « J'écris, dit-il, comme si j'avais les yeux fermés, je ne lis pas ce que j'écris. » De fait, il écrit aussi bien les yeux fermés.

Il vient d'écrire son nom, on lui dit de le lire. « Je sais bien, dit-il, que c'est mon nom que j'ai écrit, mais je ne puis plus le lire. » Il vient d'écrire le nom de l'hospice, je l'écris à mon tour sur une autre feuille de papier et je le lui donne à lire ; il ne peut pas d'abord ; il s'efforce de le faire, et pendant qu'il se livre à ce travail, nous remarquons qu'avec le bout de son index de la main droite il retrace une à une les lettres qui constituent le mot et arrive après beaucoup de peine à dire : « La Salpêtrière. » On écrit « rue d'Aboukir » l'adresse de son ami, il trace avec le doigt dans l'espace les lettres qui composent le mot et après quelques instants dit : « C'est la rue d'Aboukir, l'adresse de mon ami. »

Ainsi, l'alexie n'est pas absolue pour l'écriture. La lecture est seulement extrêmement difficile et elle n'est possible que sous le contrôle des notions fournies par les mouvements exécutés par la main dans l'acte d'écrire. C'est évidemment là le sens musculaire qui est en jeu, et ce sont les notions qu'il fournit qui permettent seules au malade de vérifier les notions vagues qu'il recueille par la vision.

On lui présente une page imprimée. Il dit immédiatement : « Je lis moins bien l'imprimé que l'écriture, parce que pour l'écriture il m'est facile de reproduire mentalement la lettre avec la main droite, tandis que c'est beaucoup plus difficile pour les caractères imprimés. » Il ne s'était jamais en effet appliqué à tracer avec la main des caractères imprimés, comme le ferait un peintre de lettres. On lui fait lire une ligne en caractères imprimés : le malade met 8 minutes à la déchiffrer et 3 minutes seulement à lire la même ligne en lettres cursives. On remarque que toujours, en lisant, le malade trace des caractères dans l'espace avec la main droite ; on lui met les mains derrière le dos et on lui dit de lire ; on le voit alors tracer les lettres avec l'index sur l'ongle du pouce. Pour lire l'imprimé, il lui est commode d'avoir la plume à la main, à l'aide de celle-ci, il se livre à des essais qui lui facilitent la besogne.

Chaque jour, à partir du 5 mars, nous lui donnons un devoir de lecture. Il lit sans écrire, mais en s'aidant toujours de caractères tracés dans l'espace. On remarque que, sous l'influence du traitement, il fait des progrès journaliers.

Pour bien comprendre l'importance des notions fournies par les mouvements dans la lecture mentale des signes écrits, on fait fermer les yeux au malade, on arme sa main d'une plume, et, communiquant à sa main des mouvemeuts passifs, on lui fait écrire sur un papier : « Tours, Paris », il dit immédiatement : « Tours, Paris » ; de même si les mouvements passifs ont lieu dans l'espace sans plume.

A propos de la lecture, on fera encore les remarques suivantes : En lisant l'imprimé, le malade ne meut pas ses lèvres, ne parle pas à voix basse, bien que ce soit son habitude dans l'état de santé. Il se contente d'écrire les lettres qu'il connaît mal par la vision, ou de les tracer avec son doigt dans l'espace. Il connaît toutes les lettres de l'alphabet, excepté q, r, s, t, et surtout x, y, z; et, chose remarquable, ces trois dernières lettres qu'il ne reconnaît pas, qu'il ne déchiffre pas quand elles sont isolées, il les écrit facilement quand elles font partie d'un mot ; ainsi, il écrit vite les mots : « Xavier, Yvon, Zèbre ». Il a plus de peine à lire quand il est à jeun, mieux après manger. Au bout de 15 à 20 minutes de lecture, il se sent très fatigué. Si on l'interroge sur le sens de ce qu'il vient de lire avec tant de peine, il se souvient très peu des détails à moins qu'il ne s'agisse de chiffres. Ainsi, il ne se rappelle que vaguement que, dans l'article qu'il a lu la veille, il s'agissait d'une statue de la République, que celle-ci devait être colossale, mais il se rappelle très bien les chiffres de 400,000 et 200,000 fr. mentionnés dans le journal. (Il a fait depuis des progrès sous ce rapport.)

Il connaît bien les chiffres, les *voit* bien, additionne bien, multiplie assez bien, mais fait des fautes si la multiplication est un peu compliquée.

Quand la signification d'un mot lui est connue, il lit plus vite que s'il ne la connaît pas, ainsi :

> République....... 4 à 5 secondes.
> Indépendance.... 1 minute.
> Ptérygoïdiens .... 4 minutes.

Il répète plusieurs fois : « Quand je veux commencer à lire, même maintenant que j'ai fait des progrès, il me semble que c'est pour la première fois. »

En même temps que l'éducation se refait par l'application journalière, l'hémianopsie se modifie concurremment d'une

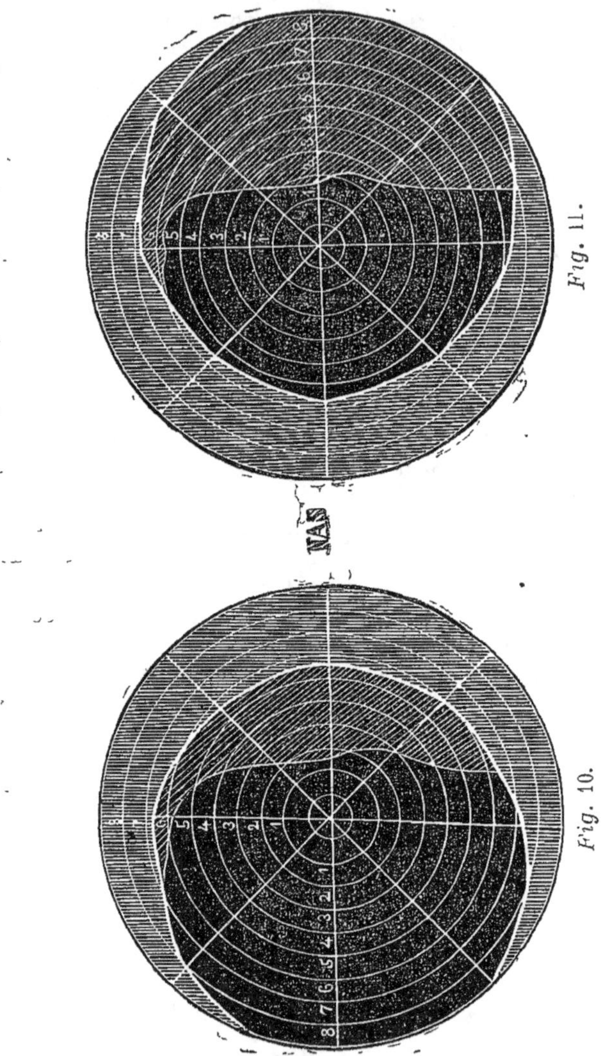

façon progressive, comme on peut le voir sur les champs visuels pris le 16 avril.

En résumé, vous le voyez, les notions fournies chez ce malade par la vision, dans la lecture, sont vagues et insuffisantes pour l'intelligence du texte, et c'est là ce qui constitue chez lui la *cécité verbale*. S'il peut lire, c'est à l'aide d'un artifice. La série des mouvements qui concourent à la représentation graphique d'une lettre, d'un mot, éveille seule chez lui le souvenir précis de la lettre ou du mot.

On pourrait dire, d'un seul trait, *qu'il ne lit qu'en écrivant*.

10 *octobre* 1883. — Sorti du service le 10 juin dernier, M. P... est rentré à Tours immédiatement et a repris dès son arrivée ses affaires commerciales.

Le changement de nourriture provoqua l'apparition d'un embarras gastrique qui ne l'empêcha pas de continuer ses travaux de lecture et de copie, commencés à la Salpêtrière. Environ toutes les trois semaines, depuis ce moment, il a eu, durant une journée, une migraine affectant le côté droit de la tête et l'œil correspondant sans aucun phénomène ophtalmique proprement dit, ni vomissements.

M. P... a fait de grandes promenades, des parties de pêche sans fatigue. Il avait soin de se livrer à ces dernières dans l'ombre, le soleil étant difficilement supporté par lui. Il ne pouvait non plus fixer longtemps le liège flottant au bout de sa ligne, sans éprouver des étourdissements.

Les mois de septembre et d'octobre sont ceux où le commerce de la bonneterie a le plus d'activité. Laissant à son associé la direction des écritures et de la correspondance, M. P... a veillé à l'expédition et à la réception des marchandises et débattu les marchés avec les clients. Il a écrit assez souvent, mais des lettres confidentielles ou d'amitié. Il a vérifié des factures exactement, mais avec fatigue. *Il avait oublié la marque de la maison, c'est-à-dire la valeur numérique donnée à certaines lettres pour dérober aux clients le prix des objets en vente.* Il a vu avec peine les couleurs des objets qu'il maniait, et toujours l'obscurité de la moitié droite de son champ visuel l'a gêné. Après les journées laborieuses, M. P... était pris d'une lassitude si profonde, de maux de tête si violents, de faiblesses telles dans les jambes, qu'il devait se laisser tomber dans un fauteuil et déclarer ne pouvoir en faire plus. Comme il ressort de son observation, il y a eu à la suite une baisse légère dans ses progrès. Il sent, comme son entourage, la nécessité de se retirer des affaires.

L'appétit s'est maintenu bon.

L'examen du malade nous montre les réflexes rotuliens très faibles des deux côtés, — la prédominance très marquée de la puissance de la main droite qui donne au dynamomètre 90 kil., tandis que la gauche n'en marque que 43.

La sensibilité à la piqûre et au froid est plus vive du côté droit, tandis que, pour le sens musculaire, il y a affaiblissement de ce côté. M. P... ne peut dire ce qu'est une pièce de 10 centimes posée sur la paume de la main droite, prend une pièce de 2 fr. pour une de 5 fr., tandis qu'il les distingue nettement et d'emblée à gauche. De même, il a de l'hésitation pour désigner la position imprimée aux doigts de la main droite.

Un coryza dont il était affecté ne nous a pas permis de poursuivre l'examen sur les sens spéciaux.

Le départ inattendu de M. P... ne lui a pas permis non plus de faire pratiquer l'examen dn champ visuel.

Durant son précédent séjour à Paris, M. P,.. a été à un concert à la Gaîté. Il se rappelle mieux les chants que la musique instrumentale et mieux que tout des monologues dits par Coquelin.

A cette époque, il avait été quelquefois au théâtre ; il ne se rappelle guère de ce qu'il a vu jouer.

Sur l'invitation qu'on lui en fait, M. P... écrit trois lettres, à divers intervalles l'une de l'autre. Il y raconte le but de son voyage à Paris, ce qu'il a fait dans les journées précédentes. Aucune hésitation dans la rédaction, l'écriture est régulière, la syntaxe observée. Voici le temps qu'il emploie à divers exercices :

```
1re lettre,   9 lignes, 8 mots à la ligne, soit 72 mots, 3'50"
2e    —      11    —     5        —            —         3'
3e    —      11    —     5        —            —         3'
```

```
La copie de 2 lignes 1/2 écrites              lui coûte 4'
    —              —      imprimées              —      2'
    —              —      imprimées en anglais   —      6'
L'écriture de    —      dictées                  —      2'
```

Il ne peut lire ce qu'il a écrit et ne s'en rappelle guère, même lorsqu'il s'agit de ses actes d'hier.

Depuis quelques jours, M. P... accuse un arrêt et même un recul dans ses progrès. Pourtant, la lecture à voix basse est devenue plus facile.

Il ne sait pas ce qu'on lui fait écrire les yeux fermés, en l'air ou sur le papier (Paris, Tours), à l'inverse de ce que M. Charcot avait précédemment observé.

Quelques exercices de calcul sont faits non avec des chiffres arabes, mais avec les lettres de l'alphabet qui servent de marque à la maison. M. P.. a très bien lu les nombres qu'il emploie ordinairement, tels 3 francs 50 centimes. Il n'a pu parvenir à déchiffrer les nombres un peu élevés.

24 janvier 1884. — M. P... est de passage à Paris. Les symptômes objectifs n'ont pas varié : l'hémianopsie demeure stationnaire. M. P... travaille beaucoup en ce moment, Il lit cependant une ligne d'imprimé en 6″.

Le lendemain, il allait en Champagne faire de nombreux achats pour sa maison. Il nous a rendu, le 25 mars, compte de ce voyage en ces termes : « Mon voyage s'est parfaitement effectué. Mes affaires commerciales ont peu souffert de ma grande difficulté de lecture... Il me faut 8″ au lieu de 6″ pour lire une ligne. Je me porte excessivement bien, mieux que jamais. Je voudrais me retirer des affaires. Mon associé ne le veut pas dans la crise commerciale que nous traversons. »

Époques.	Moyenne par quinzaines des lignes lues	Moyenne par quinzaines des minutes employées à la lecture	Moyenne par quinzaines des secondes par lignes lues
	Chaque jour.	Chaque jour.	Chaque jour.
Du 9 au 15 mars.	22,7	83′34″	261″3
Du 16 au 31 mars.	31.2	49′52″	98″6
Du 1ᵉʳ au 16 avril.	25,4	16′38″	41″4
Du 15 au 31 mai.	32,2	11′14″	21″1
Du 1ᵉʳ au 15 juin.	32,5	9′48″	17″9
Du 16 au 30 juin.	33,	8′52″	15″9
Du 1ᵉʳ au 15 juillet . . .	42,3	10′12″	16″5
Du 16 au 30 juillet. . . .	39,8	8′12″	12″5
Du 1ᵉʳ au 15 août.	37,4	7′48″	12″4
Du 1ᵉʳ au 15 septembre. .	35,4	7′51″	13″
Du 16 au 30 septembre. .	36,5	7′39″	12″

(1) Les exercices de lecture de M. P. ont toujours été faits sur le même journal (*le Petit Journal*). Des expériences répétées sur divers élèves du service, m'ont démontré que la lecture de chaque ligne se faisait en 2″ ou 3″ au plus.

Par un artifice, par les données de réception secondaire qu'il obtenait en écrivant les lettres qu'il avait sous les yeux, M. P... parvenait à lire, et avec une vitesse assez satisfaisante. M. P. n'était donc pas alexique, malgré sa cécité verbale, pas plus que le malade que Westphall (1) présentait à la société d'anthropologie de Berlin, le 4 mai 1874, et qui lisait en suivant du doigt le contour des lettres. Un troisième malade dont l'observation est placée plus loin agissait d'une façon analogue. Il ne pouvait lire les lettres de l'alphabet qu'au moyen des pratiques de la *méthode phonomimique.*

M. Bert différait des malades précédents en ce que aucun procédé détourné ne lui avait permis de lire l'écriture phonétique. Elle était et demeurait complètement lettre morte pour lui.

OBSERVATION II.

Cécité verbale. — Hémianopsie droite. — Paralysie générale.

M. Adolphe Bert, journaliste et étudiant en médecine, n'a pas d'antécédents héréditaires. Dans ses antécédents personnels, on relève des excès vénériens et alcooliques nombreux.

Depuis 2 ou 3 ans, Bert, est sujet à de fortes migraines qui ne s'accompagnent pas de vomissements, mais l'obligent à prendre le lit. Il n'a remarqué à ces moments ni troubles de la vue, ni engourdissements, ni affaiblissement dans les membres, ni difficulté de la parole. Ces migraines reviennent plus fréquemment depuis six mois, tous les dix jours environ, mais avec moins d'intensité. La douleur occupe la région temporale gauche.

On trouve sur le limbe préputial, à droite, la cicatrice peu indurée d'un chancre contracté il y a 2 mois. Il n'existe ni adénopathie, ni éruption cutanée, mais un peu d'alopécie à la

---

(1) Westphall. — *Zeitsch. f. Ethnologie,* 1874, cité par Ad. Kussmaul, *loc. cit.,* p. 231.

partie moyenne du front et quelques papules à la région occipitale.

Tels sont les seuls antécédents morbides relevés dans l'histoire de M. Bert.

Au commencement du mois de décembre 1883, après s'être longtemps livré à des lectures prolongées et futiles, un matin, en se levant, il ne put se tenir debout et tombe, à cause d'une paralysie de tout le côté gauche du corps, dont il avait été frappé durant son sommeil. On nota alors qu'il s'agissait d'une paralysie incomplète, flaccide, sans trouble de la sensibilité générale et spéciale, sans symptômes oculaires. M. B. avait pu reprendre un peu ses lectures que sa famille abrégeait le plus possible. Il demeura quinze jours au lit et au bout de trois semaines avait pu reprendre la vie active, non toutefois ses occupations.

Le 26 février dernier, mardi gras, M. Bert dîne chez des amis et prolonge la causerie jusqu'à 3 heures du matin, sans commettre aucun excès alcoolique ou autre. Le lendemain il se réveille fort tard, se lève, et se sent mal à l'aise, sans accuser aucun symptôme particulier. Il estime avoir encore besoin de sommeil, se recouche et s'endort jusqu'à 3 heures de l'après-midi. Il se lève pour la seconde fois et éprouve le même malaise vague. Il essaie de manger, mais il n'a aucun appétit. Il sort pour tenter de la promenade. Il est comme perdu dans la rue, sans grande conscience de ce qui se passe autour de lui. L'incertitude de sa démarche l'oblige à monter dans l'omnibus pour se rendre chez ses parents. En prenant place dans la voiture, il sait si peu ce qu'il fait et distingue si mal les objets qui l'entourent, qu'il s'asseoit sur les genoux d'un voyageur probablement situé à sa droite.

Il arrive chez les siens où l'on est très frappé du changement survenu chez lui, de la lenteur de ses réponses, de l'incertitude, de l'instabilité de ses divers mouvements, de son indifférence à toutes choses.

Un médecin appelé prescrit de l'iodure de potassium et, après quelques jours, adresse le malade à M. le professeur Charcot à la Salpêtrière, le 12 mars 1884.

C'est à ce moment seulement qu'est fait le diagnostic de sa maladie, qu'on découvre sa cécité verbale et son hémiopie. M. Bert n'avait pas cherché à lire depuis le jour du mardi-gras et n'avait pas écrit.

Depuis le 27 février, les accès de migraine ont disparu. L'appétit est aujourd'hui excellent, le sommeil très bon, sans aucun cauchemar. La démarche du malade régulière. L'incertitude des mouvements a disparu. M. Bert en exécute bien devant nous un grand nombre, malgré leur complexité. Sa famille déclare une grande amélioration dans son état général.

Au dynamomètre, la main droite marque 70, tandis que la gauche 55 seulement.

Les réflexes tendineux au genou, au poignet, au coude sont forts des deux côtés, mais très notablement plus forts à gauche. Le relèvement brusque de la pointe du pied ne provoque qu'une ou deux secousses à gauche. Aucun trouble de la sensibilité, même musculaire. Les notions de position et de mouvement sont intactes. Les diverses monnaies sont distinguées également bien dans chaque main. Sauf la vue, les sens spéciaux sont indemmes. Le malade n'a, d'ailleurs, jamais éprouvé aucun fourmillement, aucun engourdissement dans les membres malades.

M. B... ne présente ni aphasie motrice, ni surdité verbale, mais seulement de l'amnésie générale qui donne à ses réponses une lenteur et une difficulté qui pourraient en imposer d'abord. Ainsi, l'ami chez lequel il a passé la soirée qui a précédé l'apparition des accidents actuels habite rue Lafayette. On cherche à la lui faire nommer, sans y réussir, en lui disant qu'elle porte le nom d'un général qui a fait la guerre de l'Indépendance américaine, qui a commandé la garde nationale parisienne. « Tiens. dit-il, quand on nomme enfin Lafayette, je ne savais pas tout cela. » Il avait dit pourtant que cette rue était la plus longue de Paris, et que la maison était près d'un square (le square Montholon). Il est atteint d'une cécité verbale complète. Il est incapable de lire son nom même. Les textes imprimés ou écrits à la main qui passent sous ses yeux sont absolument indéchiffrables pour lui. Diverses phrases ont été tracées par lui. Elles lui échappent aussi bien, quand on a soin de les lui présenter un certain temps après qu'il les a tracées. Lui-même a fait remarquer à plusieurs reprises, quand on les lui présentait trop tôt, qu'il se les rappelait assez pour les répéter sans les lire.

. Il ne peut pas plus, d'ailleurs, déchiffrer les lettres que leur combinaison. Dans les tentatives de lecture, on n'observe aucun mouvement de ses lèvres, aucun mouvement de la main droite, donnant à penser qu'il fait appel aux données d'autres voies de réception du langage.

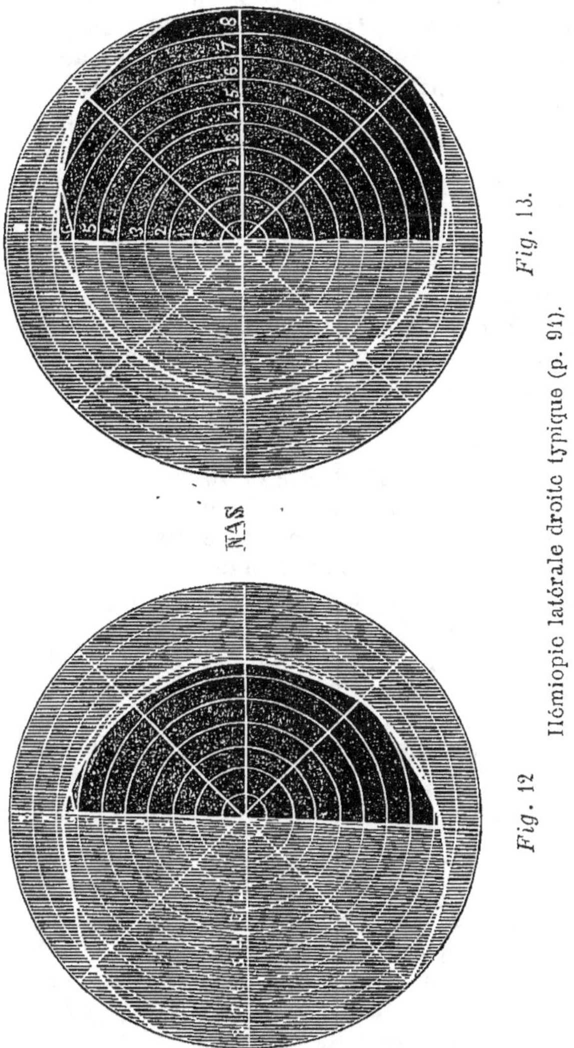

Fig. 12   Fig. 13.   Hémiopie latérale droite typique (p. 94).

Je lui mets sous les yeux des formules chimiques fort simples, quelques expressions ou formules algébriques élémentaires, une équation du premier degré à une inconnue. Il reconnaît bien les chiffres qui accompagnent les lettres, les signes qui leur sont accolés, mais il n'a pas la moindre idée de la signification de ces lettres isolées ou assemblées.

Pareille cécité s'observe pour les couleurs, ainsi qu'on peut le voir dans la note ci-jointe de M. Parinaud :

« *Cécité psychique des couleurs* de même nature que celle « des lettres. Toutes les couleurs sont dénommées rouge ou « jaune, mais sans aucune régularité. Si, à côté d'une couleur « qui a été dénommée faussement rouge, on place le rouge « véritable, le malade reconnaît son erreur, mais il ne peut « trouver le nom de la première. Malgré cette confusion de « dénomination, on peut établir que la sensibilité chromatique « est normale. On présente au malade chaque couleur en lui « disant le nom et en le lui faisant répéter, puis on lui montre « cette même couleur au photoptomètre avec une saturation « croissante, il la perçoit avec le même degré de saturation que « l'œil normal.

« *Hémiopie latérale droite typique.*

« *L'acuité visuelle* paraît normale. Il est difficile toutefois « de la déterminer exactement, le malade ne reconnaissant « aucune lettre. Il voit l'heure à de longues distances, comme « autrefois, il enfile assez facilement une aiguille.

« Pas de lésion du fond de l'œil.

« Légère inégalité des pupilles, celle de gauche est un peu « plus grande. Absence de réflexes pupillaires pour la lumière « et l'accomodation.

« Le mouvement de convergence est difficile et incomplet. « Il y a également une parésie notable de l'accommodation. Pas « de diplopie. »

M. B... lit d'ailleurs très bien les chiffres isolés ou combinés et exécute, non sans erreur, plusieurs opérations d'arithmétique. On ne constate, en effet, chez lui aucune agraphie. Il écrit très lisiblement sous la dictée ou spontanément sans pouvoir copier autre chose que des chiffres. Mais le texte tracé par lui offre une disposition tout à fait remarquable. Les lignes s'arrêtent au milieu de la page, toutefois, la colonne ainsi formée est plus large au bas de la page. Chacune d'elles se termine d'ailleurs par un mot, et non point par une portion de mot dont la fin serait renvoyée à la ligne suivante. Cette

disposition est en rapport avec l'hémiopie latérale **droite**
typique dont M. B... est affecté.

Si M. B... n'est pas atteint d'agraphie, il s'en faut que son
écriture soit régulière, qu'il respecte toujours l'orthographe.
Les mots *belle* et *chaud* l'ont longtemps arrêté. Il a écrit
chemin de frère pour *chemin de fer*. Les lettres rarement employées, telles que *h, x, y, z*, il ne peut les écrire que quand
elles entrent dans la composition d'un mot, et encore avec
peine. Il ne les trace pas facilement, alors même que leur
modèle est mis sous ses yeux.

M. B... reconnaît bien M. Charcot et les personnes de la
clinique qu'il a eu occasion de voir déjà. Il indique, mais après
un examen plus long que celui d'aucune des personnes pré-
sentes, les détails des estampes qu'on lui montre. Il n'est ni
dessinateur, ni musicien, et, depuis sa maladie, il n'a touché
ni les cartes, ni les dominos, en sorte qu'on ne peut avoir de
renseignements sur l'état de la mémoire quant à ces divers
objets. Il reconnaît et calcule les heures.

M. B... part pour la campagne sur le conseil de M. Charcot.

Dans les diverses observations de cécité verbale recueillies jusqu'à ce jour, une distinction fondamentale est à
faire. Tantôt les lettres elles-mêmes ont perdu toute signification pour le malade, qui se trouve dans la situation
facile à réaliser d'un homme ayant sous les yeux un alphabet inconnu. Tantôt, si la notion des lettres persiste, c'est
leur combinaison qui demeure impénétrable. Dans le premier cas, il y a *cécité littérale*, dans l'autre, *cécité verbale*
au vrai sens du mot. Kussmaul (1), qui a parfaitement
distingué ces deux états, va jusqu'à dire : « Ce sont diffé-
« rentes fonctions reliées à différentes régions centrales. »

La *cécité littérale* (2) entraîne la *cécité verbale* propre-

---

1) Kusmaull, *loc. cit.*, p. 225.

(2) C'est probablement la cécité littérale que désigne Pline l'ancien,
dans la phrase si souvent citée : « Ictus lapide oblitus est litteras
tantum »

C. Plinii secundi naturalis historiæ, lib. VIII, XIV, 2ᵉ *Edition
Littré*, 1848, t. I, p. 293.

ment dite. Malgré la conservation de la mémoire de la
valeur des lettres, le malade atteint de cécité verbale ne
peut en déchiffrer aucune combinaison. C'était le cas de
Lordat (1), à qui « *l'alphabet seul était resté* » tandis que
« *la jonction des lettres, pour la formation des mots, était
une étude à faire.* » Ce fut celui d'un malade observé par
Boë (2), lequel ne pouvait lire le mot *bouteille*, mais désignait exactement les lettres qui entraient dans sa composition quand on les séparait. M. Bertholle a donné à la
cécité verbale le nom d'*asyllabie* (suppression du pouvoir
d'épeler), à propos d'une observation intéressante que
voici :

OSERVATION III

Asyllabie ou amnésie partielle et isolée de la lecture, par
M. le Dr BERTHOLLE (3).

Le 24 décembre 1872, je fus appelé à la hâte chez un de mes
clients, M. F..., rentier, âgé de cinquante-deux ans, lequel
venait de perdre subitement connaissance. Il était 11 heures
du matin ; je trouvai M. F... sur son lit, en proie à une violente attaque épileptiforme, la face vultueuse, les lèvres
bleuâtres, les membres agités de convulsions saccadées et plus
prononcées du côté droit.

Au bout de vingt minutes environ, les accidents parurent se
calmer ; mais presque aussitôt une nouvelle attaque, plus violente que la première, se déclara. La respiration était ralentie ;

---

(1) Lordat. — *Analyse de la parole*, etc., p. 22.
(2) Boé. — *Essai sur l'aphasie consécutive aux maladies du
cœur*, 1880, p. 52.
M. Grasset parle pourtant d'un médecin aphasique qui trouvait
dans un journal les passages indiqués, mais ne pouvait désigner
dans les mots trouvés, les lettres qu'on lui demandait (obs. V. *Montpellier médical*, janv., 1884, p. 14).
(3) *Gaz. hebd. de méd et de chir.*, 1881, n°s 18 et 19.

la circulation était très gênée et la cyanose très prononcée. Nous pensâmes que le malade allait succomber; cependant l'accès se calma peu à peu, et un coma profond succéda aux convulsions.

Le lendemain matin, l'état comateux persistait; mais la face était calme, et l'attaque épileptiforme ne s'était pas reproduite. Ce jour-là, le professeur Dolbeau fut appelé par la famille ; l'examen du malade ne nous fit découvrir aucune trace de paralysie, soit dans la sensibilité, soit dans la motilité.

Cet état comateux se prolongea pendant deux à trois jours, après lesquels éclata un délire généralisé, avec une excitation comparable à celle des maniaques. Le malade voulait se lever constamment, et il fallait la présence de plusieurs personnes pour le maintenir, surtout la nuit. La déglutition se faisant mieux, Dolbeau, qui voyait le malade tous les jours avec moi, pensa qu'on pourrait peut-être obtenir un peu de calme par l'emploi du bromure de potassium. Ce médicament fut administré à la dose de 2 grammes; mais le délire devint de plus en plus violent, et nous conseillâmes de placer le malade dans une maison de santé. La famille s'y refusant d'une manière absolue, nous demandâmes une consultation du professeur Béhier.

La consultation eut lieu le 10 janvier: Béhier considéra la maladie comme de nature épileptique.

Vers le 14 janvier, le délire devint plus calme; l'alimentation ne se faisant guère que par des liquides et des potages, le malade s'affaissa; des pétéchies nombreuses se manifestèrent sur les membres inférieurs, et des eschares au sacrum. Sa maigreur était extrême; cependant, il buvait volontiers du vin, et même du vin de quinquina. Peu à peu on parvint à lui donner quelques aliments solides; le délire, dès lors, fut moins bruyant, et il survint quelques heures de sommeil. On ne fut plus obligé de le contenir, et il entretint volontiers les personnes environnantes de ses conceptions délirantes. Il parlait avec une grande volubilité, et il voulait faire du commerce avec tous ceux qui l'approchaient. Ses idées étaient des plus gaies et des plus originales; ainsi, il possédait dans la plaine Saint-Denis une quantité d'ânes qu'il voulait vendre à tout venant. Il conversait facilement avec la sœur qui le gardait, et, comme il avait retrouvé une certaine lueur de connaissance, il ne voulait plus aller à la garde-robe que sur une chaise; mais préalablement il exigeait que la sœur reçût de sa main la somme réglementaire de 10 centimes.

Vers les premiers jours de février, M. F... put se lever et rester une partie de la journée dans un fauteuil; il mangeait assez bien, dormait mieux, mais il était toujours en proie à un délire vague avec excitation de la parole. Alors se manifesta une envie désordonnée de marcher et surtout de sortir; cependant on le retenait assez facilement à la chambre en employant la persuasion.

Enfin, au commencement du mois de mars, le délire cessa presque tout à coup, si bien que Dolbeau, qui n'avait pas visité le malade depuis une huitaine de jours, fut très étonné d'être accueilli avec conscience et de pouvoir tenir une conversation raisonnable avec lui. Il avoua alors qu'il n'avait aucun souvenir de ce qui s'était passé; il constatait bien une lacune dans son existence, puisqu'il se croyait toujours au mois de janvier. Il fallut même plusieurs jours pour lui faire comprendre qu'on était au mois de mars; cependant la mémoire lui revenait, et il faisait à sa femme des questions précises sur ses affaires. A dater de ce moment, la santé générale fit des progrès rapides, le raisonnement reparut complet, et il put sortir accompagné.

La convalescence fut même si courte, que M. F... reprit ses habitudes dès le mois d'avril. Il sortait seul, allait, venait comme tout le monde, montait dans les omnibus et même sur l'impériale. Il fréquentait les lieux publics et surtout l'hôtel Drouot, qu'il affectionnait; il ne semblait pas qu'il eût été malade, car il avait retrouvé ses facultés et presque complètement la mémoire. Je dis presque, parce qu'une seule partie de cette faculté restait absente, le souvenir de la lecture. *Il ne savait plus lire; il voyait bien les lettres, mais il ne pouvait les assembler d'emblée, et, s'il pouvait lire un mot, il ne pouvait le joindre au suivant sans avoir préalablement épelé chaque lettre, comme un écolier qui apprend la lecture.* Chose plus extraordinaire, il pouvait écrire; son écriture, bien que naturelle, était sur une ligne oblique, mais il ne pouvait la lire. C'est alors que Dolbeau l'adressa à M. Abadie, avec prière d'examiner les yeux à l'ophthalmoscope; la réponse de notre confrère fut qu'il n'y avait aucune modification dans les milieux oculaires, et que le phénomène était d'origine cérébrale.

Dès lors M. F... mène sa vie habituelle, et je lui conseille de rapprendre à lire. Il sort seul, et sa vue ne le gêne en aucune façon ; il distingue nettement les objets et peut même voir l'heure sur le cadran de l'église en face, distante de plus de 60 mètres. Il n'existe d'ailleurs aucun autre symptôme d'amnésie ; ainsi il joue chaque soir au piquet à quatre et se montre mauvais joueur, en ce sens qu'il gourmande son partenaire lorsqu'il fait une faute par oubli des cartes passées. Il n'accuse pas de trouble cérébral proprement dit ; cependant un jour, comme par hasard, il me signale un symptôme dont il ne m'avait jamais parlé : c'est une suspension instantanée et momentanée de la vue, qui dure une ou deux secondes, dont il a conscience, et qui ne s'accompagne d'aucun vertige. Ce trouble lui arrive même en marchant, et il n'est pas obligé de s'arrêter. Le phénomène se produisait aussi fréquemment avant sa maladie, et paraît remonter à l'année 1870 ; il en attribue la cause aux émotions de la guerre et de la Commune.

Les autres antécédents de M. F... sont presque nuls ; il n'a jamais fait de maladie notable. Il a été seulement affecté d'un léger eczéma du cuir chevelu, pour lequel il m'avait consulté quelques semaines avant son attaque. Son caractère habituel était une grande vivacité ; il était même violent et s'emportait facilement ; mais ce n'était qu'un éclair, il revenait promptement à son naturel, qui était sensible et bon.

Jusqu'au mois de mai 1875, c'est-à-dire pendant trois années, la vie de M. F... se passa sans accidents ; il ne suivait aucun traitement médical autre que les laxatifs répétés. Il a presque oublié sa maladie, et, si ce n'était la difficulté qu'il éprouve à lire, il n'en conserverait aucune trace. Pendant ce temps, il a travaillé, et il a fait des progrès dans la lecture. Ainsi, il peut lire dans un journal le tiers d'une colonne assez couramment ; il hésite encore sur quelques mots qu'il est obligé d'épeler tacitement. Néanmoins, l'amélioration est très sensible, et M. F... en est ravi, parce qu'il en a conscience ; il se promet de continuer ses exercices avec persévérance.

En mars 1876, je revois M. F...; sa santé est excellente ; il peut lire maintenant, et presque sans hésitation, le premier Paris d'un journal. Il a même écrit deux lettres, qu'il montre avec joie, et qui sont assez bien rédigées. Cependant, son attention ne peut être soutenue : au bout d'un certain temps, tout se brouille devant ses yeux.

De 1876 à 1878, l'état de M. F... resta stationnaire ; il se portait bien , mais il ne fit plus de nouveaux progrès en lecture. Son caractère devint toutefois plus volontaire, plus irascible, et il souffrait difficilement une observation de la part de sa famille. Au mois de septembre de cette année, il se trouvait à une messe de mariage, lorsque tout à coup, dans un moment où il veut se lever comme tous les assistants , il reste cloué sur sa chaise. On l'enlève en le prenant sous les bras, et on le reconduit en voiture à son domicile. Il put encore remonter l'escalier, en se cramponnant à la rampe et soutenu par un bras de l'autre côté. Mon confrère, le docteur Touzé, qui le vit en mon absence, constata l'apparition d'une hémiplégie incomplète du côté droit. Ces symptômes se dissipèrent en quelques jours, et, un mois après, M. F... marchait assez bien, ne conservant qu'un peu de faiblesse dans le membre inférieur droit ; mais la lecture était redevenue plus lente et plus difficile.

Vers le milieu du mois de février suivant (1879), M. F..... éprouve un notable embarras de la parole ; puis, le 26, survient brusquement une nouvelle attaque d'hémiplégie droite plus complète que la première. Toutefois, le malade peut encore tenir son équilibre lorsqu'il est debout, et il marche en jetant sa jambe en dehors. La motilité du bras n'est pas diminuée, et la déviation de la face est à peine perceptible. L'embarras de la parole, c'est-à-dire de la prononciation des mots sans aphasie, est plus marqué, et la difficulté de lire sensiblement plus grande. Il hésite à chaque mot , qu'il prend séparément, et même par syllabes ; les mots inusités sont plus longs, plus pénibles, et le plus souvent impossibles ; toutefois, l'intelligence reste intacte. Peu à peu, M. F... reprend ses forces ; il peut même descendre son escalier et sortir de nouveau, mais accompagné.

Les choses se passent ainsi jusqu'au mois de septembre 1879 ; alors les accidents paralytiques augmentent visiblement : la face est déviée, le bras presque complètement inerte. Cependant, le malade peut encore se soutenir sur sa jambe droite et la traîner en la glissant sur le parquet ou sur un sol plat ; mais, dès qu'il rencontre une inégalité, il butte et manque de tomber.

En novembre, les symptômes s'aggravent rapidement, et subitement apparaît un embarras extrême de la parole, avec des envies fréquentes de pleurer ou de rire. M. F... ne peut

plus prononcer que quelques mots, et il a conscience qu'il ne
sait pas trouver le mot juste. Cet état s'améliore cependant au
bout de quelques jours, la parole revient incomplètement, et
il peut articuler une série de cinq ou six mots de suite, et
plus distinctement. A la fin du mois, les progrès sont sensibles,
et il peut de nouveau se faire comprendre, en bredouillant
quelquefois. Le mot propre ne lui vient pas toujours ; il le
dit et s'en aperçoit, et les personnes de sa famille l'observent
également : c'est donc la première manifestation de l'aphasie.

Au commencement de l'année 1880, la paralysie a fait de
nouveaux progrès ; M. F... ne peut plus soulever le membre
inférieur droit, et il le traîne horizontalement. La parole
devient aussi plus difficile, et il ne peut presque plus se faire
comprendre. Il se met en colère lorsque les mots expirent
dans sa bouche ; mais, peu à peu, il s'habitue à sa nouvelle
infirmité. La lésion de la parole est de deux ordres : d'abord
l'idéation se fait mal, puisque le malade dit un mot pour un
autre, par exemple monsieur pour madame, et qu'il n'en a plus
conscience comme autrefois ; ensuite, la prononciation est
manifestement gênée par la paralysie de la langue.

A dater de ce moment, les symptômes paralytiques marchent
rapidement ; le malade ne peut même plus se soulever seul de
son fauteuil. On est obligé d'employer une sangle spéciale
pour le descendre et le porter en voiture, lorsqu'on veut le
porter à l'air. Le mal s'aggrave encore dans le courant de
l'année ; son intelligence s'affaiblit ; et le 24 décembre 1880,
date anniversaire du premier accident épileptiforme, remontant à huit années, M. F... ne prononce plus que quelques
mots inarticulés. On le devine plutôt qu'on ne le comprend
pour ses besoins ; mais on ne peut toujours saisir le moment
opportun, et souvent les urines et les matières fécales s'échappent dans ses draps et son pantalon. Il semble encore reconnaître les personnes qui l'approchent, du moins il le manifeste par des signes. Quoi qu'il en soit, la maladie cérébrale
est entrée dans sa phase ultime ; elle suit une marche fatale
vers le dénouement, qu'on ne peut encore prévoir d'une manière
précise.

La cécité littérale est en général, si complète, que le nom
donné par les malades aux lettres, n'a aucun rapport avec

ıa ressemblance que peut avoir avec d'autres lettres la lettre qu'ils ont sous les yeux. Le nom est donné à tout hasard. Le malade de M. Armaignac (1) appelait *r* toutes les lettres. Cette amnésie est si exactement limitée aux lettres figurées, que le malade de M. de Capdeville (2), chef d'institution fort instruit, épelait oralement, sans faute aucune, les mots qu'on lui désignait, *table*, par exemple. Énonçait-on le nom des lettres qu'il avait sous les yeux, il lisait le nom qu'elles composaient et le disait aussitôt. Ce malade avait si bien conservé la notion de la structure des mots et les règles de la syntaxe, qu'ayant déchiffré un jour un mot sur la copie d'un élève, il signala la faute d'orthographe qu'avait commise ce dernier. Il n'en commettait aucune dans ce qu'il écrivait lui-même, hors du contrôle de la vue, bien entendu.

Cette distinction n'est pas absolue. M. P. (*Obs.* I) avait perdu le souvenir des letttres les moins usitées, quoique atteint de cécité verbale proprement dite. Il y a toujours, en pareil cas, des lacunes dans la connaissance de l'alphabet. Dans le cas de suppression de la vision mentale (3) que j'ai recueilli à la clinique de M. Charcot, il existait quelques lacunes pour l'alphabet grec. La présence de ces lettres ignorées dans le corps ou à la fin d'un mot, ne gêne guère le malade. Placées au commencement du mot, elles le déroutent ou l'arrêtent complètement.

Dans l'observatien suivante, le malade avait à peu près perdu la mémoire visuelle d'autant de lettres qu'il en avait conservé. Chez ce passementier illettré, la tendance à deviner les mots d'après leur forme générale, leur longueur, les quelques lettres qu'il en distinguait et leurs accidents exté-

---

(1) H. Armaignac. — *Aphasie complète, persistance de l'hémiopie, de la cécité des mots, etc. R.* clin. d'oculistique, juin 1883, et *Recueil d'ophtalmologie,* 1883, p. 625.

(2) De Capdeville. — *Marseille médical,* 1880.

(3) *Progrès médical,* 1883, p. 569.

rieurs, était très accentuée. Broca (1), en présence d'un cas pareil, avait justement remarqué que les malades les reconnaissaient comme on reconnaît « un paysage, un visage dont on n'a pas analysé les détails », et qu'on pouvait, dans le cours du mot, changer des lettres sans qu'ils s'en aperçussent.

M. considérait les mots tout comme un candidat embarrassé fait d'une substance dans un examen de sciences naturelles à la faculté de médecine, selon la comparaison d'un assistant. Il tournait, retournait, plaçait sous diverses inclinaisons, à des distances variées, la feuille qui portait le mot proposé, tentait, d'après les premières lettres qu'il pouvait déchiffrer, un essai d'épellation, et hasardait une interprétation du mot dont il n'était jamais sûr, et qui était rarement juste. La contradiction le trouvait désarmé. « Après tout, disait-il, vous pouvez bien avoir raison. » Il faut noter qu'il replaçait dans le sens convenable les mots ou les textes qu'on lui présentait retournés. Le malade de de M. de Capdeville, si souvent cité déjà, achevait par un, procédé d'investigation analogue, d'après leur simple phy-

---

(1) Broca. — *Bull. soc. anthropologie*, 1865, séance du 15 juin, p. 15 du *tirage à part*.

C'est ainsi d'ailleurs qu'on lit souvent, que lisent toujours, les visuels. M. E. Jóyau, a, justement à mon sens du moins, expliqué par cette façon de lire, *les lapsus de la vision* signalés et expliqués tout autrement par M. V. Egger (*Rev. philosophique*, 1878, t. VI, p. 284).

Selon M. E. Joyau (*même recueil*, p. 435), la rapidité de notre pensée est telle, qu'elle va plus vite que nos yeux mêmes. Il en résulte que la plupart du temps quand nous lisons, nous ne parcourons pas du regard toutes les lettres tracées devant nous Nous en percevons quelques-unes plus ou moins éloignées, et notre imagination comble les intervalles. M. Egger, qui est un auditif comme je l'ai dit déjà, fait en répondant à M. Joyau, une différence entre voir et lire (*même recueil*, p. 438) et il a raison pour un grand nombre de faits. Si les mots VILLE DE PAU lui ont paru être le mot VELPEAU, c'est que la vue de la première inscription lui a fait voir Velpeau dans le champ visuel intérieur, là où se peignent les visa faibles et subjectifs. La seconde explication de M. Egger diffère fort peu en somme de celle de M. Joyau. Les idées de M. Joyau trouveron leur confirmation dans plusieurs observations de cécité verbale.

sionomie, les mots indéchiffrables pour lui, dont on lui disait la première syllabe.

OBSERVATION IV.

Cécité verbale. — Hémianopsie droite. — Hyperesthésie dans le côté droit du corps. — Amélioration de la cécité verbale. — Rechute et aggravation.

Mayet, âgé de 62 ans, passementier, entré à la Salpêtrière le 3 juillet 1883, salle Bouvier, n° 9, service de M. Charcot.

Il n'offre aucun antécédent morbide personnel, ni héréditaire.

A la fin de février 1882, au sortir de son atelier un soir, vers 5 heures, en descendant l'escalier, Mayet est pris de vertige, il saisit la rampe et à chaque fois qu'il essaie de la lâcher se voit menacé de tomber. Ses jambes se refusent d'ailleurs à le porter. Il s'asseoit sur une des marches et ne tarde pas à y vomir le vulnéraire qu'on venait de lui faire boire. On le place dans une voiture et il regagne quelques instants après son domicile en pleine connaissance constamment. Il aurait durant cet accident perdu la parole pendant 5 minutes, mais il ne présenta à aucun moment ni paralysie, ni convulsions d'un côté ou de l'autre du corps. Des sangsues sont appliquées sur ses apophyses mastoïdes : de l'iodure de potassium prescrit à la dose de 1 gramme par jour. Après un repos d'une semaine, gardé par pure précaution, il reprend son métier et y travaille comme auparavant.

Le 17 avril dernier, à 7 heures du soir, après être rentré comme de coutume de son travail, Mayet souffre d'un violent mal à la tête. Il éprouve dans le bras droit une sensation d'engourdissement et au moment où il s'aperçoit de l'impossibilité de le mouvoir, il s'affaisse sur sa chaise et perd connaissance. Il ne revient à lui que trois heures après. Il reconnut son médecin et put répondre très librement aux questions qu'il lui posa. Tout le côté droit du corps était paralysé, la face déviée à gauche, mais déjà le lendemain M... remuait un peu le bras droit. Il quittait le lit dix jours après.

Il essaya de reprendre son travail à plusieurs reprises, sans

pouvoir y réussir. Il se présente à la consultation de la Salpêtrière le 3 juillet, pour l'hémiplégie droite incomplète dont il est
affecté. En l'interrogeant, j'ai découvert et son hémianopsie
et sa cécité verbale, symptômes dont il ne se doutait en aucune
façon, et qui, avec l'hémiplégie, constituent toute la maladie
de M...

C'est un homme fort intelligent. M. Charcot l'interroge, lui pose des questions assez embarrassantes de dates,
de personnes, de faits, de noms divers. Il y répond non seulement avec exactitude, mais encore comprend très bien la plaisanterie, riposte avec autant d'esprit que de convenance et
provoque l'hilarité de l'auditoire à plusieurs reprises.

Si certains noms lui échappent, comme celui du passage où
se trouve son atelier, il supplée à son absence par une description topographique très claire. Il s'agit du passage
Ponceau. Sa situation dans la rue St-Denis, les rues qui
l'avoisinent sont fort bien indiquées. Il décrit également bien le
mécanisme de son métier, la façon de tisser telle ou telle
pièce de passementerie.

M..... se plaint surtout de sensations douloureuses dans le
côté droit du corps, sensation de refroidissement, d'engourdissement, de brisement qui attirent et absorbent son attention
constamment. Le cou-de-pied est le siège d'une douleur lancinante qui s'exagère par la marche et l'oblige souvent à garder
le lit sans aucun symptôme local objectif.

La résistance aux mouvements de flexion et d'extension
pour les membres inférieurs indiquent l'intégrité de la
force musculaire de ces parties. De même que les grimaces
pour la face.

La pression de la main droite fait marquer : 31 à l'aiguille
du dynamomètre, celle de la gauche : 47.

Il y a pour le froid et le chaud sur les deux membres du
côté droit une hyperesthésie très marquée, tandis que pour la
piqûre, elle existe en outre au tronc et à la face. Les sensations du goût et de l'odorat sont également plus vives de
ce côté.

Hémianopsie homonyme de toute la partie droite du champ
visuel passant par le point de fixation. Perception lumineuse
et chromatique normale à la vision centrale et dans la partie
gauche du champ visuel.

Pas de lésions du fond de l'œil.

Les réflexes tendineux sont égaux de chaque côté, seul le réflexe cutané plantaire est plus fort à droite.

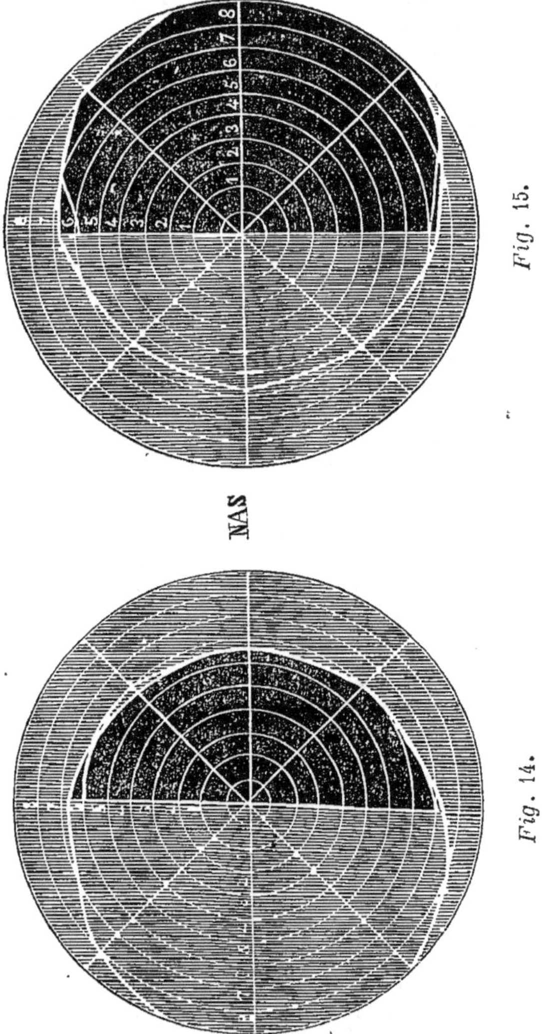

Fig. 15.

Fig. 14.

A sa grande surprise, M... a découvert devant nous qu'il ne peut plus lire ni l'imprimé, ni l'écriture cursive. Il lit toutefois, après l'avoir fixé un moment, son nom écrit des deux façons. Il l'écrit très bien, il écrit son adresse et tout ce qu'on lui dit d'écrire très lisiblement sinon correctement. L'examen d'un petit cahier où il note ses gains et ses dépenses montre qu'il n'y a aucune différence entre la façon dont il écrit aujourd'hui et celle dont il écrivait avant sa maladie.

 Les lettres d'un alphabet mobile sont successivement mises sous ses yeux au hasard. M... les reconnaît toutes, à l'exception de E L S G et W. On lui montre alors un V, qu'il reconnaît. On lui présente de nouveau et comparativement le W. « C'est deux V ensemble, dit-il. » — N'a-t-elle pas un nom spécial, cette lettre ? — « Je ne sais pas. » — C'est un double V. — « Ah ! c'est vrai, je ne m'en rappelais pas. »

Divers mots sont formés où l'on place d'une façon variable les lettres qu'il ne connaît pas :

Venise est lue. . . . . Vénus.
Wagram — . . . . Varice.
Rivoli — . . . . Revanche.

Cette dernière lecture défectueuse lui a coûté quatre minutes de réflexion, les autres, un peu moins. Il essayait d'épeler, parvenait à assembler les deux ou trois premières lettres, mais à peine avait-il commencé l'épellation de la seconde syllabe qu'il devait recommencer la première, le résultat de son premier travail était déjà complètement perdu. M..... se plaignit d'une grande douleur de tête et demanda à ne pas continuer.

5 *juillet*. — M... ne connaît pas davantage les six lettres énumérées hier. C'est toujours en cherchant à deviner les mots qu'il procède. Il reconnaît ainsi non seulement son nom aujourd'hui, mais encore celui de sa profession, si on détache du mot *passementier*, écrit avec l'alphabet mobile, les deux E et les deux S., M... ne les reconnaît pas.

On lui met sous les yeux le mot *pharmacie*. Il lit *pharmacien*. — En êtes-vous sûr ? — Mais cela me semble bien être ce mot. — Vous n'avez bien dit que les deux premières syllabes, voulez-vous épeler la troisième. Les trois lettres *cie* sont détachées du mot, M... ne reconnaît que *i*. Il appelle c successivement *o g* et *q*. On place à côté de *c* chacune de ces lettres. Il reconnaît son erreur, mais ne nomme pas *c* pour cela. « Cette lettre est l'une des quatre premières de l'alphabet. » Il les énumère. « Ce n'est pourtant pas *c* », dit-il en

cherchant autour de lui une approbation ou une désapproba-
tion.

Un travail analogue est fait pour *e*, mais malgré tous ses
efforts il ne parvient pas à épeler *cie* et répète toujours
pharmacien.

M... lit très bien les chiffres isolés et assemblés jusqu'à con-
currence de quatre et calcule sans faute. Il lit aussi la notation en usage chez les passementiers.

Les jours suivants, l'examen de M......donne les mêmes résultats. Il devine les mots.

On écrit le mot *bœuf*. M..... reconnaît aussitôt qu'il y a une
lettre double et la fait remarquer, mais en vain lui fait-on
écrire la lettre E, la met-on à côté de *f* qu'il connaît très bien.
Quant on la lui a nommée, il est impossible de la lui faire
assembler avec O. — « Vous ne savez donc pas lire le mot
bœuf ? — C'est donc ce mot-là ! Vous me dites que c'est ça, je
vous crois, mais je n'en suis pas sûr du tout. »

10 *juillet*. — M... commence à apprendre à lire sur un livre
destiné aux enfants et tous les jours il répète un des exercices
progressifs qu'il contient. C'est un écolier peu zélé. Sa douleur du cou-de-pied le tourmente sans cesse. Ni les pointes de
feu, ni les divers œsthésiogènes n'ont prise sur elle.

Malgré son indolence et ses malaises, au commencement du
mois de septembre, M... pouvait lire quelques paragraphes du
journal. L'hémianopsie demeure stationnaire.

Il demande à quitter l'hôpital pour ne pas perdre le bénéfice d'une permission de marchand ambulant qu'il vient
d'obtenir.

Il revient à la Salpêtrière le 15 octobre. Il a cessé, depuis sa
sortie, tout exercice, il n'est pas plus avancé qu'au jour où il
y entra pour la première fois.

J'ai revu M... au commencement du mois de mars 1884. Il ne
reconnaît plus une seule lettre.

C'est à leur forme générale que Tribout dite *Macassa*(1),
reconnaissait son nom et celui de son mari, et rien que ceux
là, que Mme Ch. observée par Mlle Skwortzoff (2) recon-

---

(1) Voyez l'observation XVII.
(2) N. Skwortzoff. — *Loc. cit.*, p. 46.

naissait seulement le sien, comme le malade de Broadbent (1).

L'écriture cursive paraît ordinairement plus facile à lire
que l'imprimé. M. de Capdeville (2) l'avait déjà noté et
M. Charcot a donné la raison de cette différence en décou-
vrant les tentatives d'écriture faites par M. F. au moment
où il cherchait à lire. D'autres fois elle est aussi indéchiffrable que l'imprimé. M. Grasset (3) a vu dans un cas d'a-
phasie complexe la lecture mentale de l'imprimé conservée, celle de l'écriture à la main complètement abolie.

La propre écriture du malade ne fait pas exception, ce
que Jean Schmidt notait avec la plus grande précision déjà
en 1673, et trouvait « *mémorabile.* »

« Voici, dit M. A. Robin (4), un aphasique qui a conservé la faculté d'exprimer sa pensée par le langage écrit
et qui a recouvré en partie l'usage du langage articulé, et
pourtant ce malade va être impuissant à lire ce que lui-
même a écrit ; il sera incapable de s'assimiler les symboles
graphiques à l'aide desquels il a lui-même manifesté ses
idées ; cette projection intellectuelle, si l'on peut ainsi dire,
n'est plus une représentation qui soit perçue par lui ; ce
qu'il a écrit, ses yeux le voient, son entendement ne le
voit pas. »

« Le malade, disait Trousseau (5), a dédoublé des aptitudes que l'observation avait jusqu'ici considéré comme
indissolublement liées. Assurément aucun psychologue
n'aurait osé porter l'analyse jusqu'à isoler la faculté d'é-
crire de celle de lire. Ce que la psychologie n'a pas osé
faire, la maladie l'a réalisé. »

L'écriture du malade atteint de cécité verbale offre-t-

---

(1) Broadbent. — *Medico-chir. Transactions* 1872.
(2) De Capdeville. — *Loc. cit.*
(3) Grasset. — *Montp. méd.*, 1884, p. 14.
(4) A. Robin. — *Des troubles oculaires dans les maladies de l'encéphale,* 1880, p. 440.
(5) Trousseau. — *Bull. Acad. imp. de médecine,* 1865, t. XXX, p. 652.

elle-un caractère spécial ? Les lettres écrites avant la maladie, par M. P. (obs. I) diffèrent fort peu de celles qu'il
écrivait au début de son affection et sont vraiment inférieures à celles qu'il écrit depuis son séjour à la Salpêtrière et
les études auxquelles il s'y est livré. M. Guéneau de Mussy
remarquait que M. X. écrivait aussi bien les yeux fermés
que les yeux ouverts.

Quelques malades cependant n'écrivent que sur une
partie de la page, seulement sur la partie gauche, en colonne verticale. Cela dépend non de la cécité verbale, mais
d'un important symptôme concomitant, de l'hémianopsie.
Les malades ne hasardent pas la plume dans la partie
obscure du champ visuel. Ainsi écrivaient M. Bert. et le
malade de Mac-Bridge (1).

Encore faut-il noter, sans pouvoir tenter la moindre explication, que les malades n'écrivant pas dans la partie
obscure du champ visuel sont de beaucoup les moins nombreux.

Quel psychologue eût pu imaginer, quel pathologiste
prévoir que ce malade, incapable de lire aucune écriture, sa propre écriture, pouvait copier, copier correctement
et d'une belle plume des textes sans signification pour
lui, dont il ne peut distinguer une seule lettre ? Gairdner a
bien dit qu'un tel malade copiait comme il copierait lui-
même le sanscrit ou l'hébreu, d'autres à la façon dont il
exécuterait un dessin quelconque.

Comparaison ne fut jamais raison, et dans le cas actuel
moins que jamais, car les malades atteints de cécité verbale
ne copient pas seulement, ils transposent, ils traduisent
l'imprimé en cursive (2). Le jeune Sporck est un bel

---

(1) T. A. Mac.-Bridge. — *Un cas de cécité verbale avec hémianopsie latérale droite* (*The american Journal of neurology and
psychiatry*, t. II, 1883, p. 511.

(2) Ces faits ne permettent pas d'admettre une des distinctions
fâcheuses qu'a voulu établir récemment M. Pitres, l'*agraphie par
cécité verbale* (*Rev. de médecine*, 1884, p. 471). Quant à l'*agraphie
par surdité verbale,* il en sera traité plus loin.

exemple de cette particularité tout à fait subversive.
L'exercice avait beauccup développé chez lui cette faculté.
L'opération se faisait très couramment, sans hésitation, et
absolument sans conscience, à l'inverse de ce qui avait
lieu chez M. P. qui a pu par ce moyen refaire aussi son
éducation. Le malade voit d'ailleurs les erreurs qu'il
commet en écrivant, les corrige et ne sait pas dire ce qu'il
a fait. Ainsi Sporck copiant *vous verrez*, écrit *vous vée*. Il
s'arrête, considère *verrez* mot imprimé, et à côté de *vée*
écrit correctement à nouveau *verrez* « Qu'as-tu fait là,
lui dis-je. — Pas la même chose là que là, répondit-il dans
son jargon. Ai changé. — Quelle lettre as-tu écrite. — Sais
pas, pas la même chose là que là. »

OBSERVATION V.

*Cécité verbale : rétrécissement concentrique du champ vi-
suel plus marqué à droite ; — hémiplégie droite avec contracture et hyperesthésie.*

Alexandre Sporch, 10 ans (1).

A. H. Père, syphilis en 1866, alcoolique; mère bien portante;
grand père paternel, mort de congestion cérébrale; grand'mère
maternelle arthritique? (eczéma).

A. P. Aucune maladie jusqu'à l'âge de 8 ans. Alexandre S.
était un enfant très intelligent, très précoce. Il savait lire,
écrire, connaissait bien les quatre règles de l'arithmétique,

---

(1) Une partie de cette observation est due à l'obligeance du
docteur E. Béclère, ancien interne des hopitaux de Paris et à celle
de M. Ch. Boileux, externe à la clinique des maladies du système
nerveux. M. Béclère, en me remettant ses notes sur Sporck, m'exprimait ses regrets d'avoir perdu de vue le jeune malade qui en était
l'objet. Presque en même temps, M. Boileux voulait bien me faire
savoir qu'il avait rencontré par hasard, en ville, un enfant atteint de
cécité verbale et mettait à ma disposition quelques notes recueillies
par lui sur ce malade. J'ai examiné moi-même le jeune Sporck dans
le cabinet de M. le professeur Charcot à la Salpêtrière.

récitait des fables par cœur... Un compliment de bonne année à son père ne laisse aucun doute sur l'état avancé de son instruction, à la date du 1er janvier 1881.

Le 1er novembre 1881, débute une scarlatine grave. Plusieurs jours S. fut en proie au délire, du troisième au onzième jour de la maladie. Il parlait de sa pension, de ses études, déclamait des fables avec les intonations apprises à l'école. Le 11 novembre, l'enfant calme et plein de connaissance, parlait comme avant sa maladie. On ne note dans cet intervalle qu'une double otorrhée très fétide, mais aucun œdème de la face et des membres.

Le 16 novembre, Alexandre S. reçoit les livres qui étaient restés à l'école, fait remarquer à sa mère qu'on les lui a tachés, les parcourt l'un après l'autre et les recouvre de papier sur lequel il inscrit leurs titres. L'enfant parlait beaucoup, sa mère le pria de se modérer. Après avoir déjeuné ainsi que de coutume, vers 3 heures de l'après-midi, Alexandre S. se sent fatigué. On le met au lit. Tout à coup, il perd connaissance, fait des grimaces et des contorsions, divague, pousse par moments un grand cri rauque. Sa mère s'aperçoit que tout le côté droit est complètement inerte et cyanosé. Aucune fièvre d'ailleurs. Alexandre S. ne recouvra connaissance que 24 heures après.

Il essaie d'appeler sa mère adoptive auprès de lui et ne peut prononcer que la première syllabe de son nom, *Vau*... (Vauthier) qu'il prolonge beaucoup et lui sourit, ce qui met bien en évidence pour son entourage sa paralysie faciale.

18-30 novembre. Alexandre S. demande à manger, indique exactement avec la main gauche l'objet désiré, repousse celui qu'il ne veut pas. Au monosyllabe *Vau.* il substitue le vocable *Veneu*, pour appeler sa mère adoptive. Il dit : « *gégé maman,* » pour appeler quelqu'un.

10 décembre. Il dit : « *papa* » à voix basse, fredonne l'air des chansons qu'on chante autour de lui. Les lettres adressées à son père, sont lues par lui et sa mimique exprime exactement leur contenu, comme les faits divers qu'il lit dans le *Petit Journal.*

15 décembre. L'enfant peut remuer le membre inférieur droit et marcher en se faisant soutenir sous les bras. Avec les mots précédemment cités de son vocabulaire, Alexandre ajoute celui de *attan* qui veut dire tante.

20 *décembre*. On note la possibilité de quelques mouvements dans le membre supérieur droit et le côté droit de la face.

Alexandre S. entre à l'hôpital des enfants malades, le 4 janvier 1882.

Il parvient bientôt à prononcer le nom de la fille de service : Rose. C'est alors qu'il est particulièrement étudié par M. Beclère. Il ressort de l'observation de notre collègue que S... ne pouvait lire qu'un mot celui de *pain*, mais aucun de ceux qu'on pouvait combiner avec celui-là comme dans la phrase : « donne-moi le pain », ni aucun autre de ceux qu'on pouvait lui mettre sous les yeux, ni même aucune des lettres de l'alphabet. Il lisait couramment les chiffres.

Malgré les nombreux essais d'éducation que tenta M. Beclère, le langage articulé de S. n'augmenta pas. Il parvint seulement à répéter quelques voyelles quand il les entendait prononcer devant lui. Il imitait le bruit d'une locomotive en marche, l'aboiement du chien, le chant du coq, assez convenablement. Mais, le miaulement du chat qui exige un jeu assez compliqué des organes de l'articulation, n'était plus dans la bouche de S... *miaou*, mais *aou* seulement. S... commença avec M. Beclère l'éducation de sa main gauche. A part le mot *pain*, il ne put jamais écrire qu'en copiant. S. n'offrait aucun symptôme de surdité verbale.

A son retour chez ses parents, le 4 mai 1882, sa mère adoptive essaye en vain de lui faire lire dans son journal. Il n'y comprend plus rien, pas plus d'ailleurs qu'au texte des fables qu'il récitait de mémoire avant sa maladie.

Incapable de répéter les mots prononcés devant lui, on parvient à les lui faire redire syllabes à syllabes; mais il demeure incapable après cette acquisition de lire le même mot imprimé.

On l'envoie de nouveau à l'école en juin 1882. Il est obligé de recommencer les leçons élémentaires, l'étude de l'alphabet, celle de l'arithmétique, celle de l'écriture avec la main gauche. Il y devient très habile. Il y a le plus grand contraste avec ses premiers essais à l'hôpital des enfants et les devoirs qu'il a faits ces derniers temps. Mais il s'agit toujours de copie et non d'une rédaction spontanée ou d'après la dictée, sauf pour quelques mots très simples et lentement énoncés. Il n'écrit pas en miroir.

Écrire des chiffres au-dessus de la centaine n'est pas possi-

ble, et ceux des dernières dizaines lui donnent bien du mal.
Les faits historiques se gravent bien dans sa mémoire ; mais,
comme nous le verrons, il ne construit pas de phrases, énonce
simplement des substantifs en s'aidant du geste. Raconte-t-il
l'épisode si connu de Pépin le Bref délivrant le taureau des
dents du lion. *Pépin le Bref, grand dîner fenêtre* (il montre la
fenêtre), *lion taureau couper le cou* (il passe sa main sur le
sien d'un geste brusque), *lion taureau.*

Le 21 janvier 1884, à la Salpêtrière, j'engage avec S... le dia-
logue suivant :

— Qu'as-tu fait hier ?

— J'ai... dominos.

— Qui t'a appris à jouer ce jeu ?

— Mme Fournier, pension avec moi, couché, nourri.

— Tu n'habites donc pas avec ton père ?

— Papa travaille bon matin, pension, couché, nourri.

Interrogé sur ce qu'il fait à la pension, il nous apprend
après, non des hésitations, mais de longues réflexions, le nom
de son professeur. Il a eu cinq prix l'an dernier, « *bien conduire, écriture, calcul, graphie et lecture* ». Il ne s'agit, en
fait de lecture, que d'exercices élémentaires par la méthode
phonomimique.

Avant sa maladie, il était en 3me. Il a dû reprendre ses
classes, au début, à la 8me. « Plus fort lecture », dit-il, quand
nous lui demandons s'il a baissé à cet égard.

— As-tu appris le dessin ?

— Moi, boîte de... couleur... donnée par un monsieur ou par
une dame... passementière à papa.

— Que fait donc ton père ?

— Travaille dans le passementier.

Interrogé sur la géographie, il ne déclare que quatre parties
du monde... et ne cite qu'après bien des tâtonnements l'Océa-
nie. Nous ne sommes pas en Europe, mais à Paris, en France.
L'Europe est là-bas... Il ne peut dire ce qu'est un continent,
mais bien ce qu'est une île. — Qu'est-ce donc que l'Angleterre,
l'Irlande ? — Il les a vues sur la carte, mais ne dit rien sur
elles.

— Sais-tu ce qu'est la Seine ?

— *Un grand eau.*

Nous parcourons un livre d'images coloriées. Il nomme
aussitôt le cheval, les bébés, le monsieur. Il cherche longtemps

le nom de la marguerite. Voici un chien. Il en imite l'aboiement et trouve péniblement son nom. La chèvre est une brebis, son chevreau un agneau. En vain on lui montre les détails de conformation qui différencient ces animaux, en vain il imite son bêlement. Il faut lui dire son nom ; de même pour une paysanne. Des abeilles sont des mouches à miel, des miels, puis des (a) beilles.

Du livre dont nous venons de regarder les illustrations, il n'a jamais pu lire le texte. Il ne parvient avec nous qu'à déchiffrer un mot (*maman*) et quelques syllabes, et encore faut-il qu'il les déchiffre non pas seulement syllabes à syllabes, mais lettres à lettres, exécutant sur chacune d'elles les mouvements du bras gauche, les mouvements des organes de l'articulation que comporte la méthode phonomimique. Si nous empêchons les grands gestes, il en fait de petits. Si tous sont empêchés, il cesse tout déchiffrage.

La cécité des mots est donc complète. Il ne déchiffre rien des livres, des journaux, des autographes, que nous lui présentons.

Alexandre S... ne peut écrire qu'en copiant soit l'imprimé, soit des autographes. Son écriture n'est pas en miroir, mais régulière et ne diffère pas de celle que nous trouvons sur un compliment adressé à son père un an avant son accident. Ce qu'il a copié demeure d'ailleurs lettre morte pour lui. Il n'en connaît rien.

Il nous récite : *la Cigale et la Fourmi*, c'est-à-dire les quatre premiers vers de cette fable, et n'en peut rien écrire sur le papier. Nous insistons beaucoup, nous épelons *l — a la* bien des fois. Il exécute ses petites manœuvres phonomimiques et parvient à tracer l'article féminin.

Nous écrivons à côté et au-dessus de *la* le mot *fourmi*. « Allons voilà le mot *cigale*, copie-le. » Il le copie et nous lit cigale.

Alexandre S... n'a aucune notion de la cigale et de la fourmi.

Sur un texte imprimé, il copie vous *verrez*, mais écrit : *vous vee*.

Il s'arrête, reconnaît son erreur et écrit à côté *verrez* correctement. Il épelle les quatre lettres de *vous*, mais ne peut lire ce mot, savoir la combinaison obtenue par l'assemblage des quatre lettres.

Parmi les autres symptômes présentés par Alexandre S...,

le plus important est un double rétrécissement concentrique
du champ visuel, plus marqué du côté droit.

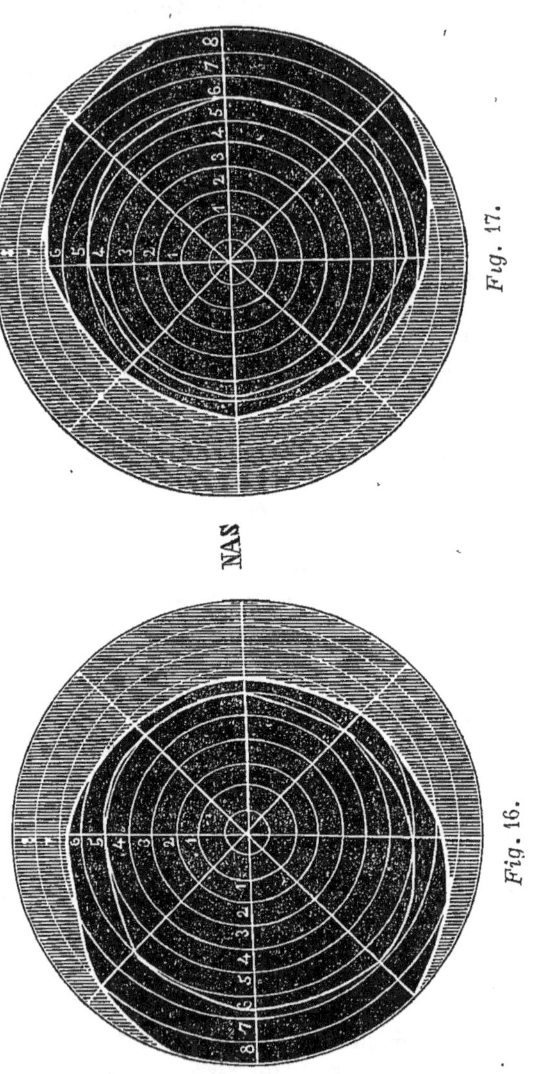

L'acuité visuelle est notablement diminuée des deux côtés:

$$V\,O\,D = \tfrac{1}{3} \qquad\qquad V\,O\,G = \tfrac{1}{4}$$

Contracture des membres inférieur et supérieur du côté droit. Les deux côtés de la face sont symétriques et le rire ne dénote aucune différence dans l'état de leurs muscles.

_ Tout le côté droit est le siège d'une hyperesthésie très marquée à la piqûre, à la chaleur, au froid. Les odeurs et les saveurs sont plus vivement perçues de ce côté que du gauche. Il n'y a pas de différence appréciable pour l'ouïe entre l'un et l'autre côté. Les températures locales sont notablement inférieures du côté droit.

La cécité littérale, la cécité des mots, peuvent-elles être limitées à certains alphabets, aux textes de certaines langues? Je n'ai, à part le cas de M. Grasset, (cécité pour l'écriture cursive) recueilli aucun fait qui me permette de conclure dans un sens ou dans l'autre. Le sujet de notre observation XI avait une cécité verbale absolue pour les trois langues qu'elle avait connues, tandis qu'elle les comprenait encore quand elle les entendait et qu'elle avait recouvré l'usage de la seule langue française, après une longue aphasie motrice des trois langues.

Qu'il s'agisse de cécité littérale ou de cécité verbale proprement dite, les lettres isolées ou en fonction, d'autres lettres ont perdu toute signification. M. B... (*obs. II*), ne lit pas les chiffres romains ni les formules chimiques les plus simples, ni les équations algébriques élémentaires. M. P. (*obs. I*), ne déchiffre pas sur les articles de bonneterie de sa maison de commerce les prix marqués en lettres et formés de plusieurs lettres auxquelles il avait depuis longtemps donné une valeur conventionnelle. Il connaissait parfaitement les lettres employées ainsi et détournées de leur signification ordinaire. Même après qu'il a eu recouvré la notion de sa marque, je n'ai pu lui faire déchiffrer sous cette forme des nombres plus longs que ceux qu'il emploie ordinairement.

Dans toutes les observations que je viens de relater, la mémoire visuelle des chiffres arabes est conservée. Elle l'é-

tait dans le cas récent de Jolly (1). Trousseau (2) rapporte le
cas d'un receveur de l'enregistrement chez lequel elle seule
faisait défaut. M. de Capdeville (3) observa transitoirement
chez son malade une cécité des chiffres. Mlle L. Skwortzoff (4) l'a vu coexister avec celle des lettres chez un malade de M. Magnan. La même distinction doit être faite,
semble-t-il, à propos des chiffres, que celle qui a été établie
à propos des lettres et des mots. Tel malade lit fort bien
les unités qui ne peut lire les dizaines. Boë (5), Eperon (6),
Ch. Bastian (7) en fournissent des exemples.

Le calcul avec les monnaies a toujours été correct chez
les malades que j'ai observés, à l'exception de Tribout dite
Macassa, dont le cas était très complexe, de même que la
lecture de l'heure sur le cadran.

Dans ces deux dernières opérations, interviennent d'ailleurs trop de données pour que leur suppression soit con-
cluante. Une malade de Bouillaud (8), atteinte d'aphasie
complexe, ne pouvait lire l'heure à sa pendule mais savait
fort bien le moment du jour où Bouillaud devait venir la
voir. Bouillaud, ne citant que brutalement le fait, il est
impossible de savoir pourquoi elle ne pouvait lire l'heure.

M. Charcot a rapporté dans une de ses leçons de 1883,
que chez un de ses collègues à la Faculté de médecine qui
devait mourir aphasique et hémiplégique du côté droit, le
premier symptôme de son affection cérébrale fut une cécité
musicale. Un jour, il se met au piano, ouvre une partition
et ne peut en déchiffrer une seule note, tandis qu'il promène

---

(1) Jolly. — *Le Scalpel*, 24 déc., 1883.
(2) Trousseau. — *Bull. Acad. imp. de médecine.* 1865. t. XXX,
p. 653.
(3) De Capdeville. — *Loc. cit.*
(4) N. Skwortzoff. — *Loc. cit.*, p. 51.
(5) Boë. — *Loc. cit.*, p. 52.
(6) Eperon. — *Hémiachromatopie*, etc., *Arch. d'ophthalmologie*,
1884, p. 357.
(7) Ch. Bastian. — *Le cerveau et la pensée*, t. II, p. 242.
(8) Bouillaud. — *Bull. Acad. imp. de médecine*, 1865, t. XXX,
p 762.

ses doigts sur le clavier avec facilité et correction. Un malade de Finkelburg (1), frappé de la même cécité, pouvait jouer de mémoire et jouer les mélodies qu'il entendait chanter ou exécuter. La malade de Bouillaud citée un peu plus haut était atteinte de cécité verbale et musicale. Dans l'observation suivante d'aphasie complexe, l'aphémie était presque complètement guérie, la cécité verbale partielle, mais la cécité musicale complète.

OBSERVATION VI.

Cécité verbale incomplète. — Cécité musicale complète. — Aphémie partielle. — Hémiplégie droite avec contracture. — Rétrécissement segmentaire du champ visuel.

H..., veuve P..., quarante-cinq ans, ancien professeur de piano, est couchée salle Piorry, numéro 15, depuis le 12 décembre 1881.

Aucun antécédent pathologique héréditaire ou personnel.

L'affection actuelle qui a motivé son entrée à la Salpêtrière a débuté il y a cinq ans. H... se réveilla un matin du mois de juin 1878 paralysée du côté droit et dans l'impossibilité de prononcer une parole. La parole revint peu à peu. Elle épuisa ses faibles ressources avant d'entrer à l'hôpital et à l'hospice.

1er juin 1883. — Le côté droit hémiplégié est le siège d'une contracture des plus marquées. Le membre supérieur inflexible est fléchi dans ses divers segments, a la plus grande tendance à se porter dans le dos, position qui augmente les douleurs dont il est le siège et d'où la malade est occupée sans cesse à le ramener. Elle s'efforce avec la main gauche de maintenir la main droite à l'épigastre. L'avant-bras est d'ailleurs en supination, la paume de la main tournée vers la face antérieure.

La hanche est complètement rigide, le genou, dans l'extension et très douloureux, le pied en équin varus.

---

(1) Finkelburg. — D'après N. Skwortzoff, *loc. cit.*, p. 36.

Les réflexes rotuliens sont très exagérés des deux côtés. Pas de trépidation. Les réflexes du membre supérieur droit sont très forts, ceux de gauche peu marqués.

Il existe une contracture très marquée du côté droit de la face, sans déviation ni asymétrie de la langue, qu'elle meut aisément en tous sens.

Les sensibilités générale et spéciale ne sont pas altérées du côté droit. L'examen de la réfraction, de l'acuité visuelle et de la musculature des yeux a été négatif. Celui du champ visuel révèle un rétrécissement segmentaire supérieur dans la moitié droite.

H... s'exprime avec difficulté. Elle doit faire effort assez longtemps, parfois, pour émettre les termes de ses réponses, dès qu'elles se compliquent un peu. « Je sais, répète-t-elle. je ne puis pas dire. » Elle trouve le nom de la plupart des divers objets qu'on lui offre. Si son silence se prolongeant, on lui dit des noms qui ne répondent pas à l'objet, elle proteste, tandis qu'elle répète aussitôt, en témoignant sa satisfaction, les mots justes qu'on lui fournit. Elle les articule même ensuite à plusieurs reprises. Les divers détails que nous possédons sur sa vie antérieure, la date et la marche de son affection nous ont été fournis par elle-même. Leur justesse a été vérifiée à plusieurs reprises. Sa narration n'a jamais renfermé de contradiction.

H... est connue dans le service sous le nom de la *Dame blanche*, parce qu'elle aime à chanter l'air célèbre :

> « La dame blanche vous regarde
> « La dame blanche vous entend. »

Les paroles sont distinctes, l'air exactement répété. En même temps qu'elle chante, H... s'accompagne de la main gauche, dont les doigts s'agitent en mesure sur sa couverture. L'état de la malade ne nous a pas permis de rechercher, en la plaçant devant un piano, jusqu'à quel point ses mouvements étaient convenablement associés. Elle chante en outre une chanson grivoise. Il a été impossible d'obtenir d'elle la répétition d'autres airs qu'elle devait aussi bien connaître que ceux-là. Mais elle fredonne en agitant en cadence ses doigts de la main gauche, des airs de danse qu'on lui demande. Impossible également de causer avec elle d'opéras célèbres, de la musique des maîtres. « J'ai oublié tout cela, je ne sais plus. »

H... n'est en aucune façon atteinte de surdité verbale. Toutes les demandes sont très bien comprises d'elle et elle répète

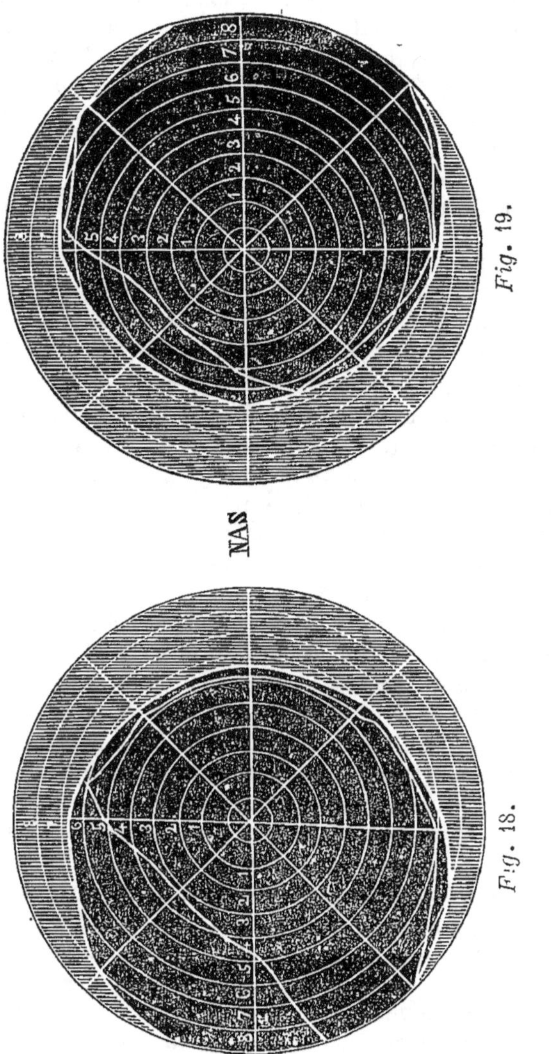

Fig. 19.

Fig. 18.

exactement les mots qu'on désire ou qu'elle cherchait sans avoir pu les trouver spontanément.

H... lit sur la montre les heures et les minutes. Elle lit le titre, le nom de l'auteur de diverses partitions qui lui sont présentées. Certains mots lui échappent cependant, comme Boïeldieu, Erard, Couteau, qu'elle fixe longtemps sans parvenir à les lire. Elle distingue les figures et les dessins placés sur les couvertures. Elle lit quelques phrases de journal, mais accuse aussitôt un violent mal de tête. Il n'y a pas de différence pour l'écriture cursive et l'imprimé. Elle déchiffre exactement divers nombres qu'on lui propose, mais l'inhabilité de la main gauche ne lui permet pas de poursuivre des opérations simples d'arithmétique.

La partition elle-même, la notation musicale sont totalement indéchiffrables pour elle. Bien souvent l'expérience a été faite. Jamais aucun signe des portées n'a pu être reconnu ou dénommé par elle. Elle lisait l'en-tête d'un morceau, ligne à ligne, en le suivant du doigt. Arrivée sur des portées, son doigt s'arrêtait ou s'égarait. En vain on la pressait, on variait les questions : « Qu'avez-vous sous vos yeux? Où telle clef? où telle note ?... « Les yeux incertains, elle répondait constamment : « Je ne sais pas, je ne sais pas... » Les mots et les chiffres disposés entre les portées, le texte des chants comme ceux qui indiquent le mouvement étaient lus aussi bien que les mots imprimés détachés.

Des pièces de monnaie diverses sont mises entre ses mains, elle les compte exactement et ne prend pas l'une pour l'autre.

Elle n'a jamais essayé d'écrire de la main gauche, bien que l'état de sa main droite l'ait mise dans l'impossibilité d'écrire avec celle-ci. Elle essaie plusieurs fois sur nos instances, mais sans succès. Elle ne trace que des mots incomplets *uiclée* pour *cuiller* et *cloott* pour Potier, son nom de femme. Cette opération lui coûte beaucoup de peine et elle s'en lasse promptement.

De même que la mémoire des faits, les sentiments affectifs sont très bien conservés chez II..... Elle reconnaît de loin les diverses personnes du service et prodigue à l'une d'elles les témoignages de son amitié,

Elle a eu à diverses reprises, à partir du 20 août 1883, des attaques d'épilepsie jacksonienne débutant par des convulsions de la face, et se terminant par un coma prolongé. Celui-ci dissipé, les divers examens que nous pratiquâmes sur elle, nous montrèrent que l'état de son aphasie ne variait pas.

Elle succombe le 11 mai 1884 à une pneumonie.

Autopsie le 12 mars 1884. — La face inférieure du pédoncule cérébral gauche présente un aplatissement notable.
Toute cette face, depuis le bord interne jusqu'à l'union du
quart externe avec le troisieme quart offre une teinte gris jaunâtre. Seul le quart externe offre la teinte blanche naturelle.
Sur le bord interne on ne voit aucune fibre blanche. Tout est
uniformément gris.

La moitié gauche de la protubérance annulaire est notablement affaissée, beaucoup moins convexe que la moitié droite.
La pyramide gauche antérieure, de moitié moins volumineuse
que la droite, offre la teinte jaune caractéristique.

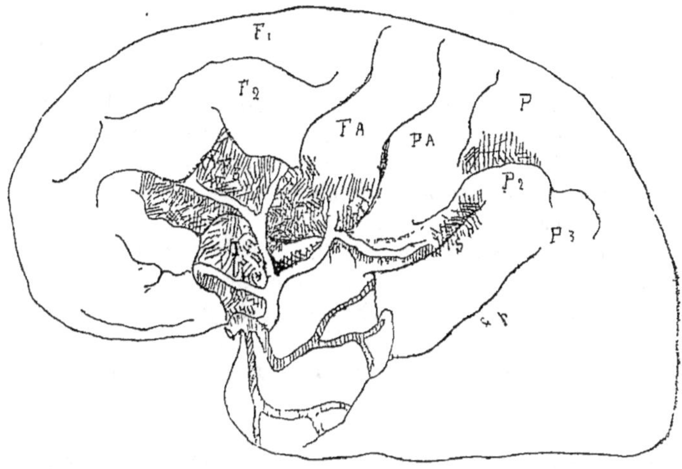

Fig. 20.

Sur une section transversale pratiquée au niveau de l'insertion potubérantielle des pédoncules, on voit que le pédoncule
gauche est beaucoup plus mince que le droit. A ce niveau
existent trois petites lacunes transversales dont les parois
sont jaunes et dont le contenu ressemble aux lacunes du corps
strié.

Sur la face externe de l'hémisphère gauche, une large
plaque jaune englobe toute la moitié supérieure de l'insula, la
partie moyenne et postérieure de la troisième frontale] et le

quart inférieur de la frontale ascendante. Cette plaque se pro
longe en une bande mince sous l'opercule et arrive jusqu'à
l'extrémité postérieure de la scissure de Sylvius où cette
bande s'élargit et s'étale sur ses deux bords. Ce prolongement
passerait complètement inaperçu si l'on ne soulevait pas
l'opercule.

Il existe dans le lobule pariétal supérieur, à son angle inférieur, une autre plaque jaune mesurant l'étendue de la pulpe
du pouce. Elle comprend le fond de la scissure inter-pariétale,
mais n'atteint pas le lobule pariétal inférieur ni la pariétale
scendane.

Les artérioles qui se rendent à la région nécrobiosée sont
exsangues, la branche qui leur donne naissance est oblitérée à
son origine àla sylvienne par une masse jaunâtre.

Poids de l'hémisphère droit   475.
—   —   gauche 405.

Sur la coupe de Flechsig, on voit que le noyau lenticulaire
est pour ainsi dire mis à nu dans toute son étendue en
dehors. À l'exception du carrefour sensitif, toute la capsule
interne (segment antérieur, genou, faisceau pyramidal), offre
une teinte grisâtre.

Athérome artériel généralisée, plaques très nombreuses
d'athérome sur l'aorte et la sylvienne gauche.

Pneumonie au second degré de tout le poumon droit.

Rigidité cadavérique des deux membres gauches et du
membre inférieur droit. Le membre supérieur droit est mou.

M... pouvait encore lire la notation dont usent les passementiers pour diriger le fonctionnement de leur métier
dans la confection des diverses pièces. Cette notation fort
simple consiste en un damier dont les cases blanches et
noires sont alternées d'une façon variable suivant le cas.

La plupart des malades atteints de cécité verbale jouent
aux cartes, au tric-trac, aux dominos, aux dames même et
fort bien et en trichant au besoin, comme le propriétaire
des Landes et Paquet, l'ex-séminariste de Trousseau (1),

---

(1) Trousseau. — *Clin. méd. de l'Hôtel-Dieu*, 4ᵉ édit., 1873
p. 684 et 712.

comme la malade de MM. D'heilly et Chantemesse (1) .
Dans un cas rapporté par Bouillaud (2), le malade ne pouvait
pendant jouer au whist.

« Mme M..., dit Van den Abeele (3), percevait parfaitement
les images formées sur le papier de manière à pouvoir en
expliquer la signification et *lire les rébus*, elle était donc
capable de lire l'écriture idéographique, mais .la
mémoire de l'écriture phonique était complètement perdue. »

Réduit à ne pouvoir distinguer que son propre nom écrit,
le malade déjà cité de Broabent reconnaissait les figures
géométriques, les cercles des carrés, etc.

L'amnésie visuelle des signes peut-elle se combiner à
celle des formes ? Les malades peuvent-ils en certains cas
ne pas reconnaître les objets reproduits par le dessin, la
gravure, la peinture, la photographie, etc. J'ai pu, grâce à
M. Charcot et à M. Paul Arène, recueillir l'observation de
cécité verbale passagère d'un regrettable et modeste artiste
qui aurait pu servir à trancher la question, mais qui ne la
tranche nullement. Tant fut grand l'accablement dans lequel le plongea la constatation de sa maladie, que M. P.
n'eût pas même l'idée de rechercher s'il voyait encore ses
propres œuvres, et les légendes assez longues qu'il plaçait
au-dessous.

OBSERVATION VII.

Cécité verbale passagère.

M. P..., artiste peintre bien connu, est goutteux depuis de
longues années et réduit aujourd'hui à ne plus guère quitter

---

(1) *Progrés médical*, 1883.
(2) Bouillaud. — *Bull. Ac. imp. de méd.*, 1865, t. XXX, p. 758.
(3) Van den Abeele. — *Bull. Ac. de méd. de Belgique*, 1865,
t. VIII, p. 612.

son atelier. Son père, son grand-père et son arrière-grand-père paternels étaient goutteux. Il est bien peu de manifestations de la diathèse urique que M. P... n'ait éprouvées. Il est sujet à de violentes migraines, sans relation avec les accès et sans aucun accompagnement ophtalmique. Elles occupent constamment le côté gauche de la tête. Déjà, à la suite de l'une d'elles, il avait oublié son nom et dû entrer dans un café pour le retrouver sur un journal illustré où il figure chaque semaine.

En octobre dernier. à la suite d'une migraine qui avait duré deux jours, le matin du troisième jour, M. P... se sentant mieux voulut lire. « Rien ne peut vous donner une idée de la surprise et de l'émotion douloureuse que j'éprouvais en me voyant dans l'impossibilité de lire un seul mot, une seule lettre du journal que j'avais sous les yeux. C'était le journal *la France*. Je le savais et je reconnaissais son titre à sa forme spéciale, mais pas une seule des lettres qui le composaient n'était reconnues par moi. Parmi ces mots impénétrables, je crus en reconnaître un à sa silhouette. Tous mes efforts à le déchiffrer furent vains. Il s'agissait du mot *Paris*. J'essayais d'écrire le mot *dieu*. J'écrivis *dieuieuieuieuieu*... J'aurais continué indéfiniment à répéter cette syllabe *ieu*. J'essayais de dessiner. Mon œuvre n'eut pas été moins imparfaite si j'avais dessiné les yeux fermés, à ce que je vis par la suite.

Ma parole était embarrassée. Bien des mots me manquaient et je répétais sans cesse une même phrase relative à une démarche importante faite depuis longtemps. La compréhension de ce qu'on me disait était complète. Aucun trouble autre du côté de mes yeux ne fut noté par moi. Mon intelligence me parut intacte. Cependant, ayant eu en main un ustensile de ménage fort banal, la manière exacte d'en faire usage m'échappa. J'eus assez de présence d'esprit pour me dire que le meilleur moyen pour que cette notion me revînt, était d'en user machinalement, sans y prêter la moindre attention, ce qui réussit fort bien. Mes maux de tête avaient d'ailleurs complètement cessé.

Après une bonne nuit, le lendemain matin, je me jetais sur un agenda placé près de mon lit. Avec quelle joie je pus lire le nom du jour et du mois, des jours et des mois divers. Je repris le journal de la veille et l'un des premiers mots qui me frappèrent fut l'adjectif *incompréhensible*. Il ne me coûta pas de peine à épeler, mais il me parut d'une construction et d'une orthographe si compliquées que je désespérais de l'écrire jamais. Mes craintes n'étaient pas fondées. Je pouvais écrire et dessiner comme je pouvais lire, heureux état qui a persisté. »

Aucun trouble fonctionnel sensible ou moteur n'existait chez cet intéressant malade le jour de notre visite, le 25 mars 1884.

§ 5. *Diagnostic.*

Le diagnostic de la cécité verbale est ordinairement facile. Dans bien des cas, les malades l'ont fait les premiers et l'ont annoncé au médecin.

Un officier, observé par M. Grasset (1), atteint de cécité verbale aurait pu tromper un observateur peu attentif. On demande à ce malade de chercher sur un almanach de Mathieu (de la Drôme) le 8 du mois d'avril Le malade réduit quant au langage articulé à *pardi* et à *b.* indique par sa mimique qu'il reconnaît l'ouvrage, le portrait placé sur la couverture. Il trouve le mois en calculant qu'il y a un mois par page, et qu'il faut en tourner quatre pour arriver à avril, qu'il sait le quatrième de l'année et il désigne le jour en comptant une à une huit lignes sur la page à laquelle il s'est arrêté.

Un peu plus habile à lire en transcrivant en cursive les textes qu'il avait sous les yeux, M. P. (obs. I) eut induit en erreur facilement.

Le procédé employé par Trousseau (2) avec Paquet ne donne pas de résultat positif, même avec ce malade qui ne tourne pas les pages lues par Trousseau à haute voix au moment convenable, et qui pourtant les tourne à propos, suit assez bien les lignes, paraît bien comprendre le texte

---

(1) Grasset, *Montp. médical*, 1878, t. XL.
(2) Trousseau, *clin. Hôtel-Dieu*, 3ᵉ édit., p. 711.

quand il lit mentalement. Ce procédé eût échoué avec un homme lettré comme celui qu'observait M. de Capdeville et qui reconnaissait les mots à leur forme générale quand on lui en soufflait la première syllabe.

Dans les cas d'aphasie complexe, non seulement lorsque la combinaison des lésions anatomiques met les malades en dehors de tout commerce avec leurs semblables, comme M. M.. A. Chauffard (1) et Balzer (2) l'ont vu ; mais encore quand les formes d'aphasie émissives sont combinées pour qu'il ne puisse plus traduire leur pensée ou les impressions reçues que par un geste plus ou moins incertain ; dans ces cas, il est bien difficile d'arriver à quelque certitude dans le diagnostic de la cécité verbale. M. H..., était un bel exemple d'aphasie motrice (type Bouillaud-Broca) isolée à l'époque où M. Charcot (3) le présentait à son cours. Son état se compliqua par la suite beaucoup ou plutôt redevint ce qu'il était au début de la maladie. En novembre 1883, quand on lui posait une question par écrit, il prenait encore son ardoise et son morceau de craie pour répondre, écrivait encore très-lisiblement de la main gauche mais il reproduisait simplement la demande, *en écho*. Il faisait les gestes d'un homme qui comprend, mais jamais n'exécutait les actes ordonnés.

On ne prendra pas pour de la cécité verbale l'alexie à haute voix qui relève de l'aphémie. Les malades parlent spontanément avec correction, répètent bien les paroles qu'on désire, mais le texte qu'ils comprennent ils ne peuvent l'énoncer, comme dans le cas suivant.

---

(1) A. Chauffard. — *R. de médecine.* 1881.
(2) Balzer. — *Gaz. med. de Paris.* 1884.
(3) *Progrès médical,* 1883. p. 521-522.

Observation VIII.

Aphémie complète, puis limitée à la lecture à haute voix.

Le nommé Rong, âgé de 54 ans, comptable, n'offre aucun antécédent héréditaire. Dans les antécédents pathologiques personnels, on relève une pleurésie du côté gauche à l'âge de 22 ans. Quelque temps après, Rong s'aperçoit de la présence sur le gland et le prépuce d'ulcérations, pour lesquelles on pratique la circoncision. Ces ulcérations sont suivies d'une éruption généralisée sur la peau, mais pas d'autres accidents.

Rong nie toute habitude alcoolique. Cependant, assez longtemps, il a eu des pituites le matin au réveil.

En 1879, neurasthénie pendant plusieurs mois.

Le 25 janvier 1884, après avoir travaillé comme de coutume dans la journée, Rong doit se mettre au lit en rentrant, à cause d'un état de malaise mal défini dans lequel il se trouve. Il y demeure jusqu'au 30, en proie à l'inappétence, à de la fièvre, à des frissons, à un état morbide nullement caractérisé.

Il retourne le 1ᵉʳ février à son bureau. Ses patrons lui font un accueil plus empressé que de coutume, mais sa place est occupée par un autre. Cette vue le trouble. Il part sans savoir où il va, où il est. Il perd divers objets qu'il avait à la main ou sur lui. Il ne peut proférer une parole.

Il arrive ainsi chez des amis qui l'ont soigné durant sa maladie et auquel il ne peut adresser le moindre mot. Il comprend bien ce qu'ils lui disent et ne peut leur répondre que par des gestes affirmatifs et négatifs de la tête.

Sa main droite est parésiée, mais non le coude, ni l'épaule ; la main gauche est engourdie, en même temps qu'il éprouve une sensation de brisement dans les membres inférieurs.

Il demeure en cet état jusqu'au 5 février, jour où tout d'un coup il dit : « *Fait-il froid ?* » au grand étonnement des personnes avec qui il se trouvait. Peu à peu la parole devient possible et les mouvements de la main se rétablissent. Rong peut commencer à écrire.

13 février. Aujourd'hui le malade, qui a été vu hier à la consultation par M. Charcot, offre les symptômes suivants

La marche s'exécute bien, mais elle n'est pas longtemps possible. Rong accuse une sensation de brisement au-dessus de chacun des genoux, qui augmente par l'exercice. Il y a cependant un progrès très notable à l'égard de la marche depuis quelques jours.

Le malade sent bien la position de ses membres, là nature du sol sur lequel porte la plante des pieds.

Les réflexes rotuliens sont très exaltés, celui de gauche plus que celui du côté droit. Le choc du tendon rotulien provoque un ressaut de tout le corps, surtout quand la percussion a lieu à gauche. Les réflexes tendineux du membre supérieur gauche sont exagérés. Pas de trépidation. Différence très sensible dans la pression des deux mains en faveur de la gauche, qui donne 50 au dynamètre et la droite 40 seulement. Les membres inférieurs et supérieurs résistent bien aux mouvements de flexion et d'extension qu'on leur imprime.

Rong accuse encore une sensation d'engourdissement, de fourmillement à l'extrémité de la main gauche, sensation moins marquée que celle qu'il éprouve dans la plus grande partie de la droite. Pendant longtemps, les doigts de la main droite lui ont paru augmentés de volume, énormes, comme enveloppés dans un cataplasme.

Le malade perd souvent la notion de position de cette main. Il lui est même arrivé de croire qu'on le tirait par l'habit, alors qu'il ne s'agissait que du poids exercé par cette main sur le fond de sa poche, où elle était enfoncée. Aujourd'hui encore, il ne peut toujours trouver son mouchoir avec elle. Il tendait récemment 20 centimes en 2 pièces de 10 centimes, à un marchand de journaux auquel il n'en devait que 10. Il croyait ne lui donner que 2 pièces de 5 centimes. Rong ne peut avec cette main boutonner sa chemise. Elle est très sensible au froid

Il reconnaît bien et d'emblée la valeur des monnaies posées dans la main gauche, et à droite seulement une pièce de 5 francs en argent. Mais il reproduit exactement avec la main gauche la position donnée aux doigts de la droite et inversement.

Légère asymétrie faciale, les plis sont plus marqués à gauche qu'à droite. Rong ne peut siffler. Pas de déviation ni de tremblement de la langue.

La déglutition est difficile, surtout pour les liquides, qui refluent par le nez. Le malade doit incliner fortement sa tête en arrière pour l'opérer. La sensibilité de l'isthme du gosier est d'ailleurs indemne, et le doigt provoque de chaque côté des mouvements de déglutition et la sensation nauséeuse habituelle.

La sensibilité générale, de même que le goût et l'odorat, sont diminués du côté droit. L'examen de la vision est négatif à tous égards.

Les fonctions digestives s'accomplissent bien, à part la déglutition. L'examen des appareils pulmonaires et circulatoires montre leur indemnité.

R... nous a donné facilement les réponses aux questions que nous lui posions. Sa parole est traînante, un peu nasonnée. Il hésite quelquefois, ne trouve pas le mot propre ou vulgaire et le remplace par une circonlocution ou un mot dont certainement il ne devait guère user.

Ainsi, voulant nous dire que la marche est aujourd'hui beaucoup plus facile qu'au début de l'affection, il hésite et après réflexion nous parle de sa locomotion.

A notre demande de la maison où il travaille : « C'est une maison comme Chevet au Palais-Royal, un glacier. » Il ajoute :

« Quand je commence à hésiter dans une phrase, je suis perdu, c'en est fait de ma parole, je ne puis plus rien dire. Mais cet embarras est peu de chose comparé à celui que j'éprouve quand il s'agit de la lecture à haute voix. »

Il prend un journal du matin et lit un fait divers. Il s'agit d'un voleur qui a choisi pour briser un coffre-fort, le quai du Marché-Neuf, le voisinage de la préfecture de police. R... lit quai du Pont-Neuf et *poooo poo lice*. « Tout s'embrouille je n'y vois plus, c'est fini. »

Il n'avait pas lu 4 lignes et n'a pu continuer. Au début de l'affection les tentatives même de lecture étaient impossibles. — Je prends le même journal à un autre passage et je lis l'histoire d'un changeur qui a fui emportant les dépôts et les cautionnements des naïfs qui ont eu confiance. R... me répète le fait divers aussi bien qu'il répondait à mes questions. Je lui fais répéter non plus un résumé, mais mot à mot, ligne par ligne, un paragraphe d'un premier Paris. Il exécute également bien cet exercice. En résumé, si la difficulté de la parole existe en tous les cas, elle acquiert son plus haut degré quand il s'agit de lire à haute voix. R... n'avait pas l'habitude de lire en articulant. Pourtant même en ne lisant que des yeux, mentalement la lecture ne peut se poursuivre longtemps. Le malade ne lit qu'en plusieurs fois le journal qu'il lisait autrefois d'un coup.

Les premiers essais d'écriture qu'il tenta par nécessité après le retour de la motilité de sa main furent fort pénibles. Il faisait des brouillons en épelant exactement et à plusieurs fois les mots qu'il voulait écrire. Ces brouillons lui donnaient une peine infinie. Il oubliait le premier mot au second. Il confiait ses brouillons à un ami, lui disait ce qu'il avait eu l'intention d'exprimer et après les corrections fort nécessaires opérées par celui-ci, il écrivait sa lettre en copiant.

Dans un compte rendu fait par écrit de l'emploi de sa matinée, il n'y a à noter que des interpositions de mots: « *Je suis y allé ce matin* » et puis les fautes suivantes : *suivite* pour visite et enfin *déjané* pour *déjeuné*. Dans la copie, il saute quelques syllabes.

Son métier de comptable l'obligeait à exécuter surtout des additions. L'addition très simple que nous lui avons proposée a été faite avec peine. Ainsi il a dû pour obtenir 9+7, décomposer 9+1+6. Le résultat était juste.

La peau des membres supérieurs présente de larges taches cuivrées, déprimées à leur centre par une petite cicatrice étoilée, reste probable d'un ecthyma qui fait prescrire le traitement mixte.

20 *Février*. — Amendement considérable de tous les symptômes. L'embarras de la lecture à haute voix est le même. Le siège de la lésion principale serait sur le trajet des fibres allant du centre visuel des mots au centre de Broca.

1er *Mars*. — Le malade a pu reprendre une grande partie de ses occupations. Il lit couramment et sans fatigue à haute voix.

25 *Septembre*. — Le malade, ayant négligé l'usage des frictions mercurielles, est pris d'accidents cérébraux, d'aphémie complète et rentre à l'Hôtel-Dieu.

Enfin, ne sont pas atteints de cécité verbale les aphasiques dont parlent MM. Lécorché et Talamon (1), qui peuvent déchiffrer des mots et des phrases et ne comprennent pas le sens d'une métaphore, ne sont pas capables

---

(1) Lécorché et Talamon. — *Etudes médicales*, 1881, p. 467-469

de poursuivre longtemps une lecture, passent des mots en
lisant sans s'en apercevoir. Ce sont là des troubles intellectuels avec lesquels on a essayé, au grand dommage de
la science, d'identifier la question des formes de l'aphasie
de réception. De tels malades sont dans le cas de la femme
Keller, qui *lisait bien des yeux*, disait-elle après sa guérison, mais *ne lisait pas bien de l'estomac* (1).

Westphall, Kussmaul, et après eux Mlle N. Skwortzoff,
veulent qu'on ne confonde pas la cécité des mots avec l'hémiopie, qui, à elle seule, pourrait troubler au moins par-
tiellement la lecture. C'est tout autrement qu'on doit
considérer aujourd'hui ce symptôme important au plus
haut degré dans l'étude de la cécité des mots.

*Ni l'hémiopie ni, en son absence, un symptôme équi-
valent, tel que le rétrécissement concentrique du champ
visuel* (ob. V), *n'ont encore fait défaut dans aucun des
cas de cécité verbale où l'examen de la vue a été convenablement pratiqué* (2).

Les malades ont fait aussi souvent le diagnostic de leur
hémianopsie concomitante que celui de leur cécité verbale.
Ils l'ont fait même après que l'ophthalmologiste avait oublié de le rechercher (cas de Guéneau de Mussy).

On a noté depuis longtemps la fréquente coincidence de
l'hémianopsie avec l'aphasie. Schœn (3) avait conclu de
quatre observations rassemblées par lui qu'elle était
constante. Les thèses inaugurales de MM. Bellouard (4),

---

(1) Trousseau. — *Clin. de l'Hôtel-Dieu*, 3° édit., 1873, p. 711.
Il est très remarquable que cette expression « naïve et singulière »,
avec quelque modification, se retrouve en polynésien. Dans cette
langue, *penser est parler dans l'estomac*. Egger (d'après M. Müller),
loc. cit., p. 13.
(2) La proposition de M. J. L. Prévost (*loc. cit.*, p. 19) : « on peut
citer des exemples d'hémianopsie cérébrale sans cécité verbale, et
de cécité verbale sans hemianopsie », n'est vraie que dans la première
partie. La seconde est entièrement à démontrer. Jusqu'à ce jour,
tous les faits connus lui sont opposés.
(3) Schœn. — *Traité du champ visuel*, 1874, cité par Stœber,
Arch d'ophthalmologie, 1883, p. 155.
(4) Bellouard. — *De l'hémianopsie*, 1880, p. 137.

Gille (1) et Féré (2) en contiennent de nombreux exemples. Mais aucun de ces auteurs n'a spécifié de quelle forme d'aphasie il s'agissait, si à l'aphasie motrice qui attirait leur attention et que seule certainement il désignait, était jointe la cécité verbale. Vernicke (3) a mieux fait, et ses observations III et IV, la première surtout, sont des observations de cécité des mots avec hémiopie droite, constatée par Forster.

Je rappellerai que M. Charcot avait bien vu que les observations où, avec l'hémianopsie, existait de l'aphasie, de l'hémiplégie droite, sensitive et motrice, échappaient à sa conception des origines du nerf optique et du trajet suivi par ses diverses fibres constituantes. « Je ne puis, disait-il (4), que signaler ces difficultés, dont la solution est réservée à l'avenir. »

Si, dans le cas de cécité verbale, l'hémianopsie échappe à la loi de M. Charcot, il n'en est pas de même dans l'aphasie motrice, où elle reprend tous ses droits. L'observation suivante le démontre.

OBSERVATION IX (5).

Hémiplégie, hémianesthésie, rétrécissement concentrique
du champ visuel.

La nommée Lét, 61 ans, est entrée il y a six ans à la Salpêtrière, salle Sainte-Amélie, n° 9, service de M. Charcot.

C'est en 1873 qu'elle tomba malade. Après avoir eu pendant quelque temps un sentiment de faiblesse dans son côté droit

----

(1) Gille. — *De l'hémiopie avec hémiplégie*, 1880, p. 36, 39.

(2) Féré. — *Contribution à l'étude des troubles fonctionnels de la vision*, 1882, etc., p. 79-83.

(3) Vernicke. — *Dic. aphasie symptomem complexe* aux observ. indiquées.

(4) Charcot. — *Leçons sur les localisations dans les maladies du cerveau*, 1876, p. 144.

(5) Ch. Féré. — *Loc. cit.*, p. 137.

qui aurait été très douloureux, elle eut une attaque avec perte
de connaissance. Elle est entrée à la Charité dans le service

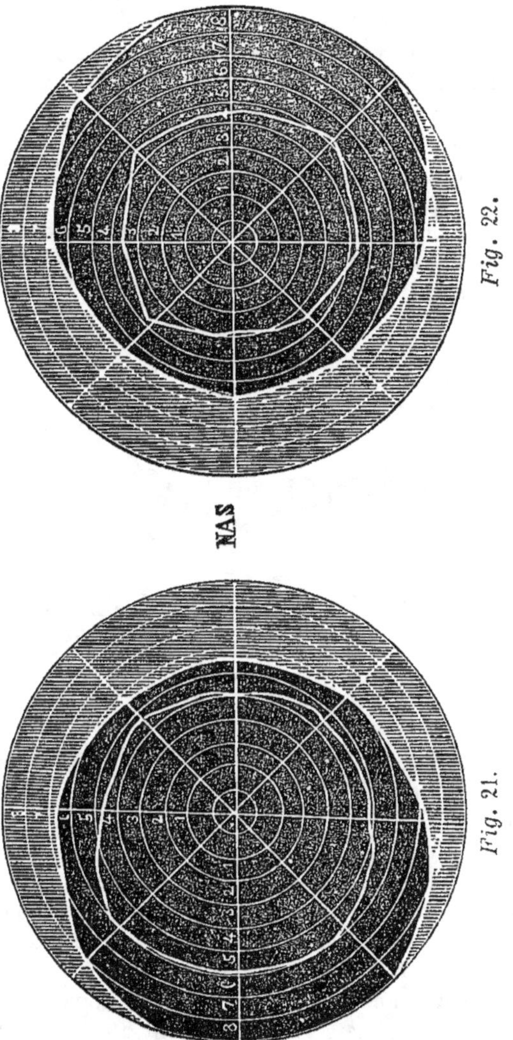

de M. Bourdon. Quand elle est revenue à elle, elle avait une
hémiplégie droite et était aphasique. Son aphasie a persisté

environ trois semaines; puis elle a recouvré peu à peu sa parole.

État actuel (2 décembre 1881). — *Face* : La commissure droite est un peu attirée en bas. La pointe de la langue est un peu déviée à droite. Pas de contracture ; la face paraît flasque dans tous les mouvements. — Paralysie complète du membre supérieur droit, avec raideur de toutes les articulations. Contracture très prononcée de tous les membres fléchisseurs du bras, de l'avant-bras et de la main. L'avant-bras est en demi-flexion sur le bras, les doigts sont fortement fléchis, le pouce en dessus. — Paralysie moins marquée du membre inférieur, qui est en demi-flexion, raideur articulaire. Les réflexes tendineux sont exagérés à droite, et il existe une trépidation du pied très marquée.

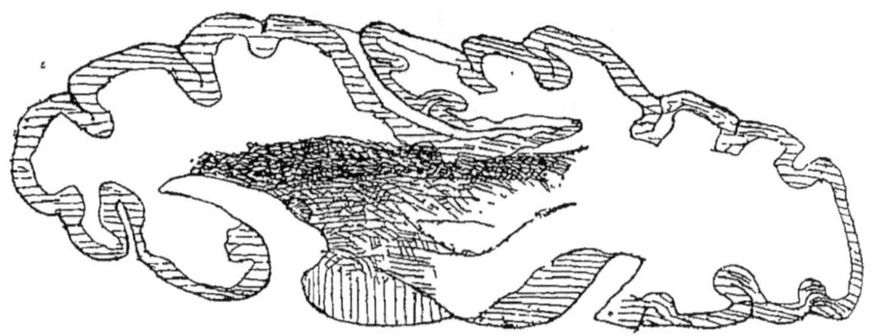

Fig. 23.

Sensibilité : La sensibilité, au contact, à la douleur, à la température, est complètement abolie sur toute la moitié droite du corps, y compris la face. Le membre inférieur droit lui paraît plus froid que le gauche. — L'insensibilité tactile existe également au conduit auditif externe, à la narine du côté droit. Il en est de même à la conjonctive, mais la cornée est sensible, le résultat est moins net pour la langue. L'ouïe, l'odorat, le goût sont sensiblement obnubilés à droite. — L'acuité visuelle est la même pour les deux yeux, 0/6 ; pas d'achromatopsie, mais rétrécissement du champ visuel, surtout marqué à droite (fig. 24) ; pas de lésions du fond de l'œil.

Autopsie le 1ᵉʳ avril 1884. — Le pédoncule cérébral gauche est aplati, beaucoup plus petit que le droit. Son faisceau moyen est gris, séparé du bord externe par une bandelette blanche de 2 millimètres de largeur. La pyramide gauche tout à fait jaune ne mesure transversalement que 2^mm5. Affaissement de la moitié gauche de la protubérance.

Un foyer d'hémorrhagie ancienne en dehors du noyau lenticulaire coupe le carrefour sensitif en arrière et arrive en avant sous la troisième frontale, ce qui explique l'aphasie transitoire. Les deux tiers postérieurs de la capsule et la portion attenante du noyau lenticulaire ont une teinte jaune brun.

Pneumonie au deuxième degré dans le centre du lobe moyen droit. Congestion des deux lobes inférieurs.

M. Eperon (1) a constaté récemment chez un malade atteint de cécité verbale une *hémiachromatopie absolue* de la partie droite du champ visuel tandis que la perception de la lumière blanche était à peine altérée dans cette même partie droite. Voilà une de ces dissociations délicates que la pathologie seule peut réaliser et qui ruinent d'un coup les théories les plus élégantes et les plus rationnelles.

Cette coexistence de l'hémianopsie et de la cécité verbale non seulement autorise *a priori* les inductions les plus légitimes sur la localisation de ce trouble de la parole, mais réduit à leur juste valeur, à la valeur de simples vues de l'esprit que rien n'a vérifié, les idées de Ferrier et de Wernicke sur les troubles de la lecture chez les aphasiques. Wernicke (2) suppose qu'un illettré, habitué à lire à haute ou à demi-voix, ne pourra plus lire quand il ne comprendra plus sa parole, et Ferrier (3) que le même fait se reproduira quand il ne pourra plus articuler. Si tout cela est fort bien imaginé, il reste à prouver que ces formes d'alexie se réalisent dans certains cas.

Dans toutes nos observations, l'intégrité de la vision centrale a été constatée. M. Armaignac (4) l'a trouvée abolie

---

(1) Eperon. – *Loc cit.*, p. 357.
(2) Wernicke — *Loc. cit.*
(3) Ferrier. — *Les fonctions du cerveau*, 1878, p. 445.
(4) Armaignac. — *Loc. cit.*

dans l'œil droit de son malade. Toutes ces variations dans un symptôme relevant d'une même cause en tous les cas, semble bien venir à l'appui de l'opinion émise souvent devant nous par M. Charcot, que le nerf optique n'a pas chez tous les sujets la même texture.

Enfin, dans l'hémiopie qui accompagne la cécité verbale, s'il n'y a pas la sensation de lumière, il n'y a pas davantage la sensation d'obscurité ou de trouble. selon la remarque faite par Dufour (de Lausanne) (1) qui compare heureusement l'hémianopsie procédant d'une lésion des centres à la tache de Mariotte. Nos observations sont en faveur de cette opinion. Les malades se trouvent dans le cas si bien défini par Ferrier (2). L'appareil optique est réduit à l'état de chambre noire sans la plaque sensible.

L'hémiopie, à elle seule, peut d'ailleurs troubler la lecture, dérober au malade une partie du mot qu'il lit, et l'hémiopie gauche (3), aussi bien que la droite provoquera ce trouble. Il serait très important en pareil cas de bien spécifier l'état de la vision centrale.

Si cette coïncidence constante de la cécité verbale et de l'hémianopsie droite mérite d'être mise en lumière, il ne faut pas oublier non seulement que l'hémianopsie droite peut ne pas s'accompagner de cécité verbale, mais encore que, quand celle-ci marche vers la guérison et guérit, l'hémianopsie demeure stationnaire. Cela ressort des observations I et III de cette thèse. Cela ressort encore de l'observation suivante due à Mac-Bridge.

---

(1) Dufour (de Lausanne). — *Soc. française d'ophthalmologie,* séance du 29 janvier 1884. — *Arch. d'ophthalmologie,* t. IV, p. 159.

(2) Ferrier. — *Loc. cit.,* p. 413.

(3) Voir dans la thèse de Gilles citée plus haut, une observation de H. Jackson, p. 22.

J'ai vainement cherché dans les traités d'ophthalmologie depuis celui de maître Jean (Paris, 1740) jusqu'aux thèses récentes traitant de l'hémianopsie, quelque allusion à la cécité verbale, une observation où ce trouble fut noté sinon désigné. Je n'ai pas oublié dans cette révision, de remonter à l'observation de Mme de Pompadour, très insuffisamment rapportée par A. P. Demours (*Précis sur les mal. des yeux,* 1821, p. 454).

Non seulement Samelsohn (1) a rapporté un cas pareil, mais dans un second cas, il a observé d'abord une hémianopsie droite, puis il a vu s'ajouter un jour à l'hémianopsie droite, la cécité verbale Récemment, M. le docteur Kahn (2) a constaté un fait analogue.

OBSERVATION X.

Un cas de cécité verbale avec hémianopsie latérale droite (3).

D. F..., âgé de cinquante-neuf ans, est un homme cultivé et s'occupant de travaux littéraires. Dans ces cinq ou six dernières années, il a eu des crises douloureuses dans le côté gauche de la tête, avec vertiges et cécité partielle, etc. En même temps plus ou moins de confusion de l'intelligence. Le 24 septembre, quand il s'éveilla le matin il se trouva dans l'impossibilité de trouver ses mots aussi rapidement que d'ordinaire, et quand on lui donna le journal, il ne put pas lire. On m'envoya chercher et je le trouvai dans l'état suivant :

Il n'y avait pas de paralysie faciale ; aucune déviation de la langue ; le dynamomètre donnait 55, 53, 50 à droite et à gauche 45, 45, 47 ; pas de paralysie des extrémités inférieures ; le réflexe potellaire existe des deux côtés, mais sans exagération. Les pupilles sont normales ; les réflexes cutanés superficiels persistent et sont les mêmes des deux côtés.

Il entendait parfaitement toutes les paroles qui lui sont adressées. Il était capable de désigner par leur nom les objets qui l'entourent et dont il se sert journellement ; mais il était obligé de chercher quelques instants, quand il s'agissait d'objets qu'il ne voit pas souvent ou dont il se sert rarement. Il avait une certaine difficulté à retrouver les noms propres. Il parle clairement et articule correctement, lorsqu'il consent à aller lentement, mais lorsqu'il veut parler vite, il bredouille

---

(1) Samelsohn. — *Seelen blindheit Leim Menschen (Berlin. Klin. Wochenscrift*, 22 mai, 1882).

(2) *Communication orale.*

(3) C. A. Mac Bridge (*The American Journal of Neurology and psychiatry*, t. II, 1883, p. 511).

et répète les mots. Quand on lui donne un journal ou un livre et qu'on lui demande de lire, il déclare qu'il en est incapable. Je lui demandai d'écrire son nom, ce qu'il fit ; mais il dit qu'il ne pouvait le lire. Je lui demandai alors de m'écrire quelque chose, et il écrivit ce qui suit : « I hadly know what to wright. The words dont sem sem dont sem just wright and my words are very bad at at all. » Il était incapable de le relire après l'avoir écrit. On peut juger de son orthographe et de ses répétitions dans les mots « wright » pour « write » and « wright » pour « right », « sem » pour « seem », etc. Je lui dictai alors : « Nous avons un temps très chaud, nous aurons demain une tempête », et il écrivit correctement. Il reconnaît bien les lettres de l'alphabet et les nomme distinctement. Il peut compter rapidement et sans difficulté. L'examen ophthalmoscopique ne révèle rien d'anormal. En lui faisant fixer une chandelle et en m'assurant que ses yeux ne faisaient aucun mouvement, je pus m'assurer qu'il avait une hémianopsie latérale droite. Le pouls était fort ; il y avait une accentuation du second bruit du cœur et une hypertrophie du ventricule gauche. L'urine, dont la densité est de 1015, contient des traces d'albumine.

1er octobre. — Le malade est beaucoup mieux. Il parle sans difficulté ; il ne bredouille pas et ne répète pas les mots. Il perd quelquefois un mot pour un instant. Il lit bien maintenant soit un journal soit l'écriture, sans pouvoir dire lequel est le plus aisé. L'hémianopsie latérale droite existe encore avec la même étendue. Aucune confusion intellectuelle. Il trouve qu'il ne peut aussi bien réunir les signes lorsqu'ils sont arrangés horizontalement sur une même ligne, que lorsqu'ils sont en colonne verticale. Cela s'explique probablement par l'absence de la vision du côté droit. Cela ne donne pas l'évidence subjective de l'hémianopsie qui est démontrée quand l'œil est fixé.

Le malade reste soumis à mon observation immédiate pendant deux mois, il était capable de faire ses affaires, et par mon conseil il s'en alla à la campagne.

Avant de quitter la ville il me fit appeler et je le trouvai dans la même condition qu'au 1er octobre. Il m'écrivait quatre mois après que son état était le même, l'hémianopsie persistant encore . il pouvait lire tout à fait bien et aussi écrire. Il a succombé à une hémorrhagie cérébrale, un an après l'attaque que je viens de décrire.

§ 6. *Marche.*

La cécité verbale peut guérir et les exemples de guérison sont loin d'être rares. Déjà J. Schmidt opposait à sa première observation, dont le sujet ne put à nouveau apprendre la lecture, celle d'un second malade qui apprit à nouveau la lecture en commençant par l'étude des lettres.

Un directeur de théâtre, selon Piorry (1), capable encore d'écrire, mais incapable de lire, même ce qu'il avait écrit, se remit à l'*a b c* comme un enfant. Il parvint à lire à nouveau, après beaucoup de peine et de temps, en s'y prenant comme si jamais il ne l'avait su.

Un notaire, guéri d'une aphémie et d'une hémiplégie droite, ne pouvait pas lire, même sa propre écriture. A. Guaglino (2) lui ordonna l'exercice journalier et persévérant de la lecture, sous la direction d'une personne patiente. Au bout d'un mois, il reconnaissait un grand nombre de lettres.

Mlle N. Skwortzoff (3) tenta aussi l'éducation d'une malade atteinte de cécité verbale, en lui faisant toucher des lettres en relief. La rééducation n'eut pas grand succès. La malade prenait facilement les lettres *o* et *i* pour les chiffres 0 et 1.

M. Charcot a dirigé avec le plus grand succès les exercices de lecture de M. P... , comme en témoigne le tableau qui suit l'observation, en utilisant sa disposition à interpréter la parole écrite par les données de réception secondaires des mouvements de l'écriture.

J'ai moi-même appris de nouveau à lire à M... par les

---

(1) Piorry. — *Bull. Acad. imp. de médecine,* 1865, t. XXX, p. 793.

(2) A. Guaglino. — *Archiv. italiano,* nov., 1867. — *Ann. méd. psychologiques,* 1868, 4e s., t. XII, p. 152.

(3) N. Skwortzoff. — *Loc. cit.,* p. 47.

procédés ordinaires, en le traitant comme un écolier à ses premiers jours d'école.

Chez le jeune Sp., ces procédés n'ayant pas réussi, il a fallu avoir recours à l'une des méthodes proposées pour l'éducation des sourds-muets, à la méthode phonomimique. L'aphémie incomplète dont il est affecté imposait peut-être ce procédé, qui n'a pas donné grand résultat (1).

§ 7. *Anatomie pathologique.*

Les autopsies des malades atteints de cécité verbale, au nombre de huit, que j'ai pu rassembler, n'ont pas porté malheureusement sur des cas simples. Dans la première en date, celle de Broadbent, un vaste foyer hémorrhagique est venu se enter sur la lésion primitive, et rendre plus difficile le rapprochement des données cliniques et anatomiques.

Les débris du caillot primitif occupaient, à l'extrémité postérieure de la scissure de Sylvius, la partie postérieure du lobule pariétal inférieur et les parties contigues du pli courbe et de la première temporo-sphénoïdale, dans une faible étendue.

Dans la seconde autopsie, due à M. Déjerine, un sarcôme névroglique pur, du volume d'une mandarine, occupe la même région, mais dans une étendue plus considérable de tous côtés.

MM. d'Heilhy et Chantemesse ont trouvé un ramollissement dépendant d'une thrombrose de la quatrième branche de la sylvienne, étendu à la plus grande partie du lobule pariétal inférieur à une portion minime du pli courbe, et enfin à la moitié supérieure de la moitié postérieure de la première circonvolution temporo-sphénoïdale.

A. Rosenthal (2) a récemment publié un cas de surdité

---

(1) N. Skwortzoff. *loc. cit.*, p. 57 et 58.
(2) A. Rosenthal.— *Centralblatt fur Nervenheilkunde*, 1884, n° 1.

verbale, qu'il place, pour la valeur, le troisième dans l'ensemble des faits rapportés. Mais ce malade lisait très mal, si mal, qu'à la question écrite : « Comment vous portez-vous ? » il répondait en signant son nom. Il avait donc de la cécité verbale. L'autopsie montre, outre une destruction du tiers postérieur de la première temporo-sphénoïdale de la portion adjacente de la seconde, que la lésion s'étend au point de jonction de la circonvolution avec le pli courbe et le lobule pariétal inférieur, et qu'en ce joint existe une dépression marquée, ce qui nous ramène, comme l'observation elle-même, à la cécité verbale.

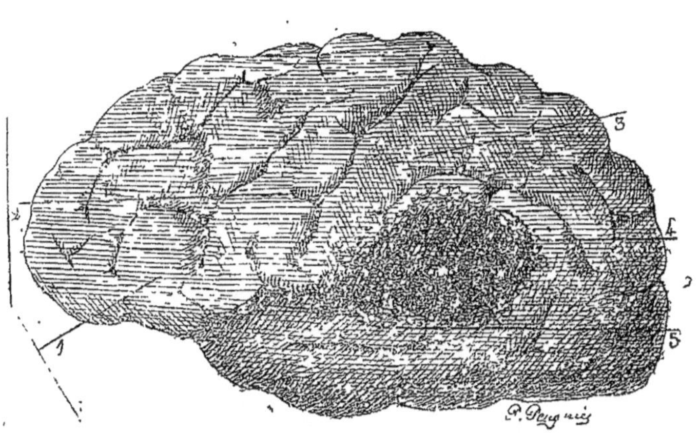

Fig. 24.

C'est là l'exemple de la lésion la plus étroitement localisée. Il s'agit, dans la dernière communication de M. Magnan (1), de lésions sous-corticales très étendues que des

(1) Magnan. — *Soc. de biologie,* séance du 26 avril, 1883.
La huitième relation d'autopsie a été communiquée à M. Charcot récemment par M. Amidon. Mais la photographie des lésions de l'hémisphère gauche, n'était accompagnée d'aucune observation clinique, que du diagnostic : *cécité et surdité verbales.*

coupes méthodiques n'ont pas encore permis de limiter exactement.

Les planches de cette thèse où sont figurées les lésions trouvées à l'autopsie de deux malades atteints d'aphasie complexe montrent des ramollissements de cette même région du lobule du pli courbe. (*Voyez fig. 20 et 31.*)

Il résulte de la comparaison de ces quelques faits que les lésions cérébrales dont dépend la cécité verbale, occupent sur l'hémisphère gauche la partie postérieure du lobule pariétal inférieur.

CHAPITRE VI.

De la surdité verbale.

§ 1. *Définition.*

La *surdité verbale* (1) est l'impossibilité de comprendre
la signification de la parole entendue, et même de tous les
sons devenus conventionnellement représentation d'idées.
C'est l'amnésie des signes audibles, la perte ou l'altération
plus ou moins complète de la mémoire de la signification
des sons.

§ 2. *Historique.*

La surdité des mots simule si facilement la surdité simple et l'aliénation mentale qu'elle a été bien plus longtemps
méconnue que la cécité des mots. Je n'ai pu découvrir,
avant le célèbre mémoire de Wernicke, aucune observation où ce symptôme ait été aussi clairement signalé et
aussi bien analysé que dans les anciennes observations que
j'ai citées en traitant de la cécité verbale.

Est-ce la surdité des mots que désignait Rostan (2) dans

---

(1) Si je voulais énumérer ou discuter les diverses expressions
proposées pour désigner la surdité verbale, je ne ferai que répéter
ce que j'ai déjà dit à propos de la cécité des mots. J'ai choisi
l'expression de surdité verbale, pour les mêmes raisons que celle de
cécité verbale.

(2) Rostan. — *Recherches sur le ramollissement du cerveau,*
2ᵉ édit., 1823, p. 81 et 103.

les phrases suivantes ? « Elle semble écouter et reste immobile comme en extase sans essayer d'articuler aucune réponse. Impossibilité absolue de démêler sur sa physionomie si elle comprend les questions qu'on lui adresse. — Elle ne parle pas et ne parait point entendre les questions qui lui sont faites. »

Quand Lordat à parlé de lui-même, sa rédaction est plus satisfaisante : « Je ne pouvais plus recevoir, dit-il, les idées d'autrui. Il m'aurait fallu faire sur chaque son un effort de rémémoration, la conversation était trop cursive (1). » Mais la nature et les particularités du phénomène observé sur lui-même lui avaient si complètement échappé que les plus laborieux commentaires ne dégageront jamais l'idée de surdité verbale, des observations qui « paraissent bien être des exemples de surdité verbale » à M. Grasset (2). Si le premier malade ne comprend pas les questions de Lordat, « c'est qu'il était devenu sourd... la surdité le rendait malheureux, le sixième jour la surdité diminua.» Le second malade est un enfant « d'une figure charmante, imparfaitement sourd et muet.» L'enfant entend le piano, mais il demeure toujours à démontrer qu'il n'entend pas les demandes de Lordat, parce qu'il ne les peut exécuter ou répéter toutes. Cette brève observation parait bien mieux se rapporter à un retard dans le développement du langage articulé, comme dans les cas de Ladreit de La Charrière.

On peut voir, au musée Dupuytren (3), sous le numéro 71, l'hémisphère cérébral gauche de la nommée Chansibault, atteinte durant sa vie de troubles du langage qui parurent à M. Vulpian et à Broca n'être pas de l'aphémie, et que Broca avait désigné sous le nom de *pseudo-aphasie*. Elle s'exprimait très difficilement, et *il n'est point certain qu'elle comprit ce qu'on lui disait*. Il existe sur cet hémi-

---

(1) Lordat. — *Analyse de la parole*, etc., 1843, p. 23.
(2) Grasset. — *Contribution clinique à l'étude des aphasies*, *Montp. médical*, 1884, n° 1. p. 21, 22 et 23.
(3) Heuel. — *Catalogue du musée Dupuytren*, 1878, t. III, p. 284,

sphère une destruction de la portion de la circonvolution
d'enceinte répondant au lobule pariétal inférieur et à la
première circonvolution temporale, et de plus, dans la
profondeur de la scissure de Sylvius, des deux plis postérieurs de l'insula.

Le docteur Banks (1) a publié, en 1865, l'observation
d'un gentleman devenu complètement sourd et paraphasique, qui est un bel exemple de surdité verbale.

Enfin, Paquet, le malade célèbre de Trousseau (2), était
probablement aussi, atteint de surdité verbale, ce qui
expliquerait pourquoi il ne tournait pas au moment voulu
les pages lues à haute voix par Trousseau, ce qu'il faisait
bien quand il lisait pour lui-même, et pourquoi il ne pouvait pas répéter les gestes du joueur de clarinette, quand
Trousseau le lui commandait, sans joindre le geste à la
parole.

Avec Kussmaul (3), on fait unanimement honneur à
M. Baillarger d'avoir le premier distingué, sans la désigner
d'ailleurs par aucun nom spécial, la surdité verbale de
l'aliénation mentale et de la surdité. Le passage du discours
académique où M. Baillarger (4) a fait cette distinction est
fort intéressant :

« Il y a en ce moment, dans mon service, une femme qui ne
« peut nommer aucun des objets les plus usuels ; elle ne peut
« même dire son propre nom.

« Quand on lui présente un objet, elle fait signe qu'elle le
« connaît, et s'efforce de le nommer, mais n'y parvient jamais.
« Elle a conscience de son état et s'en afflige. Cependant cette

---

(1) Banks. — *Dublin Quaterly Journal*, 1865, février et *Gazette hebd.*, 1865, p. 237.

(2) A. Trousseau. — *Clin. méd. de l'Hôtel-Dieu*, 4ᵉ édit., 1873, t. II, p. 711 et 719.

(3) Kussmaul. — *Les troubles de la parole, trad. A. Rueff*, 1884, p. 227.

(4) Baillarger. — *Bull. Acad. imp. de médecine*, 1865, t. XXX, p. 828 et 829.

« femme prononce une foule de mots incohérents, en les accom-
« pagnant de gestes très expressifs, qui prouvent que derrière
« cette incohérence, il y a des idées bien déterminées qu'elle
« veut exprimer. La perversion du langage a été un moment
« si grande chez cette malade qu'on l'a crue sourde et aliénée.
« La question de la surdité a été facile à juger, mais il n'en a
« pas été de même de la question d'aliénation. La folie, comme
« on l'a dit, est une infortune qui s'ignore elle-même ; or ce
« caractère essentiel manque chez notre malade, qui semble
« en effet très bien apprécier son état ; elle ne se livre d'ailleurs
« à aucun acte déraisonnable. »

Parmi les précurseurs de Wernicke, aucun n'a égalé en
précision ni A. de Trœltsch (1), ni Schmidt (2). Après avoir
signalé qu'il n'y a pas de rapport constant entre la
distance à laquelle un sujet entend nettement la montre et
celle à laquelle il entend la parole, A. de Trœltsch dit :
« En général, les individus dont la surdité date de l'enfance, entendent beaucoup mieux la montre que la parole,
tandis que ceux chez lesquels la lésion de l'oreille n'est survenue qu'à une époque plus avancée de la vie, sont plus
sensibles à la parole. » Dans une note, au bas de la page.
de Trœltsch ajoute aussitôt : « *A cette règle, il y a des
exceptions fréquentes et quelquefois très remarquables.
Je me rappelle le cas très malheureux d'un homme de
quarante ans, très intelligent, sourd depuis peu de temps,*

---

(1) A. de Trœltsch. — *Traité pratique des maladies de l'oreille,*
trad. franç. (de la 4ᵉ édition allemande, 1468) par Kuhn et Lévi, 1870,
p. 255.

C'est la seule trouvaille que j'ai faite dans les nombreux traités de
maladies de l'oreille que j'ai parcourus depuis celui d'Itard (1821)
jusqu'à celui d'Urbantschitsch (1881), où mention est faite de la cécité
verbale (p. 396).

Gellé. — (*Dict. de méd. et de chir. prat.,* t. XXXIV, 1883, p. 250,
consacre à la surdité des mots, un court paragraphe, à l'article
surdité. Ladreit de Lacharrière, aux articles surdité et surdité-mutité
du *Dict. encycl. des sc. méd.,* 1884 (3ᵉ s., t. XIII), n'y fait aucune
allusion.

(2) *Allg. Zeitsch. G. Psychiatrie,* 1871, Baud, 27, p. 304-306.

qui était tellement peu sensible à la parole, qu'on ne pou-
vait pas se faire comprendre, même avec un cornet
acoustique, et comme il était aussi très myope, on ne
pouvait communiquer avec lui que par l'écriture, et
cependant il entendait, à n'en pas douter, la sonnerie
d'une montre à répétition; d'une oreille, il la percevait
à la pression, de l'autre à un centimètre de distance. »

. Tous ces faits, épars et difficilement rassemblés, seraient
encore lettres mortes pour nous, si Wernicke (1), dans un
travail qui fait époque, n'avait clairement décrit les symptômes et les lésions anatomiques de l'*aphasie sensorielle* ou de
la *surdité verbale*. Kussmaul a simplement désigné cette
forme d'aphasie par cette dernière appellation, qui a prévalu. Après Wernicke, la surdité verbale a été l'objet de
plusieurs travaux. Aucun n'égale pour l'exactitude de
l'érudition et la sagacité de la critique, le mémoire récent
de M. J. Seppili (2).

§ 3. *Symptômes.*

Une des meilleures observations qui aient été publiées
de surdité verbale, est celle de M. Giraudeau. La surdité
verbale y est réduite à sa plus simple expression.

---

(1) Wernicke. — *Die aphasische symptomen complex*, Breslau,
1874.

(2) J. Seppili. — *La surdité verbale ou aphasie sensorielle* (*Rivisla
sperimentale de Freniatria*, 1884, fascicolo I, p. 94.
Je dois la communication de ce travail à mon obligeant ami
M. Marie, chef de clinique à la Salpêtrière.

OBSERVATION XI.

*Surdité cérébrale. — Sarcome occupant la partie postérieure
des deux premières circonvolutions temporo-sphénoïdales
gauches, par C. Giraudeau (1).*

Bouquinet Marie, âgée de quarante-six ans, blanchisseuse,
entre le 22 février 1882 à l'hôpital Saint-Antoine, salle Grisolle,
n° 18, dans le service de M. le professeur Hayem.

Elle n'a fait aucune maladie antérieure, et les renseignements
que nous avons pu recueillir sur son compte ne signalent aucun
antécédent alcoolique ni syphilitique. Elle n'a jamais été réglée,
elle est veuve depuis six mois.

Depuis trois mois, céphalagie continuelle, occupant les deux
côtés de la tête et présentant pendant la nuit une recrudes-
cence qui rend le sommeil impossible. Dans les semaines qui
ont précédé son entrée à l'hôpital, ces douleurs de tête étaient
parfois tellement violentes qu'elles arrachaient des cris à la
malade.

Elle n'a jamais eu ni vomissement, ni perte de connaissance,
ni attaques épileptiformes. Depuis plus d'un mois elle a interrompu son travail, à cause des douleurs qu'elle éprouve ; depuis
le même temps environ, elle ne sait plus ce qu'on lui dit, elle
ne répond pas lorsqu'on lui parle ; mais elle n'a jamais commis
aucun acte déraisonnable. Elle passait son temps chez elle, où
on l'entendait se plaindre ; de temps à autre cependant elle
sortait. Tous ces renseignements nous ont été fournis par les
personnes qui l'ont accompagnée à l'hôpital, la malade ne pouvant guère les donner.

Etat actuel. — Embonpoint notable, absence de fièvre,
légère dilatation de la pupille droite, céphalagie violente qui
oblige la malade à porter de temps à autre la main à la tête.

Lorsqu'on lui demande son nom, elle relève la tête, mais ne
répond pas. Interpellée de nouveau, elle répond: « Que me
dites-vous ? » A la même question, elle dit: « Je ne comprends

---

(1) *Revue de médecine*, 1882, t. II, p. 446.

pas. » Si l'on attire de nouveau son attention, elle répond correctement : Bouquinet Marie. »

Si on lui demande ensuite « depuis combien de temps elle est malade, » la même difficulté de compréhension se produit; elle répond cependant à la longue : « Depuis trois mois. »

Si on la prie aussitôt après de donner son adresse, elle dit : « Peut-être depuis trois mois et demi. »

Interrogée ensuite sur sa profession, elle nous présente les ordonnances du médecin qui l'a traitée en ville et ajoute : « Une poudre blanche » (sulfate de quinine).

A plusieurs reprises nous varions son interrogatoire, et toujours les réponses de la malade sont analogues à celles que nous venons de rapporter. Après avoir eu beaucoup de difficulté à comprendre la première de nos questions, nous l'avoir fait répéter deux ou trois fois; elle y répond, et, quelles que soient les questions ultérieures que nous lui adressons, elle suit son idée première et nous fait des réponses qui n'ont aucun rapport avec ce que nous lui demandons.

Parfois même, il est impossible de lui faire comprendre notre pensée, et à tout ce que nous lui demandons elle répond invariablement : « Que me dites-vous ? Je ne comprends pas. Guérissez-moi. »

Cependant l'organe de l'ouïe est intact, il n'existe aucun écoulement par l'oreille, elle entend le tic-tac d'une montre et tourne la tête lorsqu'un bruit léger se passe autour d'elle.

La vue est intacte des deux côtés, il n'existe pas non plus de cécité des mots, car, *phénomène important*, elle lit très facilement l'entête des feuilles d'observations, ainsi que les questions que nous lui adressons *par écrit*, elle y répond soit de vive voix, soit par écrit, avec un peu de réflexion cependant; c'est ainsi que nous avons pu savoir d'elle qu'elle n'a jamais été réglée et qu'elle était veuve depuis six mois.

La sensibilité tactile est conservée; il en est de même du goût et de l'odorat.

La motilité est intacte des deux côtés.

Les réflexes rotuliens sont normaux.

Rien au cœur, ni dans les poumons, enfin l'urine ne contient pas d'albumine.

23 février. — Nuit passée sans sommeil ; pas d'appétit, pas de fièvre. On éprouve la même difficulté à se faire comprendre de la malade. Dans la journée, elle se lève, se promène, mais se tient à l'écart et ne parle pas.

25 *février.* — Même état. Constipation, purgatif salin.

28 *février.* — Malgré toutes les questions adressées à la malade, il est impossible de se faire comprendre d'elle ; elle répond toujours à côté de ce qu'on lui demande, et à chaque nouvelle question elle suit son idée première ou bien dit : Guérissez-moi. »

La céphalagie est toujours très vive. Potion morphinée.

2 *mars.* — La malade s'est plainte toute la nuit précédente ; la surdité psychique est complète ; lorsqu'on lui adresse la parole, elle redresse la tête et dit : « Je ne comprends pas ! » puis elle se met à pleurer.

La malade, qui la veille encore s'était levée, a dormi toute la nuit ; au moment de la visite, elle dort encore ; nous la réveillons avec peine ; elle se lève, fait le tour de la salle, puis revient à son lit. Deux heures après, elle se rendort ; peu à peu, sa face devient vultueuse ; elle tombe dans le coma, et elle meurt à deux heures de l'après-midi.

Le défaut de compréhension des mots entendus met le malade affecté de surdité verbale dans la situation d'une personne transportée au milieu d'un peuple parlant une langue inconnue, selon la comparaison de Kussmaul. Est-ce bien cela ? La relation des malades qui ont pu converser et répondre par l'écriture, celle de ceux qui ont guéri ne donne pas à le penser. Les mots d'une langue inconnue qui résonnent à notre oreille nous paraissent articulés, ont un timbre et un accent qui nous permettent souvent sans comprendre un seul mot, de reconnaître la langue que nous entendons, que nous avons déjà entendue.

La parole n'est plus pour le sujet atteint de cécité verbale qu'un murmure confus, un bruit vague et indistinct, un son dont la rémémoration, selon la juste expression de Lordat, est à faire.

Rarement, comme celui qu'observait Rosenthal (1), les

____

(1) A. Rosenthal. — *Centralblatt für hervenheilkunde,* 1884. n° 1.

malàdes ont soin de prévenir le médecin qu'ils ne comprennent pas, qu'ils sont sourds.

Les malades essaient de répondre à la question qu'ils supposent qu'on leur adresse. Ils exécutent, si l'examen a lieu dans une salle d'hôpital, les mouvements et les actes qu'ils ont vu faire par leurs voisins. Réponses et actions sont sans rapport avec ce qu'a demandé ou ordonné le médecin.

Le malade atteint de surdité verbale, tandis qu'on lui adresse la parole, prend un air de surprise ou demeure plus ou moins stupide. Parle-t-il? ses paroles sont sans rapport avec celles qui lui ont été adressées. En outre son langage est très défectueux. Le malade dont Mlle Skwortzoff (1) rapporte l'observation, répondait à toutes les questions : Boulevard de Grenelle, 131. Celle de Wernicke (2) donne des réponses plus variées, mais sans plus de rapport avec les demandes.

— Bonjour, comment allez-vous?

— Je me porte très bien, je vous remercie.

— Quel est votre âge?

— Cela va bien, merci.

— Quel est votre âge ?

— Voulez-vous dire comment je m'appelle, comment j'entends?

— Je voudrais savoir quel est votre âge?

— Justement, je ne le sais pas, comment je l'entends appeler.

— Voulez bien me donner la main?

— Je ne sais pas comment je... etc.

Marie G., observée par M. Seppili (3) à l'ordre de tirer la langue, de lever le bras, de donner la main, répondait : « Je m'appelle Marie. »

Une réponse juste a-t-elle été obtenue par hasard? Le

---

(1) N. Skwortzoff. — *Loc. cit.*, p. 72.
(2) Wernicke. — *Loc. cit.*, obs. I.
(3) G. Seppili. — *Loc. cit.*, obs. I.

malade atteint de surdité verbale la répétera après les questions suivantes auxquelles elle ne se rapporte nullement.
En vain on élèvera la voix, en vain on se rapprochera de
son oreille.

Le moindre bruit sera cependant perçu par lui. La voix
humaine à peine émise, le choc d'une épingle tombant sur
une table, le bruit des pas autour de lui, du vent dans le
feuillage lui feront tourner la tête, et du côté d'où vient
justement le bruit. Il reconnaîtra même les qualités du
son perçu. Ainsi, la malade de Schmidt, non seulement
entendait quand on sonnait, mais pouvait encore distinguer à leur timbre les sonnettes qui lui étaient connues.

La conversation avec un tel malade est encore possible
par le geste, par l'écriture. Il faut même, quand on les interroge, veiller avec soin sur les gestes qui peuvent échapper et que les malades attendent et observent très attenti-
vement.

La surdité verbale peut-elle, comme la cécité des mots,
être bornée à certaines classes de signes phonétiques. Les
documents sur ce point particulier sont fort peu nombreux
encore.

La malade de Schmidt entendait les voyelles lorsqu'on
les prononçait séparément et elle les répétait. On parvenait
ainsi à lui faire comprendre un mot en le décomposant.
Est-ce vraiment l'ouïe qui était ainsi en jeu, l'ouïe seule au
moins, ou bien la malade n'imitait-elle que les mouvements de l'articulation et ne s'assimilait-elle le mot que par
cette voie de réception secondaire. L'observation n'est pas
assez explicite pour trancher la question.

M. Oré (1) a rapporté l'histoire intéressante, à beaucoup
d'égards d'un malade atteint de fracture du crâne qui ne
répondait que lorsque la demande qu'on lui adressait était
faite en patois. Il ne comprenait pas quand on lui parlait
en français. De même un russe vu par M. Charcot n'enten-

---

(1) Oré. — *Bull. Acad. de médecine*, 1878, 2ᵉ s., t. VII, p. 1183.

dait plus que difficilement l'allemand tandis qu'il comprenait encore le français et le russe.

Si la perception des sons musicaux est quelquefois conservée, comme dans la première observation de Wernicke
dont la malade apprit un air chanté par une voisine, en
d'autres circonstances elle est abolie en même temps que
la perception de la parole. Le malade de Bernhart (1), alors
que déjà s'amendait sa surdité verbale, ne pouvait reconnaître les airs connus qu'on chantait devant lui. « On chante, disait-il tantôt haut tantôt bas. Mais quel chant on vient
de dire, je ne sais pas. » On peut voir dans l'observation X
une pareille surdité musicale accusée par la malade.

Grant Allen (2) a rapporté un cas curieux de cette surdité
exclusivement musicale. Un jeune homme de 30 ans, incapable de distinguer deux notes de la même octave a vainement essayé de prendre des leçons de musique. Il entend
fort bien la parole, c'est même un amateur délicat de poésie. Il entend fort bien aussi les bruits secondaires qui accompagnent l'exécution musicale, le bruit du soufflet de
l'orgue, le frottement de l'archet sur les cordes du violon.
Son père était affecté d'une surdité pareille.

La surdité du plus grand génie musical, la surdité de
Beethoven est bien connue. Je me suis longtemps demandé,
si, chez Beethoven, l'ouïe n'aurait pas été conservée au
milieu de l'abolition de toutes les autres perceptions audi-
tives. Beethoven était sourd, complètement sourd depuis
l'âge de trente ans environ. « Jamais, selon Fétis (3), surdité ne fut plus complète. La musique n'existait plus pour
lui qu'en dedans de lui-même ». Cette surdité, qui le pous-
sa plusieurs fois au suicide, fut le plus cruel tourment de
sa vie, tant par les désagréments qu'elle lui attira dans les

---

(1) Bernhardt. — *Centralblatt für Nervenheilkunde*, 1882, n° 11.
(2) Grant Allen. — *Mind*, avril, 1878 et *Revue philosophique* de
Th. Ribot, t. V, p. 574.
(3) Fétis. — *Biographie universelle des musiciens*, 2ᵉ édit., 1860,
t. 1, p. 304, 306, 309 et 312.
V. Wilder. — *Beethoven*, 1883, p. 134, 464 et 465.

exécutions publiques de sa propre musique, que par les
sujets de plaisanterie qu'il sentait qu'elle fournirait à ses
détracteurs. D'après Fétis, certaines œuvres de la troisième époque de Beethoven témoignent de l'affaiblissement
de la mémoire des sons. Quelle était la cause de cette surdité? La maladie de l'oreille dont elle dépendait, demeure
inconnue. Ni les ordonnances de Franck, ni celles de ses
confrères de Vienne ne permettent la moindre induction à
ce sujet.

Un des malades de M. Charcot, Hug. racontait, entre
autre signes d'une surdité verbale passagère, qu'il entendait bien le timbre de la pendule qui sonnait les heures
dans sa chambre, mais qu'il ne pouvait compter le nombre
de fois que le bruit était produit.

Certains malades comprennent encore leur nom quand on
les appelle, probablement à la simple résonnance, comme
ceux atteints de cécité verbale, le devinent à la configu-
ration.

Y a-t-il des malades dont la surdité verbale serait limitée
à leurs propres paroles ? Pourquoi du moins certains malades n'ont pas conscience des erreurs de mots qu'ils commettent, alors qu'ils s'en aperçoivent quand une autre personne les répète ? M. Bourdin (1) a rapporté, il y a longtemps. un bel exemple de cette surdité verbale spéciale. Le
malade ne faisait plus de phrases, manifestant ses volontés
par des substantifs. Il dirigeait les affaires de son intérieur, il veillait d'une façon touchante à ce que les soins
dus à sa femme lui fussent rendus. Rien donc ne permet-
tait de croire à un trouble mental. Mais, le plus souvent, il
disait un mot pour un autre : *jardin*, s'il voulait qu'on lui
préparât son *lit*. Il répète jardin en se fâchant contre le
domestique qui lui répond : « Monsieur veut aller au jardin. » Il écrit enfin le mot jardin pour faire connaître sa
volonté, et ce n'est qu'en relisant ce qu'il a écrit, qu'il voit

______

(1) Bourdin. — *Gaz. des hôp.*, 1864, p. 202.

et répare son erreur. Il ne se trompait que sur la signification de ses propres paroles. De même, un malade de
M. Valentin (1) disait à haute voix : « Donnez-moi du
gâteau, » sans comprendre ce qu'il disait, et ne comprenait
le sens de sa phrase que quand un autre la répétait à
haute voix.

Enfin, probablement aussi, quand un malade atteint de
surdité verbale attend une réponse à une demande qu'il a
faite, qu'il est préparé à entendre un mot, probablement
alors il le comprendra plus facilement. C'est du moins ce
qui semble ressortir de l'observation XV. *Macassa* ne comprenait que par moments ce qu'on voulait d'elle. Mais dési-
rait-elle quelque chose ? Elle ne vous arrêtait dans l'énumération des objets qui devaient lui plaire, qu'alors qu'on
nommait l'objet souhaité.

Séquestré du commerce de leurs semblables par la privation du moyen principal d'entrer passivement en communication avec eux, les malades atteints de surdité verbale ne peuvent plus contrôler leurs propres paroles, ou
actionner par le centre auditif des mots, le centre articulateur de la parole, qui est, de ces deux façons, livré à lui-
même. Aussi, presque toutes les observations de surdité
verbale accusent-elles des troubles du langage articulé,
alors même que l'autopsie a démontré l'intégrité du
centre de ce dernier, comme dans la première observation
rapportée par M. Seppili, qui peut servir de type à cet
égard. L'imperfection avec laquelle la malade prononçait
un grand nombre de paroles, était ce qui frappait d'abord.
Elles étaient inintelligibles, soit que des syllabes manquas-
sent dans les mots, soit qu'elles y fussent altérées. Lui
demandait-on le nom d'un objet présenté ? Elle dit un nom
absurde, ayant ordinairement une consonnance analogue
à celle du véritable.

La malade de MM. d'Heilly et Chantemesse (2) ne disait

---

(1) M. Valentin. — *Rev. médicale de l'Est,* 1880, t. XII, n° 6.
(2) D'Heilly et Chantemesse. — *Loc. cit.,* p. 22.

plus que : « *Oui, monsieur* et *parce que.* » Une seule fois elle dit : « *Je vous remercie, monsieur,* » sans l'avoir jamais pu répéter. Le malade de Rosenthal (1) n'avait à sa disposition que les mots : « *sourd, pied, malade, polonais, main, souffre.* » La lecture correcte était à haute voix impossible dans l'observation de Schmidt.

Je ne cite que les cas où l'autopsie a démontré l'intégrité du centre de Broca. D'ailleurs, il y a longtemps que l'on sait que la surdi-mutité n'est guère plus souvent congénitale qu'acquise, que consécutive à l'abolition de l'ouïe par lésion de l'oreille interne et moyenne (2), quand cette surdité frappe des sujets jeunes et parlant déjà.

Si la paraphasie peut dépendre de la lésion du centre de Broca, de l'aphémie, plus souvent elle relève de la surdité verbale. La première observation de Wernicke en est un bel exemple. La compréhension de la parole entendue étant récupérée, la paraphasie peut-elle persister et être alors le seul signe de la lésion de la première circonvolution temporo-sphénoidale. Une ancienne et très complète observation de M. Bourneville (3) déposerait en ce sens. Outre une lésion du centre de Broca, l'autopsie révéla un ramollissement ancien de la partie postérieure de la première temporale. La paraphasie avait été très marquée durant la vie.

§ 4. *Marche.*

Wernicke a dit que la surdité verbale est de toutes les aphasies celle qui guérit le plus facilement. Sa première observation en est un exemple, celles de Schmidt et de

---

(1) A. Rosenthal. — *Loc. cit.*
(2) Bonnafont. — *Bull. Ac. de médecine,* 1865, t. XXX, p. 875.
Chambard. —*Revue critique encéphale,* 1881.
(3) Dr Bourneville. — *Progrès médical,* 1874, p. 278, etc.

Bernhardt aussi. L'autopsie a vérifié, dans le cas suivant, le diagnostic rétrospectif porté durant la vie de la malade. La surdité verbale disparut bien avant l'aphémie, et le rétablissement de la compréhension de la parole n'a pas été étranger à celui de son articulation. Les exercices pareils à ceux qu'exécutait et que pouvait exécuter la malade de Schmidt, sont donc à tenter et à poursuivre.

OBSERVATION XII.

Hémiplégie droite avec contracture sans troubles sensitifs.
Surdité verbale et aphémie guéries.

Louise Jeanniot, âgée de 49 ans, entrée à l'infirmerie de la Salpêtrière, service de M. Charcot, le 26 août 1883. Hier soir, à 8 heures, peu de temps après s'être mise au lit, elle perd subitement connaissance. Revenue à elle au bout d'un temps qu'elle ne peut fixer, elle éprouve à la région ombilicale, dans l'abdomen, une douleur atroce que rien n'a pu calmer et qui lui arrache toute la nuit des cris déchirants. Couchée sur le dos, en proie à une dyspnée excessive, le ventre ballonné, Jeanniot répond avec facilité et justesse à toutes les questions qui lui sont posées, tant sur son état actuel que sur ses antécédents morbides.

La malade n'urine plus. Elle a eu cette nuit plusieurs selles abondantes involontaires. De son anus s'écoule constamment un filet de sang. Les membres inférieurs, toute la paroi abdominale sont cyanosés et froids. Le pouls petit, filiforme, incalculable à la radiale, est supprimé dans les crurales.

Diagnostic : Oblitération de l'aorte abdominale.

Jeanniot est atteinte d'une hémiplégie avec contracture du côté droit datant de six ans et portant sur la face comme sur les membres, hémiplégie purement motrice. Elle en fut frappée la nuit durant le sommeil. Elle se réveilla ainsi paralysée et privée de la parole. Pendant deux années, Jeanniot ne put prononcer que les mots *oui* et *non*. Peu à peu la parole est revenue. La malade ne sait pas nous dire l'ordre de la restitution des mots. Aujourd'hui la parole est correcte et intelligible autant que chez une personne qui n'en aurait jamais été privée. Elle écrivait un peu de la main gauche, mais pas en miroir. Ce matin elle essaie sans succès de tracer son nom de la main gauche.

Jeanniot a toujours pu lire et elle lit fort bien devant nous tant l'imprimé que l'écriture cursive.

Jeannïot comprend parfaitement toutes nos questions et ses réponses ne présentent aucune incorrection. Il n'en a pas été toujours ainsi. Au début de son hémiplégie, durant un temps dont elle ne peut préciser la durée, mais qui fut cependant bien moindre que celui de son aphasie motrice, Jeanniot ne comprenait que par moments les paroles qu'on lui adressait et encore fallait-il qu'on lui répétât plusieurs fois les choses et qu'elle eût soin de bien fixer les personnes qui lui parlaient. Son entourage la tenait pour sourde. Les paroles n'étaient plus pour elle qu'un bruit indistinct, *pareil à celui des conversations dans une foule*. Elle entendait cependant le bruit des pas dans sa chambre, celui des meubles et des ustensiles qu'on y remuait, celui de la porte qu'on heurtait ou qu'on manœuvrait. Elle habitait alors près du square Parmentier où la musique militaire joue régulièrement l'été, où elle allait l'entendre avec plaisir. On l'y mena plusieurs fois lors des premières sorties qu'elle put faire. Quand la musique jouait, elle entendait bien qu'un bruit nouveau s'ajoutait à ceux qu'elle percevait, mais ce n'était encore qu'un bruit dépourvu de tout caractère mélodique.

Mort à 3 heures de l'après-midi.

A l'autopsie, pratiquée le 28 avril, l'aorte est complètement oblitérée au-dessus même de l'éperon, de sa bifurcation part un caillot fibrineux rougeâtre mesurant 4 centimètres en hauteur, assez adhérent à la paroi vasculaire, portant à ce niveau plusieurs foyers athéromateux à divers stades de leur évolution. Je passe sur les autres lésions dépendant de l'oblitération de l'aorte.

- L'hémisphère gauche est le siège d'un ramollissement étendu qui a détruit le cap et le pied de la troisième frontale, tout l'insula, toute la première temporo-sphénoïdale et une partie peu étendue du lobe pariétal inférieur (*Voy. fig.* 25 . Au niveau de l'insula et de la troisième frontale, la substance cérébrale est réduite à l'état de membrane jaunâtre ne mesu-

rant pas plus de 1/2 centimètre d'épaisseur. En examinant la
pièce par la paroi ventriculaire, on constate la destruction de
toute la tête du noyau caudé et du tiers antérieur de la couche
optique.

La coupe de Flechsig montre la destruction de l'avant-mur
et du noyau lenticulaire moins leur partie postérieure tou-

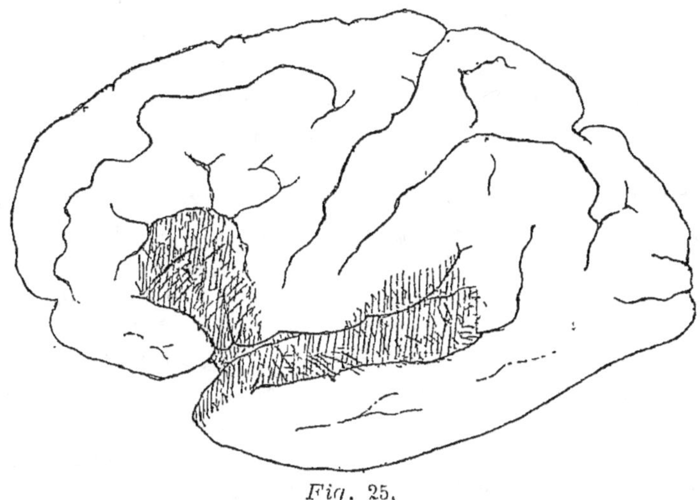

Fig. 25.

chant au carrefour sensitif qui est intacte, comme la partie attenante de la couche optique et la queue du corps strié. Tout le
reste de la capsule interne et des parties antérieures des ganglions est réduit à l'état de membrane jaunâtre, comme nous
l'indiquons plus haut.

Le cerveau droit est parfaitement normal.

§ 5. *Diagnostic*.

La surdité verbale a été longtemps et souvent confondue
avec la surdité. En fait, chez le sourd, ce qui frappe le plus,
ce qui l'affecte davantage, c'est la difficulté ou l'impos-

sibilité à entendre et à comprendre la parole. Si les médecins ne s'y trompent plus aujourd'hui, il n'en est pas de
même des malades. Le cordonnier, dont Bernhardt (1)
a rapporté la longue observation, venait consulter pour ses
oreilles, et le malade de Rosenthal (2) se déclarait sourd.

La voix humaine est le plus puissant excitateur de l'ouïe,
si l'oreille ne la perçoit plus, il faudra en tous les cas rechercher comment sont perçus les autres bruits, selon les
méthodes usitées en otiatrique. Les examens des malades
atteints de surdité verbale ont démontré la complète intégrité de l'organe auditif, la perception normale des divers
bruits autres que la parole.

Mais les troubles de la parole articulée, qui accompagnent la surdité verbale à peu près constamment, sont d'une
interprétation en certains cas bien difficile. Ils peuvent si-
muler à s'y méprendre ceux de l'aphémie, alors même qu'à
l'autopsie on ne trouve aucune lésion du centre de Broca.
Bien souvent on devra donc rester sur la réserve et hésiter
entre le diagnostic de surdité verbale isolée ou combinée
avec l'aphémie.

Le langage défectueux et bizarre du malade, son habi-
tus, sa torpeur, son indifférence, peuvent faire croire à de
la démence incohérente, à de la mélancolie. (Cas de Chauffard.) Comme la surdité verbale peut relever d'une péri-
méningo-encéphalite diffuse, la coexistence de divers
signes objectifs de paralysie générale augmentera l'embarras du médecin.

§ 6. *Anatomie pathologique.*

La localisation anatomique de la surdité verbale n'est pas
moins bien établie que celle de la cécité des mots. Dans

---

(1) Bernhardt. — *Centralblatt fur Nervenheilkunde*, 1882, n°11.
(2) A. Rosenthal. — *Loc. cit.*

les cas où la surdité verbale s'est montrée isolée, l'autopsie
a révélé une lésion unique, toujours la même lésion, qu'on
retrouve constamment à l'autopsie des cas complexes, quand
la surdité verbale est trouvée combinée avec d'autres formes d'aphasie.

L'observation rapportée par M. Giraudeau, servira de
nouveau de type.

« Les os du crâne ne présentent aucune altération ; la
dure-mère, dans toute son étendue, est saine ; les autres
méninges le sont également, sauf au niveau du lobe sphénoïdal, du côté gauche, où elles sont épaissies et adhé-
rentes,

« A ce niveau, on trouve une tumeur ayant le volume
d'une noix qui occupe la partie postérieure des deux premières circonvolutions temporo-sphénoïdales. En haut,
elle est limitée par la scissure de Sylvius ; en bas, elle empiète sur les trois quarts supérieurs de la deuxième circonvolution temporo-sphénoïdale, se trouvant ainsi à cheval
sur la scissure parallèle ; en avant, elle est distante de trois
centimètres de l'extrémité antérieure du lobe sphénoïdal;
en arrière, un intervalle d'un centimètre la sépare de l'extrémité postérieure de la scissure de Sylvius ; en dedans, elle
s'enfonce un peu dans l'épaisseur de la substance blanche,
ramollie à son pourtour, ce qui permet l'énucléation facile
du néoplasme. A son niveau, les circonvolutions cérébrales sont non pas refoulées, mais *détruites* et on ne retrouve
qu'une masse rosée, d'une consistance demi-solide, très
vasculaire et présentant à son centre un foyer hémorrhagique récent du volume d'un pois.

« L'examen histologique de la tumeur nous l'a montrée,
sur des coupes, comme formée de grosses cellules embryonnaires à noyau volumineux, formant des amas séparés
par des travées fibreuses, peu épaisses, disposées sans aucune régularité. Le plus grand nombre de ces cellules sont
arrondies, mais par place on en trouve de fusiformes, dont
les prolongements s'anastomosent avec ceux des cellules

voisines ; çà et là, on trouve de larges capillaires dont la paroi est constituée par une rangée de cellules embryonnaires : il s'agissait donc là d'un sarcome névroglique.

« Les autres points de l'hémisphère gauche sont sains, l'hémisphère droit ne présente rien de particulier. » (1).

Un peu plus étendu mais disposé de la même façon était le ramollissement dû à une oblitération du rameau pariétosphénoïdal de la sylvienne gauche que constate J. Fritsch (2) à l'ouverture du crâne d'une malade observée à Vienne dans le service de Meynert.

Dans l'observation XII, qui est un exemple de guérison de la surdité verbale et d'aphémie, la première circonvolution temporale est seule lésée sur le lobe temporo-sphénoïdal (*voyez fig.* 25) MM. d'Heilly et Chantemesse (3), dans un cas de cécité verbale et de surdité des mots combinés ont trouvé la lésion limitée sur la première circonvolution temporo-sphénoïdale, à la partie supérieure de sa moitié postérieure (*voyez fig.* 24). Dans l'observation XV, observation de surdité verbale incomplète et difficile à apprécier, à cause de sa combinaison avec une aphémie des plus complètes, son quart postérieur est seul intéressé (*voyez fig.* 31). M. Chauffard a décrit et figuré une nécrobiose plus limitée encore de cette circonvolution, puisqu'elle ne porte que sur sa partie la plus postérieure, celle qui est contiguë à la terminaison de la branche postérieure de la scissure de Sylvius. Si l'observation de M. Chauffard (4) laisse beaucoup à désirer cliniquement quant à la cécité des mots, elle est très nette quant à la surdité verbale.

Dans trois cas seulement, la surdité verbale a paru dépendre d'une lésion de la partie antérieure de la première

(1) Giraudeau. — *Loc. cit.*, p. 150.
(2) J. Fritsch. — *Ein Fall von Worthanbheis* (*Wien. Méd. Presse*, 1880, p. 463).
(3) D'Heilly et Chantemesse. — *Progrès médical*, 1883, p. 24.
(4) A. Chauffard. — *Rev. de médecine*, 1881, p. 943.

circonvolution temporale. Deux ont été relatés par Petrina (1) et le troisième par Claus (2).

M. E. Demange (3) a publié l'an dernier une très brève observation dont le titre annonce un cas de surdité verbale relevant d'un ramollissement de la troisième circonvolution frontale gauche. La malade, avant l'ictus auquel elle ne résista que quatre jours, jouissait de son intelligence, parlait très bien, était sujette à des accès épileptiformes.

Entre le coma initial et le coma final, on constate une monoplégie brachiale droite. Elle se fait comprendre par signes, mais ne comprend pas elle-même les questions qu'on lui adresse et ne prononce aucune parole. Aucun examen de l'ouïe n'est pratiqué. La surdité des mots n'est pas autrement recherchée ni démontrée.

L'autopsie révèle sur l'hémisphère droit un ancien foyer de ramollissement cortical occupant le pli courbe et la partie postérieure de la première temporale. L'insuffisance des renseignements sur l'état antérieur de la malade laisse sans valeur cette importante constatation, qui ne peut expliquer que les accès épileptiformes.

Sur l'hémisphère gauche, un caillot dans la branche antérieure de la Sylvienne et un ramollissement récent de la troisième frontale et du pli antérieur du lobe de l'insula.

Rien n'explique la monoplégie brachiale. Si le lobe temporo-sphénoïdal est intact, la surdité des mots n'a pas été même approximativement établie.

Je n'ai rencontré qu'une observation qui puisse être citée comme contraire à la localisation de la surdité verbale dans la première circonvolution temporale gauche. Elle est un

---

(1) Petrina. — *Sensibilitatstörungen bei ihr und Läsionen,* Prague, 1881.

(2) Claus. — *Der Urenfreund,* 1883, nº 6.
Je renvoie au mémoire de M. Seppili pour les autres relations d'autopsie, assez nombreuses, rapportées jusqu'à ce jour.

(3) E. Demange. — *Aphasie avec surdité des mots, lésion de la troisième circonvolution frontale gauche, par thrombose de la Sylvienne (Revue médicale de l'Est,* 1883, p. 331.)

peu ancienne, et son auteur, mon ami le docteur A. Fallot (1), n'a pas recherché spécialement ce symptôme. M. Fallot constate, durant la vie, de l'aphasie, de l'hémiplégie droite avec hémianesthésie, sans surdité du côté droit, ni amblyopie. « Le malade comprend bien », dit-il. A l'autopsie, sur l'écorce cérébrale, ramollissement de toute la première circonvolution temporo-sphénoïdale, de la portion de la seconde avoisinant l'extrémité du lobe correspondant, et enfin du pied de la troisième frontale. Dans la profondeur, les lésions vont jusqu'aux noyaux gris inclusivement, notamment sur la coupe frontale. La capsule interne est bien coupée.

Je n'ai, d'autre part, trouvé qu'une observation établissant que les lésions de la première circonvolution temporale droite ne produisent pas la surdité verbale. M. Seppili cite comme telle une observation de MM. Bourneville et Bonnaire (2). La lésion datait de 18 ans environ. L'insuffisance des renseignements recueillis, avouée par les auteurs, ne permet pas, à mon avis, une telle conclusion. On peut objecter que les conséquences de la destruction de cette circonvolution et celle de la troisième frontale droite ont pu, durant ce long intervalle, être complètement compensées.

Par contre, M. Seppili emprunte à Westphall (3) une preuve indirecte non moins capitale que le serait la précédente. Chez un gaucher, une tumeur a vainement détruit le lobe temporo-sphénoïdal et la troisième circonvolution frontale de l'hémisphère gauche. Elle a provoqué des attaques d'épilepsie partielle dans les membres du côté droit, mais le malade a toujours parlé et a toujours compris ce qu'on lui disait. Nous sommes donc pour l'audition de la parole articulée, comme pour son émission, gauchers ou

---

(1) A. Fallot. — *Marseille médical*, 1879.
(2) Bourneville et Bonnaire. — *Lésion ancienne de l'insula* (*Archives de neurologie*, t. III, p. 176).
(3) Westphall. — *Mendel's Centralblatt*, 1884, n° 1.

droitiers du cerveau, suivant que nous sommes droitiers ou gauchers de la main. C'est pour la doctrine de Bouillaud et de Broca une éclatante confirmation.

L'observation à laquelle je faisais allusion a été rapportée par mon ami le docteur Ballet (1). Un abcès consécutif à une otite suppurée a détruit le lobe temporo-sphénoïdal droit. Les circonvolutions très amincies, à l'état de mince lamelle, en forment la paroi. Durant la vie, il suffisait d'appeler vivement la patiente pour qu'elle sortît de l'abattement où elle était plongée et répondît aux questions qu'on lui posait.

Les lésions de la capsule interne, au niveau du carrefour sensitif ou ailleurs, peuvent-elles produire la surdité verbale ? Les observations nombreuses que, depuis les travaux initiateurs de Turck et de M. Charcot, on a recueillies et publiées d'hémianesthésie sensitivo-sensorielle, sont muettes sur ce point. Seul, M. Mathieu (2) a relaté un cas de ce genre comme contraire à ce qu'il appelait encore en 1882, la théorie de la surdité verbale. Certainement son malade n'en présentait aucun signe, mais il ne présentait pas davantage, au moins d'après son récit, les signes d'une hémianesthésie sensitivo-sensorielle droite complète. « Il semble, dit M. Mathieu (3), y avoir perception obtuse, avec retard considérable, quand on pique la jambe droite. Il est impossible de savoir exactement s'il voit de l'œil droit aussi bien que de l'œil gauche. Il semble entendre moins bien de l'oreille droite que de la gauche, mais cela est peu net et incertain. » M. Mathieu n'a pas recherché en outre la cécité verbale, ni l'état du goût, ni celui de l'odorat.

L'étude du ramollissement de la capsule interne a été

---

(1) G. Ballet. — *Recherches anatomiques et cliniques sur le faisceau sensitif*, 1881, p. 154 et 155.

(2) A. Mathieu. — *Ramollissement de la capsule interne dans l'hémisphère gauche du cerveau. — Hémiplégie et hémianesthésie droite, aphasie, pas de surdité verbale. (Prog. méd.*, 1882, p. 479).

(3) *Loc. cit.*, p. 480.

faite à l'aide des coupes verticales et non par la coupe de
Flechsig, qui seule permet de constater l'état de la capsule
dans toute son épaisseur. Aussi M. Mathieu, sans négliger
de dire que le ramollissement commence en dehors de la
tête du noyau coudé et se poursuit en arrière jusqu'à la
partie la plus reculée de la capsule interne, insiste-t-il sur
son étendue en hauteur. « Il occupe la capsule interne surtout dans ses deux tiers supérieurs et la moitié interne du
noyau lenticulaire, au niveau du coude de la capsule interne. »

En conséquence, tant cliniquement qu'anatomiquement,
les fibres de la capsule appartenant au nerf auditif, ont pu
être épargnées. En tout cas, au point de vue anatomique,
l'observation de M. Mathieu, en la supposant irréprochable,
prouverait simplement que les fibres du nerf auditif destinées à transmettre jusqu'au manteau la parole entendue, ne
passent pas par la partie postérieure de la capsule interne
avec le faisceau sensitivo-sensoriel. Elle n'est contraire ni
à la localisation proposée et démontrée de la surdité verbale dans le manteau, encore moins à l'existence de cette
entité pathologique, parfaitement établie cliniquement.

Ces notions précises d'anatomie pathologique permettent
de donner leur véritable signification à plusieurs observations non ou mal classées.

Ainsi, M. Sabourin (1) a rapporté une lésion des deux
premières circonvolutions temporales qui s'étaient traduites durant la vie par « des troubles du langage assez
marqués. L'ouie était assez mauvaise, mais il était difficile
de dire si une oreille était meilleure que l'autre. » Pas de
lésion de la troisième frontale ni des fibres qui en
émanent.

Cl. de Boyer (2), dans une observation très brève, cons-

---

(1) Ch. Sabourin. — *Bull. de la Soc. anatomique*, 1876.—*Progrès médical*, 1877, p. 70.
(2) Cl. de Boyer. — *Etude sur les lésions corticales des hémisphères cérébraux*, 1879, p. 91.

tate qu'un malade est *aphasique* et *sourd* en même temps qu'hémiplégique. A l'autopsie, ramollissement du pied de la frontale gauche et des deux premières temporales (*Voyez fig.* 26). M. Mathias Duval n'a pu expliquer la surdité par une lésion des noyaux bulbaires de l'acoustique aussi sains que ceux de l'hypoglosse.

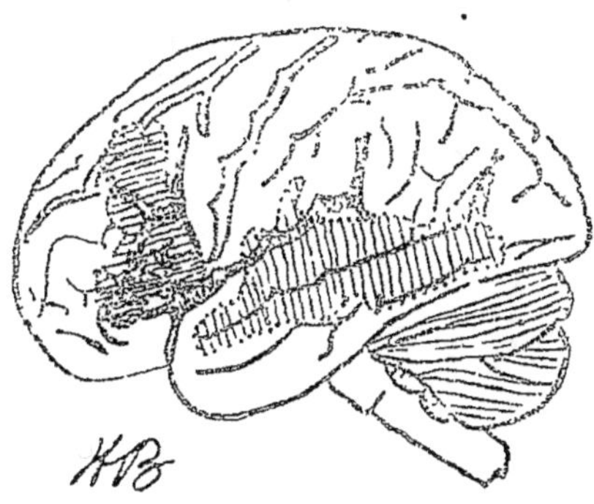

Fig. 26.

M. Merklen (1) a relaté un cas de ramollissement par thrombose cachectique de la partie postérieure de la troisième frontale, de la portion attenante de la frontale ascendante, et enfin de la partie postérieure de la première temporale. De ce côté, le ramollissement s'étendait jusqu'au pli courbe. L'observation clinique rapporte que la malade ne répond à toutes les questions que par le mot *oui*, qu'elle paraît comprendre ce qu'on lui demande, mais qu'on tente en vain de lui faire exprimer par gestes ce qu'elle éprouve, de lui faire montrer avec la main le siège du mal. C'est toujours le même *oui* et rien de plus.

Parmi les observations de lésion des faisceaux sphénoïdaux du centre ovale, rassemblées et recueillies par

---

(1) P. Merklen. — *Bull. soc. anatomique,* 2 novembre, 1880, et *Progrès médical,* 1881, p. 370.

M. Pitres (1), une seule, l'observation XV, pourrait être interprétée comme un cas de surdité verbale dépendant d'une destruction, par un foyer hémorrhagique, des fibres blanches dépendant de la première circonvolution temporo-sphénoïdale.

Bien que la troisième frontale fût intacte, la malade ne répondait que par un grognement, et elle paraît comprendre un peu ce qui se fait autour d'elle, regarde, quand on ouvre la porte, les personnes qui entrent.

---

(1) A. Pitres. — *Recherches sur les lésions du centre ovale.* 1877, p. 55 et 56.

CHAPITRE VII.

De l'aphémie.

§ 1. *Définition.*

L'aphémie (α *privatif*, φημι, *je parle*) (1) est la perte plus
ou moins complète de la mémoire des mouvements coordonnés nécessaires à l'articulation de la parole.

Variété la mieux et la plus anciennement connue, elle
avait absorbé toutes les autres, que les traités les plus ré-

---

(1) Synonymie.

Aphémie. Broca, avec approbation de Bouillaud (*Gaz. hôp.*, 1865,
p. 6), H. Jackson, A. Duval, Bastian (1882).

Aphasie motrice (type Bouillaud-Broca), Charcot.

Aphasie motrice. Wernicke.

Aphasie simple. Trousseau (*Gaz. hôp.*, 1864, p. 50).

Aphasie. Littré, Féré, Pitres.

Logoplégie. Jaccoud, Magnan, Déjerine.

Laloplégie. Lichtenstein.

Aphasie atactique. Ogle.

Aphasie ataxique. Kussmaul.

Paralysie verbale. Tamburini.

Amnémonomie. Piorry.

Asynergie verbale. Lordat.

Aphtenxie. Popham.

Bien d'autres mots furent proposés, entre autres : *aphémisme*,
anaudie (*Gaz. hôp.*, 1864, p. 48). Ce dernier, emprunté à Hippocrate
et à Galien, désigne chez ces auteurs, comme le mot *alalie* chez
les modernes, la perte de la parole dépendant d'une lésion ou d'un
embarras des organes de l'articulation. Voyez *Dict. universel de
médecine*, de James, traduit de l'anglais par Diderot, Eidous et
Toussaint, revu par Busson, Paris, 1746, t. I, p. 130?, au mot *anaudos*.
Quant au mot *alalie*, un seul dictionnaire médical en fait mention :
« impossibilité de parler, dit Chomel, inusité. » (*Nouv. dict. de
médecine*, etc., 1826, t. I., p. 72).

cents ne décrivent encore que comme des complications éventuelles et contingentes.

Parmi les noms employés à désigner cette forme d'aphasie, le mot *aphémie* a le double avantage d'avoir été proposé expressément pour la nommer et de n'avoir jamais reçu d'autre signification que celle que lui donna Broca. Le mot *logoplégie* a à peine sur lui l'avantage de la nouveauté. Ils sont nés à la pathologie à trois années de distance. Je choisis *aphémie* parce que j'estime inutile de créer des mots pour désigner une chose déjà parfaitement dénommée. L'anarchie règne dans cette nomenclature. Aucune appellation n'a prévalu.

Ce titre, ce mot *aphémie* est la seule chose de l'œuvre de Broca, que tant d'attaques passionnées aient réussi à détruire, sans aucune raison valable d'ailleurs. Trousseau (1) le critiqua et le repoussa, en alléguant, au nom du grec Chrysaphis, la signification que le mot nouveau avait en grec, en déclarant, sous l'autorité de Littré, irrégulière sa désinence et vicieuse sa construction. En vain Broca défendit-il avec les meilleurs arguments son appellation. En vain il réclama un jugement formel et direct de Littré. M. Chrysaphis ignorait simplement que le mot *aphasie*, qu'il proposait et pensait inventer, était un mot grec authentique et dépourvu en grec de la signification qu'il lui prêtait en français ; et que, par conséquent, il ne valait ni mieux ni moins, à aucun égard, que le mot proposé par Broca (2).

J'ai montré, au début de ce travail, combien Trousseau avait étendu la signification du mot aphasie, si bien que

---

(1) A. Trousseau. — *Clin. méd. de l'Hôtel-Dieu*, 4e édit., 1873, p. 669. — *Gaz. des hôpitaux*, 1864.

(2) P. Broca. — *Lettre à Trousseau sur les mots* aphémie, aphasie et aphrasie (*Gaz. des hôp.*, 1864.

Voir pour le mot ἀφημία et ses dérivés le *Thesaurus græcæ linguæ ab Henrico Stephano constructus*, Paris, Didot, 1831-1856, vol. I pars altera, 2643. On ne le trouve pas mentionné dans le glossaire déjà cité de Du Cange.

l'*aphémie* n'a plus désigné, par la force des choses, qu'un cas particulier, une forme, une variété de l'aphasie.

§ 2. *Historique.*

Dès 1825, Bouillaud (1) avait parfaitement distingué et mis en lumière la nature de ce symptôme. Indépendante de toute lésion de l'appareil extérieur de l'articulation et des conducteurs qui les relient au cerveau, la maladie dépend d'une lésion de l'organe cérébral qui coordonne les divers mouvements nécessaires à l'articulation. C'est une perte de mémoire qui n'enlève pas à ceux qu'elle atteint la faculté d'exprimer leurs idées et leurs désirs par d'autres langages : geste, écriture, etc. Une véritable éducation a fait acquérir à l'homme ces mouvements délicats des parties qu'il meut si facilement et si spontanément pour le cri, le têter, la déglutition.

Broca (2) devait fixer *ne varietur* la symptomatologie et le siège anatomique de l'aphémie. Après avoir spécifié nettement de quel langage il voulait étudier les troubles, Broca les décrit en ces termes :

« Il y a des cas (3) où la faculté générale du langage per-
« siste inaltérée, où l'appareil auditif est intact, où tous les
« muscles, sans en excepter ceux de la voix et ceux de l'arti-
« culation, obéissent à la volonté et où pourtant une lésion
« cérébrale abolit le langage articulé. Cette abolition de la

----

(1) J. Bouillaud. — *Traité clinique et physiologique de l'encéphalite*, 1825, p. 285-287.
Rech. clin. propres à démontrer que la perte de la parole, etc. (*Arch. de méd.*, 1825).
L'expérience, 1839, n° 122, p. 289-292.
(2) P. Broca. — *Remarques sur la faculté du langage articulé, suivies d'une observation d'aphémie (perte de la parole). Bull. de la soc. anatomique de Paris*, XXXVI° année, 1861, 2° s., t. VI, p. 330.
(3) Broca — *Loc. cit.*, p. 332.

« parole chez des individus qui ne sont ni paralysés, ni idiots,
« constitue un symptôme assez singulier pour qu'il me paraisse
« utile de la désigner sous un nom spécial. Je lui donnerai le
« nom d'*aphémie* (α, privatif, φημί, je parle, je prononce) ; car
« ce qui manque à ces malades, c'est seulement la faculté
« d'articuler les mots. Ils entendent et comprennent tout ce
« qu'on leur dit ; ils ont leur intelligence ; ils émettent des sons
« vocaux avec facilité ; ils exécutent avec leur langue et leurs
« lèvres des mouvements bien plus énergiques que ne l'exige-
« rait l'articulation des sons, et pourtant la réponse parfaite-
« ment sensée qu'ils voudraient faire, se réduit à un très
« petit nombre de sons articulés, toujours les mêmes et tou-
« jours disposés de la même manière ; leur vocabulaire, si l'on
« peut dire ainsi, se compose d'une courte série de syllabes,
« quelquefois d'un monosyllabe qui exprime tout, ou plutôt
« qui n'exprime rien, car ce mot unique est le plus souvent
« étranger à tous les vocabulaires. Certains malades n'ont
« même pas ce vestige du langage articulé ; ils font de vains
« efforts sans prononcer une seule syllabe... »

« Ceux qui pour la première fois ont étudié ces faits étranges
« ont pu croire, faute d'une analyse suffisante, que la faculté
« du langage, en pareil cas, était abolie ; mais elle persiste
« évidemment tout entière, puisque les malades comprennent
« parfaitement le langage articulé et le langage écrit ; puisque
« ceux qui ne savent pas ou ne peuvent pas écrire ont assez
« d'intelligence (et il en faut beaucoup en pareil cas) pour
« trouver le moyen de communiquer leur pensée et puisque
« enfin ceux qui sont lettrés et qui ont le libre usage de leurs
« mains, mettent nettement leurs idées sur le papier. Ils con-
« naissent donc le sens et la valeur des mots, sous la forme
« auditive comme sous la forme graphique. Le langage arti-
« culé qu'ils parlaient naguère leur est toujours familier, mais
« ils ne peuvent exécuter la série des mouvements métho-
« diques et coordonnés qui correspond à la syllabe cherchée.
« Ce qui a péri en eux, ce n'est donc pas la faculté du langage,
« ce n'est pas la mémoire des mots, ce n'est pas non plus l'ac-
« tion des nerfs et des muscles de la phonation et de l'articu-
« lation, c'est autre chose, c'est une faculté considérée par
« M. Bouillaud comme la faculté de coordonner les mouve-
« ments propres au langage articulé, puisque sans elle il n'y a
« pas d'articulation possible. »

Cette perte du *souvenir du procédé qu'il faut suivre pour articuler les mots*, met le sujet affecté dans la condition de l'enfant qui, comprenant le langage de ses proches et possédant une foule d'idées, ne sait encore balbutier une seule syllabe.

Deux années plus tard, Broca ne s'exprimera pas avec plus de précision. « L'aphémie (1), dira-t-il, c'est l'état d'un malade qui ne peut parler, bien qu'il ait plus d'intelligence qu'il n'en faut pour parler et bien que d'une autre part les organes de la phonation et de l'articulation soient en état de fonctionner. C'est la perte de la mémoire des moyens de coordination que l'on emploie pour articuler les mots, » ajoutera-t-il, répondant à Laborde, qui ne voyait dans l'aphémie qu'une perte de la mémoire des mots.

Cette description, beaucoup trop oubliée aujourd'hui, est faite d'après nature. Tous ses traits, chacun de ses détails, Broca les a pris sur le vif dans l'observation suivante :

OBSERVATION XIII.

Aphémie datant de vingt et un ans, produite par le ramollissement chronique et progressif de la seconde et de la troisième circonvolution de l'étage supérieur du lobe frontal gauche.

Le 11 avril 1861, on transporta à l'infirmerie générale de Bicêtre, service de chirurgie, un homme de cinquante et un ans, nommé Leborgne, atteint d'un phlegmon diffus gangréneux de tout le membre inférieur droit, depuis le cou-de-pied jusqu'à la fesse. Aux questions que je lui adressai le lendemain sur l'origine de son mal, il ne répondit que par le monosyllabe *tan*, répété deux fois de suite, et accompagné d'un

---

(1) P. Broca. — *Bull. de la soc. anatomique de Paris*, 1883, 2º s., t. VIII, p. 169.

geste de la main gauche. J'allai aux renseignements sur les antécédents de cet homme, qui était à Bicêtre depuis vingt et un ans. On interrogea tour à tour ses surveillants, ses camarades de division et ceux de ses parents qui viennent le voir, et voici quel fut le résultat de cette enquête.

Il était sujet, depuis sa jeunesse, à des attaques d'épilepsie; mais il avait pu prendre l'état de formier, qu'il exerça jusqu'à l'âge de trente ans. A cette époque, il perdit l'usage de la parole, et ce fut pour ce motif qu'il fut admis comme infirmier à l'hospice de Bicêtre. On n'a pu savoir si la perte de la parole était survenue lentement ou rapidement, ni si quelque autre symptôme avait accompagné le début de cette affection.

Lorsqu'il arriva à Bicêtre, il y avait déjà deux ou trois mois qu'il ne parlait plus. Il était alors parfaitement valide et intelligent, et ne différait d'un homme sain que par la perte du langage articulé. Il allait et venait dans l'hospice où il était connu sous le nom de *Tan*. Il comprenait tout ce qu'on lui disait ; il avait même l'oreille très fine; mais, quelle que fût la question qu'on lui adressât, il répondait toujours : *tan, tan*, en y joignant des gestes très variés, au moyen desquels il réussissait à exprimer la plupart de ses idées. Lorsque ses interlocuteurs ne comprenaient pas sa mimique, il se mettait aisément en colère, et ajoutait alors à son vocabulaire un gros juron, un seul : *sacré nom de Dieu!*

Tan passait pour égoïste, vindicatif, méchant, et ses camarades, qui le détestaient, l'accusaient même d'être voleur. Ces défauts pouvaient être dus en grande partie à la lésion cérébrale; toutefois, ils n'étaient pas assez prononcés pour paraître pathologiques, et, quoique le malade fût à Bicêtre, on n'eut jamais la pensée de le faire passer dans la division des aliénés. On le considérait, au contraire, comme un homme parfaitement responsable de ses actes.

Il y avait déjà dix ans qu'il avait perdu la parole, lorsqu'un nouveau symptôme se manifesta : les muscles du bras droit s'affaiblirent graduellement et finirent par être entièrement paralysés. *Tan* continuait à marcher sans difficulté, mais la paralysie du mouvement gagna peu à peu le membre inférieur droit, et, après avoir traîné la jambe pendant quelque temps, le malade dut se résigner à garder constamment le lit. Il s'était écoulé environ quatre ans depuis le début de la paralysie du bras jusqu'au moment où celle du membre abdominal avait été assez avancée pour rendre la station tout à fait impossible. Il y avait donc à peu près sept ans que *Tan* était alité, lorsqu'il fut conduit à l'infirmerie.

Cette dernière période de sa vie est celle sur laquelle nous avons le moins de renseignements. Comme il était devenu incapable de nuire, ses camarades ne s'occupaient plus de lui, si ce n'est pour s'amuser quelquefois à ses dépens (ce qui lui donnait de vifs accès de colère), et il avait perdu la petite célébrité que la singularité de sa maladie lui avait donnée autrefois dans l'hospice. On s'était aperçu que sa vue baissait notablement depuis environ deux ans. C'était la seule aggravation qu'on eût remarquée depuis qu'il gardait le lit. Du reste, il n'avait jamais été gâteux ; on ne changeait ses draps qu'une fois par semaine, de telle sorte que le phlegmon diffus pour lequel il fut transporté à l'infirmerie le 11 avril 1861, ne fut reconnu par les infirmiers que lorsqu'il eut fait des progrès considérables et envahi la totalité du membre abdominal droit, depuis le pied jusqu'à la fesse.

L'étude de ce malheureux, qui ne pouvait parler, et qui, étant paralysé de la main droite, ne pouvait écrire, offrait bien quelque difficulté. Il était, d'ailleurs, dans un état général tellement grave qu'il y aurait eu cruauté à le tourmenter par de trop longues investigations.

Je constatai, toutefois, que la sensibilité générale était partout conservée, quoiqu'elle le fût inégalement. La moitié droite du corps était moins sensible que l'autre, et cela avait contribué, sans doute, à atténuer la douleur du phlegmon diffus. Le malade n'en souffrait pas beaucoup lorsqu'on n'y touchait pas, mais la palpation était douloureuse, et quelques incisions, que je fus obligé de pratiquer, provoquèrent de l'agitation et des cris.

Les deux membres droits étaient complètement paralysés du mouvement ; les deux autres membres obéissaient à la volonté, et, quoique affaiblis, pouvaient, sans aucune hésitation, exécuter tous les mouvements. L'émission des urines et des matières fécales était naturelle, mais la déglutition se faisait avec quelque difficulté ; la mastication, au contraire, se faisait très bien. Le visage n'était pas dévié ; toutefois, dans l'action de souffler, la joue gauche paraissait un peu plus gonflée que la droite, ce qui indiquait que les muscles de ce côté de la face étaient un peu affaiblis. Il n'y avait aucune

tendance au strabisme. La langue était parfaitement libre ,
elle n'était nullement déviée ; le malade pouvait la mouvoir
en tous sens et la tirer hors de la bouche. Les deux moitiés
de cet organe étaient d'une égale épaisseur. La difficulté de
déglutition que je viens de signaler était due à la paralysie
commençante du pharynx, et non à la paralysie de la langue,
car c'était seulement le troisième temps de la déglutition qui
était laborieux. Les muscles du larynx ne paraissaient nullement altérés, le timbre de la voix était naturel, et les sons que
le malade rendait pour prononcer son monosyllable étaient
parfaitement purs.

L'ouïe avait gardé sa finesse : *Tan* entendait bien le bruit
de la montre ; mais sa vue était affaiblie ; quand il voulait
regarder l'heure, il était obligé de prendre la montre lui-même
avec sa main gauche et de la placer dans une position parti-
culière, à 20 centimètres environ de l'œil droit, qui paraissait
meilleur que le gauche.

L'état de l'intelligence n'a pu être exactement déterminé. Il
est certain que *Tan* comprenait presque tout ce qu'on lui
disait ; mais, ne pouvant manifester ses idées ou ses désirs que
par les mouvements de sa main gauche, notre moribond ne
pouvait pas se faire comprendre aussi bien qu'il comprenait
les autres. Les réponses numériques étaient celles qu'il faisait
le mieux, en ouvrant ou fermant les doigts. Je lui demandai
plusieurs fois depuis combien de jours il était malade ? il répondit tantôt cinq jours, tantôt six jours. Depuis combien
d'années il était à Bicêtre ? il ouvrit la main quatre fois de
suite, et fit l'appoint avec un seul doigt ; cela faisait vingt et
un ans, et l'on a vu plus haut que ce renseignement était parfaitement exact. Le lendemain, je répétai la même question,
et j'obtins la même réponse ; mais, lorsque je voulus y revenir
une troisième fois, *Tan* comprit que je lui faisais faire un
exercice ; il se mit en colère, et articula le juron déjà nommé
que je n'ai entendu de sa bouche qu'une seule fois. Je lui pré-
sentai ma montre deux jours de suite. L'aiguille des secondes
ne marchait pas ; il ne pouvait par conséquent distinguer les
trois aiguilles qu'à leur forme ou à leur longueur ; néanmoins,
après avoir examiné la montre pendant quelques instants, il
put chaque fois indiquer l'heure avec exactitude. Il est donc
incontestable que cet homme était intelligent, qu'il pouvait
réfléchir, et qu'il avait conservé, dans une certaine mesure, la

mémoire des choses anciennes. Il pouvait même comprendre des idées assez compliquées; ainsi je lui demandai dans quel ordre ses paralysies s'étaient succédé; il fit d'abord avec l'index de la main gauche un petit geste horizontal qui voulait dire : compris! puis il me montra successivement sa langue, son bras droit et sa jambe droite. C'était parfaitement exact, à cela près qu'il attribuait la perte de la parole à la paralysie de la langue, ce qui était bien naturel.

Pourtant, diverses questions auxquelles un homme d'une intelligence ordinaire aurait trouvé le moyen de répondre par le geste, même avec une seule main, sont restées sans réponse. D'autres fois, on n'a pu saisir le sens de certaines réponses, ce qui paraissait impatienter beaucoup le malade; d'autres fois, enfin, la réponse était claire, mais fausse; ainsi, quoiqu'il n'eût pas d'enfants, il prétendait en avoir. Il n'est donc pas douteux que l'intelligence de cet homme avait subi une atteinte profonde, soit sous l'influence de son affection cérébrale, soit sous l'influence de la fièvre qui le dévorait; mais il était évidemment bien plus intelligent qu'il ne faut l'être pour parler.

Il résultait clairement des renseignements obtenus et de l'état présent du malade qu'il existait une lésion cérébrale progressive qui, dans l'origine et pendant les dix premières années de la maladie, était restée limitée à une région assez circonscrite, et qui, dans cette première période, n'avait atteint ni les organes de motilité, ni les organes de sensibilité; qu'au bout de dix ans, la lésion s'était propagée à un ou plusieurs organes de motilité, en respectant encore les organes de sensibilité et que, plus récemment enfin, la sensibilité générale s'était émoussée en même temps que la vision de l'œil gauche, La paralysie complète du mouvement occupant les deux membres du côté *droit*, et la sensibilité de ces deux membres étant en outre un peu affaiblie, la lésion cérébrale principale devait occuper l'hémisphère *gauche*.

Le malade mourut le 17 avril, à 11 heures du matin.

§ 3. *Symptômes.*

Les cas d'aphémie pure et isolée, pour être observés plus rarement que les autres, ne sont pas exceptionnels. On peut

citer comme telles la seconde observation de Broca (1),
celles de MM. Jaccoud et Dieulafoy (2), de M. Perrier (3),
de M. Ange Duval (4), etc., dans lesquelles l'autopsie a
été pratiquée. Le traumatisme est presque toujours la
cause de ces aphémies. Ordinairement l'aphémie se com-
bine avec une hémiplégie droite.

Parfois l'abolition du langage articulé est complète et les
malades ne peuvent même émettre aucun cri, non pas,
bien entendu, dans les heures ou les premiers jours qui
suivent l'ictus, mais alors que les symptômes cérébraux
sont nettement dégagés. M. Durand-Fardel (5) avait noté le
fait. « Quelquefois, dit-il, les malades semblent avoir
perdu non seulement la faculté d'articuler mais encore
celle de proférer même un son. Ils ne font pas entendre
une plainte et demeurent dans le silence le plus absolu. »
On le prenait pour l'effet d'une volonté opiniâtre. Ainsi le
blessé d'Ange Duval (6) parfaitement intelligent et sensible.
essaye d'échapper aux examens douloureux que le chirurgien fait de son crâne, « mais il ne peut proférer même une
de ces plaintes si fréquentes chez les malades, les simples
monosyllabes oh ! oh ! »

Plus fréquemment, il n'y a abolition que de tout pouvoir
d'articulation. Le malade ne peut proférer qu'un grognement, un cri guttural grave ou aigu. C'était le cas de plusieurs malades du service de M. Charcot (7), totalement
illettrées d'ailleurs et hémiplégiques du côté droit. Les
interrogatoires tentés plusieurs fois par mois ne donnèrent
jamais de résultat valable. Un signe de tête, un geste de la
main répondaient bien affirmativement ou négativement à
mes questions, mais je faisais complètement les frais de la

(1) Broca. — *Loc. cit.*, p. 398.
(2) *Gaz hebd.*, 1867, p. 229.
(3) Perrier. — *Bull. soc. antroph.*, t. V, p. 363.
(4) A. Duval. — *Bull. soc. de chirurgie*, 1864, 2° s., t. V, p. 53
(5) Durand-Fardel. — *Traité du ramollissement du cerveau*, 1843,
p. 146.
(6) A. Duval. — *Loc. cit.*, p. 55.
(7) J.-M. Charcot. — *Progrès médical*, 1883, p. 522.

conversation et tout moyen de contrôle manquait. Il n'en était pas de même avec Hug. que M. Charcot présenta plusieurs fois à ses auditeurs. Réduit à ne proférer qu'un ha! ha! ha! Il écrivait très couramment, de la main gauche et la reconstitution de son histoire fut des plus faciles. M. Ach. Foville (1), a rapporté une excellente observation longuement poursuivie d'une aphémique qui ne proférait qu'un grognement inarticulé. L'autopsie confirma le diagnostic.

Un malade de Barlow (2) pouvait seulement prononcer la lettre **r**, son articulé qu'il émettait à tout propos.

Le discours peut être borné à une syllabe plus ou moins répétée qui répond à une interjection ou ne constitue qu'une consonnance bizarre dépourvue de toute signification. Ainsi *ah! oh! eh!* (3) *hein!* (4) *aïe!* (5);—*af* (6), *far* (7), *mio* (8), *oua* (9), *ta* (10), *tan* (11), *ti* (12), *tié* (13), *ten* (14), *tois* (15), *wat* (16). D'autres fois ce vocable baroque se compose de deux, trois, quatre syllabes et plus. Les exemples ne font pas défaut, *aamm* (17), *darda* (18), *io mi* (19), *ma*

---

(1) Ach. Foville. — *Gaz. hebd.*, 1863 p. 786.
(2) Hughlings Jackson. — *Arch. gén. de médecine*, 1865, 6ᵉ s., t. V, p. 312.
(3) Legroux. — *Op. cit.*, p. 87.
(4) Boinet. — *Gaz. hôp.*, 1871, p. 294.
(5) Pitres. — *Gaz. médicale*, 1876, p. 294.
(6) Trousseau. — *Gaz. hôp.*, 1864, p. 26.
(7) M. Hugdson. — *The lancet*, 1866, t. I, p. 397.
(8) Cl. de Boyer. — *Etudes cliniques sur les localisations cérébrales*, 1879, p. 100.
(9) Prévost. — *R. méd. Suisse Romande*, 15 nov. 1883, p. 5 *du tirage à part*.
(10) J.-N. Charcot — *Gaz. hebd.*, 1864, p. 474.
(11) P. Broca. — *Bull. soc. anat.*, 1861, p. 343.
(12) Perroud. — *Journal de médecine de Lyon*, 1864, janvier, obs. I.
(13) A. Mayor. — *Bull. soc. anat.*, 1876, 7 juillet.
(14) Oulmont. — *Bull. soc. anat.*, 1877, 27 avril.
(15) P. Broca. — *Ead loc.*, p. 400.
(16) Munck. — *Deutsche Klinik*, 1859, n° 47.
(17) Tarnousky. — *Loc. cit.*, p 60.
(18) Cl. de Boyer. — *Loc. cit.*, p. 99.
(19) Mongie. — *De l'aphasie*, Th. de Paris, 1866, obs. II.

mi (1), *dipan* (2), *aam, maoum* (3), *vousi* (4), *ischi, ako-
ko* (5), *cousisi* (6), *sapon,* (7), *sacon* (8), *sinona* ou *chi-
nona* (9), *macassa* (10). Rien n'égale dans le genre *Mono-
momentif* (11), *nazi bouzi* (12), *baden abaden badena* (13),
ni surtout *iqui phophoïqui* (14).

Assez fréquemment l'aphémique n'a plus à sa disposition qu'un juron ou plusieurs jurons, genre d'expression
qui selon Hughlings Jackson (15) et Gairdner (16) doivent
être comparées au renforcement de l'intonation, à la vio-
lence du geste, et sont à considérer à part. Une dame connue de Duchenne (de Boulogne) (17) ne disait plus à l'instar
d'un malade dont a parlé M. Aubertin (18) que *sacré-nom-
de-Dieu* et n'était plus appelée que madame *sacré-nom-
de-Dieu*. A la locution interjective *ma foi*, Marcou
ajoutait par moments : « *cré nom d'un cœur* (19).» Le poëte
Beaudelaire (20), pouvait seulement répéter : «*Cré nom, cré
nom.* »

---

(1) Perroud. — *Loc. cit.*, obs. VI.
(2) Blandin. — *Gaz. des méd. praticiens*, 5 octobre 1839.
(3) Tarnousky. — *Loc. cit.*, p. 60
(4) Voyet d'après Trousseau. — *Clin. de l'Hôtel-Dieu*, 3° édit.,
p. 674.
(5) Westphal in Kussmaul. — *Ouv. cité*, p. 207.
(6) Trousseau. — *Loc. cit.*, p. 680.
(7) Bazire *in* Ch. Bastian. — *Le cerveau et la pensée*, 1882, t. II,
p. 249.
(8) Trousseau. — *Loc. cit.*, p. 680.
(9) Durand-Fardel. — *Traité du ramollissement du cerveau*,
1843, p. 328.
(10) Voyez notre observation XV.
(11 et 12) Trousseau. — *Loc. cit.*, p. 673.
(13) A. de Fleury. — *Pathogénie du langage articulé* (*Gaz.
hebd.*, 1865, p. 229).
(14) Perroud. — *Loc. cit.*, obs. V.
(15) H. Jackson. — *Arch. gén. de méd.*, 1865, 6° s., t. V, p. 461.
(16) Gairdner. — *Arch. gén. de médecine*, 1866, 6° s., t. VII,
p. 204.
(17) Duchenne (de Boulogne) cité par Trousseau (*Gaz. des hôp.*,
1864, p. 37).
(18) Auburtin. — Cité par Broca.
(19) A. Trousseau. — *Clin. méd. de l'Hôtel-Dieu*, 1873, 4° édit.,
p. 678.
(20) Je dois ce renseignement à l'obligeance de M. Alphonse Daudet.

On ne pourrait pas allonger beaucoup la liste des jurons prononcés par les aphémiques : «*Goddam* (1), *b, pardi,* (2), etc...» Cette nomenclature est plus restreinte et plus monotone encore chez les aphémiques que chez les parlants.

Si souvent, comme Messala Corvinus, comme le notaire de Pinel, les aphémiques ne peuvent plus prononcer même leur propre nom, en d'autres cas c'est le seul vocable encore à leur disposition.

D'autres fois, un mot plus ou moins long, plus ou moins compréhensif, reste au malade.

L'adverbe *oui*, la particule négative *non*, dans les diverses langues, isolément ou concomitamment, sont le plus souvent conservés.

Un client de M. Onimus (3), réduit au substantif *chaussette*, le répétait à tout propos, et scandalisait son confesseur en l'accueillant avec cette appellation. Un malade de W. Hammond (4) ne pouvait prononcer que le mot *chat*, une malade de Tarnowsky (5) que le nom propre familier de *Sachincka* (diminutif d'Alexandre).

Lelong, le second aphémique de Broca (6), disposait encore de cinq mots français, un peu altérés d'ailleurs. Il attachait à chacun d'eux un sens général bien différent. Quand on lui demandait son nom, il répondait *Lelo* pour *Lelong*. Il affirmait et niait par *oui* et par *non*. Le mot *trois* servait à exprimer tous les nombres, et Lelong l'accompagnait d'un geste de la main, qui rectifiait les erreurs qu'il commettait forcément avec un seul nom de nombre. Enfin, avec le mot *toujours*, il accompagnait les nombreuses réponses auxquelles ne pouvait servir aucun des quatre mots précédents.

---

(1) Gairdner. — *Loc. cit.*
(2) Grasset. — *Montp. médical,* 1878.
(3) Onimus. — *Du langage considéré comme phénomène automatique* (*Bull. soc. anthropologie,* 1873, 2ᵉ s., t. VIII, p. 776.
(4) W. Hammond. — *Loc. cit.,* p. 206.
(5) Tarnowsky. — *Aphasie syphilitique,* 1860, p. 81.
(6) Broca. — *Bull. soc. anatomique,* 2ᵉ s., t. VI, p. 400.

Pareillement, un malade de W. Hammond (1), réduit à *oui* et à *non*, qu'il employait correctement pour l'affirmation et la négation, exprimait le doute en énonçant simultanément ces deux adverbes.

Le langage de l'aphémique se compose, en d'autres circonstances, de plusieurs mots plus ou moins régulièrement disposés en phrases; « Ah! si... Ah! oui... Ah! bon sens de Dieu! Bonjour monsieur (2), je ne puis, peux pas, c'est ça... Ah! voilà! Oh! mon Dieu! non, maman, ma foi, tout de même, n'y a pas de danger, oui, parbleu. Tiens! Vous comprenez. Ah! que c'est embêtant (3). »

Durand-Fardel (4) observait une malade débitant à tout propos la suite de mots suivants : « Madame été, mon Dieu, est-il possible? Bonjour, madame. » Une malade de J. Thornby (5), atteinte d'aphasie intermittente, disait : « Je n'ai plus de sang dans mon cœur. » Un autre, au rapport de W. Hammond (6), répétait : « Quoi, certainement, coupez-moi la jambe. »

L'abolition du langage articulé étant, d'autres fois, plus limitée, on doit relever, non ce qui reste à l'aphémique, mais ce qu'il a perdu. Souvent la maladie n'a privé l'aphémique que d'une des parties du discours. Ces cas sont beaucoup plus rares.

D'ailleurs, l'articulation de ce langage bizarre est nette, distincte, irréprochable. Il s'agit souvent de mots très difficiles à articuler : *gerechter Gott* (7)! *schrecklich* (8), par exemple.

---

(1) W. Hammond. — *Loc. cit.*, p. 203.
(2) Farge. — *Gaz. hebd.*, 1864, p. 724.
(3) A. Trousseau — *Clin. méd. de l'Hôtel-Dieu*, 4ᵉ édit., 1873, t. II, p. 689, 678, 670.
(4) Durand-Fardel. — *Loc. cit.*, p, 329.
(5) J. Thornby. — *The medical Presse and circular*, 9 février, 1876.
(6) W. Hammond. — *Loc. cit.*
(7) Hasback. — *Allgemeine Zeitschift fur Psychiatrie*, 1852, p. 262.
(8) C. Vogt. — *Bull de la soc. d'anthropologie*, 2ᵉ s. t. VII, p. 487,

De toutes les parties du discours, le substantif fait le plus souvent et le plus longtemps défaut à l'aphémique. La perte du substantif « de la substance du discours, » était, pour Lasègue (1), la caractéristique de l'aphasie.

Le naturaliste Broussonnet (2) n'avait plus à sa disposition que le substantif *le soir*, qui désignait l'avenir, et celui de *juments*, par lequel il nommait une dame et sa fille. Il remplaçait tous les autres, les noms propres surtout, par des périphrases ou des accumulations d'adjectifs. Broussonnet appelait son ami Bosc, « celui que j'aime bien, » et Desfontaines, « le grand bon modeste. »

Cuvier, rapporte Bouillaud (3), avait connu un homme qui avait perdu seulement la mémoire des noms substantifs, en sorte qu'il construisait régulièrement et complètement une phrase, à cela près des mots de cette espèce.

L'abbé Périer, selon Piorry (4), avait perdu la faculté de trouver les substantifs quels qu'ils fussent. Il disait ainsi: « donnez-moi mon.... ce qui se met sur la.... », quand il voulait demander son chapeau, et pour son habit : « donnez-moi ce qui se porte pour se vêtir. » Il en était de même d'un malade observé par Bergmann (5) qui, privé des noms propres et des substantifs, disait pour *ciseaux*, ce avec quoi on coupe, pour *fenêtre, ce par où l'on voit, par où il fait clair.*

Il peut alors arriver que le malade, incapable d'énoncer

---

(1) Lasègue. — Soc. médico-psychologique, séance du 26 février 1877. — Annales médico-psychol.. 5ᵉ s., t. XVII, p. 416.

(2) Lordat. — *Loc. cit.*, p. 35. Lordat conteste sans en fournir la preuve, que les mots perdus par Broussonnet, appartinssent à des catégories grammaticales, contrairement à ce que dit Cuvier dans l'éloge déjà cité de Broussonnet et de Candocle, dans un éloge du même prononcé à Montpellier (*Recueil de discours prononcés à la faculté de médecine de Montpellier, par des professeurs de cette école*, 1820), p. 468.

(3) J. Bouillaud. — *Comptes rendus hebd. des séances de l'Ac. des sciences*, t. LXXVII, 1873, p. 8.

(4) A. Piorry. — *Traité de diagnostic et de sémiologie*, 1838, . III., p. 295.

(5) Bergmann, cité par Bateman. — *Loc. cit*, p. 18.

un substantif, fasse usage de cette espèce de mots dans la périphrase. Ainsi W. Sainty, d'après Bateman (1), répondait quand on lui montrait une bourse et qu'on lui demandait ce que c'était : « Je ne puis dire le mot; je sais ce que c'est; c'est pour mettre de l'argent ». Un malade de Gairdner (2) appelait le lundi, *le premier jour de travail*; et sa tante, sa *plus proche parente du côté maternel*.

M. Luys (3) a proposé de considérer comme une forme spéciale d'aphasie, ces cas où le malade désigne par une périphrase, l'objet dont le nom lui fait défaut, et de désigner cette forme sous le nom d'*antonomasie*, nom par lequel M. Bourdin voulait appeler d'autres cas improprément.

Certains malades mêmes ne peuvent plus articuler que des fragments de substantifs ou de noms propres. Le malade plus haut cité de Gairdner (4) ne pouvait articuler, et en répétant encore, que la moitié de son nom. Si on disait à une femme observée par M. Lucas-Championnière (5) la première partie de son nom, elle prononçait la dernière avec beaucoup de peine. Un serrurier aphémique (6) ne recouvra d'abord que le pouvoir d'articuler la moitié des mots. Il ne parvint que plus tard à les achever avec peine et ne recouvra la faculté de les articuler d'emblée que plus tard encore. Il disait ainsi *marl* pour *marteau*. Un jurisconsulte capable de discuter sur les questions les plus difficiles du droit, ne pouvait plus à certains moments. parlant d'objets vulgaires, qu'articuler une partie du

---

(1) Bateman. — *Loc. cit.*, p. 45.
(2) Gairdner. — *Arch. de méd.*, 1866, 6ᵉ s. t. VIII, p. 196.
(3) Luys. — *Soc. médico-psych.*, séance du 30 oct., 1881. (*Arch. de neurologie*, t. III, p. 106.
(4) Gairdner. — *De la fonction du langage articulé avec une observation d'aphasie (Arch. de méd.*, 1864, 6ᵉ s., t. VIII, p. 196.
(5) Lucas-Championnière. — *Bull. soc. anat. de Paris.*, 1875, p. 202.
(6) Al. Hood, cité par J. Falret (*Arch. de méd.*, 1864, 6ᵉ s. t. III, p. 340).

mot. « Donnez-moi mon pa, mon para, para, sacré mâtin ! — Votre parapluie ? — Eh oui, mon parapluie (1). »

Si l'aphémie porte quelquefois exclusivement sur le substantif, en des cas plus rares encore, elle peut n'entraîner que l'abolition d'autres parties du discours. Bouillaud (2) voyait à Saint-Cloud avec le docteur Tahère, un malade s'exprimant avec volubilité, mais dont les phrases ne contenaient aucun verbe. Selon F. Winslow (3) une dame n'employait le verbe qu'à l'infinitif et jamais aucun pronom. On put lui apprendre de nouveau à les articuler, mais non à en faire un usage rationnel. M. A Voisin (4) a rapporté le cas d'un épileptique de Bicêtre qui avait perdu tous les pronoms personnels et disait en parlant de lui : « On voudrait manger. On a mal au cœur. » Le peintre, élève de Coigniet, que M. Lancereaux présentait à Trousseau (5), supprimait constamment dans ses phrases le pronom personnel *je*, mais employait quelquefois le pronom *moi* avec l'infinitif.

La perte de l'adjectif doit être extrêmement rare. Je n'en rencontre qu'une observation due à Cassan et rapportée par Bouillaud (6). Encore la perte de l'adjectif est-elle, en ce cas unique, combinée à celle du substantif.

Il n'est pas jusqu'aux noms de nombre dont l'abolition plus ou moins complète dans l'aphémie ne présente des particularités intéressantes. L'un d'eux, très défiguré, servait à Lelong pour les désigner tous. Tel malade, comme Adèle Ancelin, incapable de répéter aucun mot, pouvait répéter les vingt premiers nombres et compter

---

(1) Trousseau. — *Clin. méd. de l'Hôtel-Dieu*, 1873, 4ᵉ édit., p. 675.

(2) Bouillaud. — *Comptes rendus hebd. des séances de l'Acad. des sciences*, 1873, t. LXXVII, p, 8.

(3) F. Winslow. — *Obscure diseases of the Brain*, 1863, p. 392.

(4) A. Voisin. — *Bull soc anthropologie*, 1866, 2ᵉ s. t. 1, p. 404.

(5) Trousseau. — *Loc. cit.*, p. 709.

(6) J. Bouillaud. — *Traité clinique et physiologique de l'encé·phalite*, 1825, p. 289.

seule ensuite jusqu'à 10. Tel autre est obligé, pour émettre
le nom de nombre exact d'ailleurs, dont il a besoin de
commencer l'énumération à partir de l'unité jusqu'à ce
qu'il arrive au nombre voulu où il s'arrête, comme le
nommé Perch, qu'on pouvait voir en juin 1883 dans le
service de M. le professeur Fournier (salle St-Louis,
n° 74). La malade de l'observation XII n'énonce jamais
d'emblée le chiffre qu'elle désire. Elle exécute et fait
exécuter à son auditeur une suite d'additions et de sous-
tractions dont celui-ci doit dire le résultat final qu'elle
contrôle sans pouvoir le dire elle-même.

Enfin, certains aphémiques ne disent qu'un mot pour un
autre dans le cours de leurs phrases, ont conscience de
leur erreur, s'arrêtent et cherchent à la réparer avec plus
ou moins de succès. Tel mot que celui-ci ne pourra dire
isolément, il le prononcera très distinctement dans le cours
d'une phrase, et, à son grand étonnement, comme la malade
de Tarnowsky (1) qui dit ainsi le mot citron. M. Dieulafoy (2)
réussit à faire prononcer des phrases assez longues au malade de Trousseau réduit à *tout de même*, en les faisant
commencer par l'adjectif *tout*.

Une des particularités les plus curieuses de l'aphémie
est celle qu'on a appelée, après Gairdner (3), l'intoxication
du cerveau par un mot. Tantôt ces mots ne reviennent qu'à
certains intervalles assez réguliers dans le cours des
phrases, comme la locution *par le commandement* (4), tantôt
le mot remplace dans le discours les adjectifs et les substantifs : *J'étais pommier à pommier sur le pommier* (5). Trousseau (6) a rapporté le cas bien connu d'un malade qui ne
disait que la première syllabe des mots et remplaçait les

---

(1) Tarnowsky. — *Loc. cit.*, p. 43.
(2) Dieulafoy. — *Gaz. des hôp.*, 1865, 10 juin.
(3) Gairdner. — *Loc. cit.*, p. 318.
(4) Durand-Fardel. — *Loc. cit.*
(5) Cros. — *Loc. cit.*, p. 57.
(6) Trousseau. — *Clin. méd. de l'Hôtel-Dieu*, 4ᵉ éd., 1873, p. 674.

autres par la syllabe *tif*. *Bontif* signifiait bonjour, *ventif*
vendredi, etc.

Quel que soit le langage réduit de l'aphémique, comme
M. Perroud l'a remarqué le premier, l'aphémique ne peut
prononcer toujours que la même phrase, le même mot, le
même fragment de mot. Il n'y peut rien ajouter, pas même
un redoublement. Il n'en peut rien détacher, ni une lettre,
ni une syllabe. C'est un cliché inaltérable. Une malade qui
dit *bonjour*, ne pourra dire *bonbon* (1).

L'aphémie n'entraîne parfois que la perte d'une ou de
plusieurs des langues parlées par le malade, tandis qu'elle
en respecte une ou même plusieurs autres. Ces langues
perdues pour l'articulation demeurent compréhensibles à
la lecture et à l'audition. La privation de pouvoir articuler
une langue à l'exclusion d'une autre peut exister d'emblée;
mais, plus souvent, le malade, d'abord privé de toutes
celles qu'il connaissait, en recouvre une seulement. Si,
comme le disent M. Ribot (2) et divers auteurs, l'aphasie en
général, et l'aphémie en particulier, respectent la loi de
régression, c'est à-dire frappent d'abord ce qui est le plus
récemment formé, elles ne la respectent pas constamment
du moins, comme on a pu le voir déjà, comme on va le voir
pour le fait actuel.

Une religieuse, rapporte M. Bourdin (3), frappée d'aphasie, oublia le français, sa langue maternelle, et ne parla
plus qu'anglais, langue qu'elle avait apprise dans sa jeunesse.

M. Charcot a rapporté, au cours de ses leçons sur l'a-
phasie, l'observation d'un malade russe parlant, outre sa
langue maternelle, le français et l'allemand moins facilement. Un ami lui adresse la parole en français. Il comprend ce que lui dit cet ami, mais, à son grand étonnement, il est incapable de répondre correctement dans cette

---

(1) Perroud. — *Loc. cit.*, obs. III.
(2) Th. Ribot. — *Les maladies de la mémoire*, 2ᵉ édit., 1883,
p. 165.
(3) Bourdin. — *Soc. médico-psychologique*, séance du 18 déc. 1876.

langue. Il constate en même temps que la compréhension de l'allemand est très difficile et qu'il ne peut pas le parler du tout.

Le malade de M. Oré (1), dont il a déjà été parlé, commença à parler patois avant de pouvoir parler français.

Le curé de Saint-Guilhem-du-Désert, observé par Lordat (2), longtemps réduit à deux jurons, ne retrouva finalement que l'usage du patois languedocien. Moins heureux, le physicien Brisson, selon Cros (3), ne pouvait prononcer que quelques mots de patois. J. Rinckenbach (4) a rapporté l'intéressante observation d'un ancien sous-officier de l'armée française qui, ayant servi en cette qualité plus de quinze ans, avait par conséquent dû parler couramment la langue française. Après une aphémie complète avec hémiplégie droite il recouvre d'abord et peu à peu l'usage de la langue allemande. Il comprenait bien les questions qu'on lui posait en français, mais n'y pouvait répondre qu'en allemand. Près d'un an après l'accident, il était parvenu à pouvoir répondre en français, mais avec de plus grandes difficultés que quand il employait la langue allemande. Un russe, vu par Trousseau (5), ne disait que *da* (oui) et quelques autres mots russes par moments, mais aucun mot en français, langue qu'il parlait auparavant comme un Parisien. Un malade de M. Balzer, aphémique pour le français et l'allemand qu'il connaissait également bien, ne pouvait plus que jurer en allemand, sa langue maternelle (6).

---

(1) Oré. — *Bull. Acad. de méd.*, 1878, 2ᵉ s. t. VII, p. 1133.

(2) Lordat. — *Loç. cit.*, p. 38 et 39.

(3) Cros. — *Recherches physiologiques sur la nature et la classification des facultés de l'intelligence et sur les fonctions spéciales des lobules antérieurs du cerveau*, etc. Thèse de Paris, 1857, p. 57.

(4) J. Rinckenbach. — *Arch. de médecine*, 1866, 6ᵉ s., t. VIII p. 105.

(5) A. Trousseau. — *Clin. méd. de l'Hôtel-Dieu*, 4ᵉ édit., 1873, p. 688.

(6) Balzer. — *Gaz. médicale de Paris*, 1884, p. 98.

Un malade de Pagan (1), consécutivement à une chute sur la tête, aphémique complètement durant quelques jours, ne parle d'abord que welsch, langue du pays de Galles, sa langue maternelle. Il l'émaille de jurons anglais et enfin parle anglais comme avant l'accident.

Dans l'observation suivante, l'aphémie porte sur deux des trois langues que parlait la malade. Celle dont elle a recouvré l'usage n'est pas la langue maternelle. La malade n'entendait parler que français autour d'elle, circonstance qui a bien pu influer sur la rééducation de son cerveau.

OBSERVATION XIV.

Cécité verbale. — Aphémie complète pour l'italien et l'espagnol. — Hémiplégie droite avec contracture.

La nommée Verchelon, Louise, âgée de 57 ans. Salle Chardon Lagache, à la Salpêtrière.

Le père de la malade est mort au troisième jour d'un accès de goutte, sa mère cinq années après de tristesse et de chagrin (?) sans que Verchelon indique aucun symptôme particulier. Elle ne sait à quoi rapporter la mort d'un frère et de deux sœurs. Elle n'a jamais été malade avant l'année 1867.

Cette année-là, elle posait un bouton à l'une de ses robes, quand sa main droite qui tenait l'aiguille et le membre inférieur correspondant lui faisant brusquement défaut, elle tomba par terre, sans perte de connaissance. La parole ne lui manqua qu'un jour plus tard. Elle entre à Lariboisière où elle séjourne six mois, dans un état fort grave, perdant ses fèces et ses urines, mais, malgré un mutisme complet, conservant sa pleine conscience, la parfaite compréhension de la gravité de sa situation, de tout ce qui se passe et se dit autour d'elle.

Une année après, à la Pitié, la parole lui revient un peu. Un court séjour à l'Hôtel-Dieu précède son entrée à la Salpêtrière en 1868. Elle figure au cours de M. Charcot en 1876 ou 1877.

____

(1) Pagan, cité par Gairdner. — *Loc. cit.*, p. 206.

Aucune surdité verbale. — La malade répond aux questions diverses qu'on lui adresse d'une façon très compréhensible, cherchant assez souvent ses expressions, employant des circonlocutions bizarres mais très rationnelles, quand il s'agit de dates et de chiffres. Exemples : « ma maladie remonte à 10 ans, plus 5 ans avant, plus encore 1 an avant. Je suis entrée à la Salpêtrière à la guerre, 2 ans avant... » Elle est née à Turin, on dirait d'un étranger n'ayant pas l'habitude de la langue française qu'elle parlait pourtant aussi bien que l'italien. Elle savait même l'espagnol d'une façon assez complète.

Elle a parfaitement compris les questions que lui a adressées en Italien un de ses compatriotes devant nous et les quelques mots d'espagnol que nous avons pu prononcer devant elle.

L'aphasie motrice quant *au français* est *peu appréciable,* sauf quand elle parle chiffres comme on a pu voir plus haut. Mais l'*italien* et l'*espagnol* sont si bien oubliés qu'elle n'en *peut prononcer un seul mot,* même après l'avoir entendu répéter plusieurs fois, l'avoir vu articuler, en exagérant le plus possible les mouvements de la face.

La *cécité verbale* est *complète* pour toutes les langues, pour tous les genres d'écriture et même pour les chiffres. L'*agraphie* est complète aussi, la malade n'ayant jamais pu parvenir à écrire de la main gauche.

L'aphasie motrice pour l'italien et l'espagnol, la cécité verbale pour les deux langues et le français, datent du début de son affection. Elle s'aperçut avec désespoir qu'elle était réduite à ne plus rien pouvoir lire dès son entrée à l'hôpital Lariboisière.

Verchelon a beaucoup voyagé et parle pertinemment des choses qu'elle a vues.

Elle jouit d'une mémoire étonnante, disent ses compagnes de salle, quant aux dates et aux faits. On n'a qu'à la consulter pour être exactement renseigné sur l'époque et les détails de tel ou tel événement. Elle conserve l'humeur la plus enjouée. De l'étage élevé où se trouve son lit, par la fenêtre qui s'ouvre en face d'elle, elle a vue sur les futaies et les monuments du cimetière du Père-Lachaise. « Voilà où je voudrais et devrais être depuis longtemps, » dit-elle à plusieurs reprises, sans s'attendrir ni larmoyer. Verchelon parle avec attendrissement d'une sœur et d'une nièce qu'elle ne voit qu'à de rares intervalles.

'Hémiplégie complète du côté droit avec contracture. Le membre supérieur et le coude dans l'extension, le poignet et les doigts fléchis par-dessus les autres. Rigidité invincible de ces parties. Durant le sommeil, au dire de Verchelon, ses doigts s'étendraient spontanément.

Genou étendu, rigide, mais passivement flexible. Pied équin-varus, les orteils sont dans la flexion forcée,

La face est tirée à gauche, la langue parfaitement mobile, légèrement déviée à droite.

Sensibilité générale et spéciale indemnes, sauf peut-être pour la vue dont un examen complet n'a pu être fait, à cause de nombreuses et insurmontables difficultés matérielles.

Les connexions qui existent normalement entre les divers centres de la parole et celles qui unissent le centre de la parole articulée aux autres centres cérébraux, connexions que le schéma de M. Charcot rend si faciles à comprendre, expliquent un grand nombre des variétés de l'aphémie, dont il reste à parler, et leur indépendance relative, certaines autres.

Tel malade qui ne peut dire le nom de l'objet qu'il a sous les yeux ou celui qui exprimera sa pensée, ce malade les pourra répéter si on les prononce devant lui. En pareil cas, séparé des centres de l'idéation et de la volonté, le centre du langage articulé a encore avec le centre auditif des mots, des connexions suffisantes pour que l'excitation de ce dernier soit transmise jusqu'à lui. Il suffira même parfois de prononcer un mot n'ayant avec le mot cherché qu'une consonnance semblable (1).

Tel autre malade, par des raisons analogues, comme l'officier observé par Hertz (2), parlera non seulement ce qu'il entendra prononcer devant lui, mais encore tout ce qu'il lira. Le livre lui est-il retiré, il se tait.

____

(1) Tamburini et Marchi. — *Rivista sperimentale di freniatria,* anno IX, p. 282,

(2) Hertz d'après J. Falret. (*Arch. de méd.*, 6ᵉ s., t. III, p. 347).

Graves (1) a rapporté le cas d'un fermier du comté de Wiklow, qui ne se souvenait que de la lettre initiale des noms et des substantifs (probablement de tout le nom écrit). Il s'était fait un petit dictionnaire de poche renfermant les mots les plus généralement en usage, les noms de ses parénts, de ses amis et de ses domestiques. Dans la conversation, il cherchait le mot dont il avait besoin, et tenait l'œil et le doigt fixés dessus jusqu'à ce que la phrase fût terminée. Le livre fermé il ne s'en souvenait plus.

D. Ferrier (2) a relaté une observation analogue aux précédentes. Grâce à des images visuelles de chiffres qu'il évoquait, le malade pouvait énoncer en termes propres les résultats d'opérations mentales qu'il exécutait, alors qu'il ne pouvait dire son propre nom. C'était un homme gagnant sa vie à faire mentalement des calculs fort compliqués. Il les exécutait en tenant un moment les yeux fixés au plafond. Depuis qu'il était aphémique il commettait généralement des erreurs quand l'opération était difficile.

Si chez ce malade les calculs se faisaient dans le centre visuel, c'était dans le centre graphique chez un jeune homme aphémique, observé par Tarnowsky (3). « La main. disait-il après sa guérison, formait les chiffres et je regardais ; à chaque instant, je craignais que les chiffres ne réussissent plus, et que je sois obligé de les former après avoir réfléchi, ce dont je me sentais incapable. » Il se figurait que 10-3 n'était point 7, comme il écrivait, mais bien toute autre chose, il ne pouvait s'expliquer pourquoi plutôt 7 qu'un autre nombre. Dans les cas de grand doute, il vérifiait ses calculs au moyen de ses doigts, ou bien par des points et des barres qu'il traçait sur un bout de papier.

Les aphémiques peuvent souvent non seulement varier l'intonation des vocables plus ou moins nombreux plus ou

---

(1) Graves d'après Bateman. — *Loc. cit.*, p 25.
(2) D. Ferrier. — *Cérébral cortico-medullary gliome* (*Brain,* avril 1883).
(3) Tarnowsky. — *Aphasie syphilitique,* 1870, p. 61.

moins bizarres (1) qui demeurent à leur disposition, suivant
ce qu'ils veulent exprimer, suivant les émotions qui les
agitent, mais encore les chanter sur tel ou tel air connu.
Un malade de Béhier « chantait très nettement la *Marseillaise* et la *Parisienne* sans articuler les paroles, mais en
modulant ces airs à l'aide du même monosyllabe *tan, tan,
tan*, répété indéfiniment. » L'un des malades de M. Charcot
Hug. chantait la *Marseillaise* avec le seul son guttural
qu'il pouvait émettre. Bouillaud (2) observait un aphémique
qui pouvait fredonner un air très correctement composé et
écrit par lui durant sa maladie, tandis qu'il en dirigeait
l'exécution au piano.

Bien plus, quoiqu'incapable de proférer aucune parole,
l'aphémique prononcera correctement les paroles de l'air
qu'il chantera. Un officier, réduit à *pardi* et à *b.*, incapable
de prononcer les mots *enfant* et *patrie* isolément, chante
exactement le premier couplet de la *Marseillaise*, paroles
et musique (3). M. Escot, M. Onimus, M. Hallopeau (4),
M. Brown-Séquard (5) ont rapporté des cas semblables.
L'ancien professeur de piano, sujet de la VIe obs., s'exprimait avec difficulté en plusieurs circonstances. Jamais elle
n'en éprouvait aucune à chanter l'air célèbre : « *La dame
blanche vous regarde....* » et certaine chanson grivoise
bien connue.

Mais il en est en général de ces airs et de leurs paroles
comme du reste du langage des aphémiques. Ce sont des
clichés dont les malades ne peuvent rien détacher, qu'ils
donnent tout d'une pièce.

---

(1) J. Falret. — *Dict. encycl. des sc. médicales*, 1re s. t. V, p. 620.
(2) J. Bouillaud. — *Bull. Acad. imp. de médecine*, 1865.
(3) Grasset. — *Montp. médical*, 1878, t. XL.
(4) Hallopeau. — *Loc. cit.*, p. 578.
(5) Brown-Sequard. — *Soc. de biologie*, 19 avril 1884.
Cette curieuse particularité explique certains faits historiques tenus
pour merveilleux. Ainsi les historiographes du célèbre provençal,
Fabri de Peiresc, rapportent d'après Gassendi, que telle était la *sensibilité des organes* de Peiresc, qu'ayant la langue enchaînée par une
paralysie, il recouvrait la parole en entendant une romance qu'il aimait.

D'ailleurs certains aphémiques ne peuvent rien chanter ni rien fredonner, quoique disposant de quelques mots, quoique capable d'autres opérations musicales, comme Clara X qui, selon M. Proust, savait ses notes, faisait des gammes, reconnaissait les airs qu'on lui chantait, mais ne peut en fredonner aucun et comme ce malade de Lasègue que tout le monde a cité après Troússeau.

Si réduit que soit son langage, l'aphémique en fera un usage judicieux pourvu que les mots qui lui restent s'y prêtent. Le malade de la seconde observation de Broca en est un des plus beaux exemples. Quand pour tout nom de nombre il disait *trois*, il corrigeait en étendant un certain nombre de doigts à plusieurs fois, l'insuffisance extrême de ce mot. Tel autre réduit à *oui* ou à *non* corroborera ou corrigera par les mouvements de la tête et de la main l'incorrection de son vocable.

Un malade de Broca avait écrit sur des feuilles de papier les réponses les plus usuelles et tendait à qui lui parlait celle qui était convenable. Un autre cherchait dans un livre et montrait le mot qu'il ne pouvait prononcer.

Quant aux gestes, Bouillaud a pu dire d'eux et des autres langages, qu'ils acquièrent dans l'aphémie une activité nouvelle. Un des plus beaux exemples de l'énergie et de la précision du langage des gestes a été rapporté par M. Charcot (1). Les traits du visage de la malade, l'œil surtout sont très expressifs. « A l'aide de certains gestes qu'elle exécute avec le bras et la main gauche, cette malheureuse infirme parvenait à faire connaître aux personnes du service ses moindres besoins, à spécifier par exemple le genre d'aliments qu'elle désirait obtenir. Le jour de son entrée à l'hospice, entre autres, elle put, grâce à une mimique très animée, nous faire comprendre que déjà à une époque antérieure, elle avait séjourné à la Salpêtrière, dans une salle autre que celle qu'elle occupait actuellement et indiquer enfin qu'elle reconnaissait pour les y avoir vues

_____

(1) J.-M. Charcot. — *Gaz. hebd.*, 1863, p. 474.

plusieurs des personnes qui l'entouraient, toutes choses qui furent reconnues parfaitement exactes. »

Quand l'aphémique sait ou peut encore écrire, rien de plus facile que de s'entretenir avec lui, si défectueuse ou si nulle que soit sa parole articulée. Ainsi, Bouillaud (1), a rapporté l'observation d'un nommé Lefèvre qui disait à son médecin M. Martinet : « Les douleurs ordonnent un avantage » et écrivait aussitôt « Je ne souffre pas de la tête. » Non seulement il faisait de même avec tous les mots, mais encore lui donnait-on à lire une de ses expressions vicieuses, comme le mot *fequical* (pour feuille médicale), il l'énonçait d'une autre façon vicieuse et disait : « *Jardait* ».

L'aphémique protestera jusqu'à ce que, si on veut, pour lui trouver le terme convenable, on ait prononcé celui-ci, alors il arrêtera l'énumération commencée et témoignera de mille façons son assentiment.

De même lorsqu'il se trompera, l'aphémique fera des gestes de dénégation et d'impatience et indiquera, d'une façon ou d'autre, qu'il sait bien les choses dont on lui parle. Une malade de M. Hanot (2) ne peut prononcer le mot cheval, mais imite le hennissement de cet animal. Elle ne peut dire le nom de la clef qu'on lui présente, mais s'approche de la porte et fait le geste d'ouvrir.

Un malade de M. Grasset exécute au piano un air de musique dont il lui est impossible de dire le titre, les paroles, ni même de fredonner la mélodie.

Doit-on classer parmi les aphémiques certains muets qui entendent et comprennent la parole, mais ne peuvent parler, malgré tous les efforts de leurs éducateurs ? Plusieurs auteurs ont pensé, après Vaïsse (3), que de tels sujets, intelligents d'ailleurs, et nullement idiots, ont une lésion

---

(1) J. Bouillaud. _ *Traité clinique et physiologique de l'encéphalite*, 1825.

(2) V. Hanot. _ *Aphasie chez une paralytique générale* (Soc. de biologie, 1872, 30 nov.).

(3) Vaïsse. — *Bull. soc. anthropologie*, 2ᵉ s. t. VI, p. 146.

localisée du cerveau, sont frappés d'un arrêt de déveloprement de la circonvolution de Broca. Si c'est là chose fort probable, personne, comme le dit M. Ladreit de la Charrière (1), n'en a encore fourni la démonstration, quoique ces faits aient été observés et signalés depuis bien longtemps par Gall (2), Hufeland (3), J. Frank (4). Certains de ces enfants, comme certains aphémiques, recouvrent tout d'un coup la parole. Bateman rapporte que de tels exemples se sont produits à l'asile des idiots du comté d'Essex (5). Tel fut le cas du fils de Crésus (6) qui recouvra la parole pour écarter du corps de son père le glaive d'un soldat. Tel fut celui d'un enfant observé par Bastian (7), qui parla pour la première fois à l'âge de six ans, à la vue d'un accident arrivé à l'un de ses jouets favoris.

§ 4. *Marche.*

Au milieu du silence plus ou moins complet et partiel que garde l'aphémique, un mot, une phrase surgiront brusquement. Tantôt, comme dans l'observation de ce propriétaire des Landes rapportée par Trousseau (8), ce mot accueilli avec espoir par l'entourage du malade ne pourra plus jamais être redit, tantôt, enfin, c'est le com-

---

(1) Ladreit de Lacharrière. — *Du retard dans le développement du langage et du mutisme chez l'enfant qui entend* (*Annales des maladies de l'oreille et du larynx*, 1876, p. 23).

(2, Gall. — *Loc. cit.*, t. IV, p. 84.

(3) Hufeland. — *Manuel de médecine pratique*, trad. Jourdan, Paris, 1838, p. 299.

(4) J. Frank. — *Traité de pathologie interne*, traduction Bayle, 1838-1845 t. IV, p. 75, note 71.

(5) Bateman. — *Loc. cit.*, p. 90.

(6) Herodoti *Historiarum libri IX*, græce et latine cum indicibus, Paris, Didot, 1862, p. 11, 12 et 28.

(7) Bastian. — *Le cerveau et la pensée*, 1882, t. II, p. 215.

8) Trousseau. — *Loc. cit.*, p. 685.

mencement de la guérison. Le malade observé si longtemps par M. Mesnet (1) recouvre la parole brusquement
et parfaitement après que la résistance opposée par le con-
cierge de l'hôpital lui a arraché un gros juron. Il en fut
de même pour un malade que j'ai pu observer dans le
service de mon maître, M. Dumontpallier. Tout à coup,
un malade de M. Armaignac (2), atteint d'aphémie complète,
dit à sa femme qui essayait de planter un clou dans le
mur : « Donne-moi le marteau que je l'enfonce. » Dès ce
moment, la parole est recouvrée et le malade parle en
français et en espagnol comme avant d'avoir été aphémique.

La guérison de l'aphémie se réalise donc quelquefois,
quand elle dépend d'une lésion irréparable du cerveau.
L'aphémie peut récidiver. D'autres fois, au contraire, la
parole articulée est définitivement perdue, et les exercices
les plus rationnels, les plus persévérants, échouent chez
l'adulte comme chez l'enfant. Trousseau (3) ne put parvenir
à apprendre à Marcou que *de colon*, et jamais le mot
bonnet.

A côté des aphémiques qui recouvrent d'emblée la
parole, d'autres ne peuvent d'abord parler qu'en scandant
chaque mot, qu'en s'arrêtant plus ou moins longtemps
entre chaque syllabe « à la façon d'un bègue qui cherche
à ne pas bégayer (4) ».

§ 5. *Diagnostic.*

L'aphémie ne se révèle qu'autant qu'on provoque le
malade à parler. Elle peut passer inaperçue du malade lui-

---

(1) Mesnet. — *Société médico-psychologique* (séance du 26 février 1877).
(2) Armaignac. — *Revue clinique d'oculistique*, juin, 1883.
(3) Trousseau. — *Loc. cit.*, p. 680.
(4) Trousseau. — *Loc. cit.*, p. 677.

même jusqu'à ce moment. Ainsi un malade de Trousseau (1), ne s'aperçoit qu'il ne peut articuler un mot qu'au moment où dans une partie de whist, il jette ses cartes sur la table pour terminer le jeu. Ainsi, M. Escot (2), auteur d'une thèse estimée, se présente dans une salle d'hôpital pour y recueillir une observation et demande à l'aphasique recherché lui-même, le lit où il trouvera son malade.

Bouillaud (3) a vu dans un concours, un candidat à la place de chef de clinique, méconnaître l'aphémie de la malade qu'il interrogeait. « Telle était, en effet, à part la perte de la parole, son intelligence, son habileté mimique et le merveilleux usage qu'elle faisait des seuls monosyl·labes *oui* et *non*, demeurés à sa disposition, qu'elle se fît assez bien comprendre de lui pour lui donner le change.

Le diagnostic de l'aphémie n'offre aucune difficulté.

Quel rapport, quelle ressemblance, entre les troubles du langage, dus à une paralysie plus ou moins complète des muscles articulateurs, à un spasme (4), à un tremblement de ces organes et l'état d'un individu qui ne peut dire que *non* ou *macassa*, qui dit *tisonnier* pour *feu*.

« Rapporter le défaut de coordination des mots avec les idées, à un vice musculaire des lèvres et de la langue selon les expressions d'Hughlings Jackson (5), c'est raisonner comme cet homme qui, ayant fait des fautes d'orthographes, les attribuaient à ce qu'il avait une mauvaise plume.

Si, le plus souvent, les mouvements des lèvres, de la

---

(1) A. Trousseau. — *Loc. cit.*, p. 672.

(2) L. E. Escot. — *Thèse de Paris*, 1865, p. 10.

(3) J. Bouillaud. — *Discours à l'Acad. de médecine*, 1865, p. 89 *du tirage à part.*

(4) Les spasmes des muscles articulaires de la parole ont été décrits par A. de Fleury d'abord (*Journ. de méd. de Bordeaux*, 1864, n° 12), puis par Vallin (*Gaz. hebd.*, 1864, n° 17) et par Mossdorf (*Centralblatt für Nervenheilkunde*, 1880, n° 1), sous le nom d'*aphthongie*.

Berger a récemment appelé l'attention sur *les convulsions idiopathiques de la langue* (*Neurologische Centralblatt*, février, 1882).

(5) H. Jackson. — *Arch. de médecine.* 6 s., t. V, p. 311.

langue, du voile du palais sont complètement conservés, en d'autres cas, on peut les trouver plus ou moins compromis. C'est une complication mais rien de plus.

_ M. Fournier (1), a rapporté une observation très curieuse de glossoplégie, dans laquelle l'aphémie ne se montrait que par accès passagers. « Les accès d'aphasie ne durèrent jamais qu'un quart d'heure à une demi-heure en moyenne, tandis que les paralysies linguale et palpébrale, s'établirent d'emblée à l'état permanent. En dehors de ces crises aphasiques, le malade conservait la faculté du langage, pouvait causer, trouvait facilement ses mots ; mais sa parole, très manifestement gênée par un embarras notable de la langue, restait toujours défectueuse, lente, entrecoupée, pâteuse. Ainsi qu'il le disait lui-même, il parlait « comme s'il eût eu constamment la bouche pleine ».

Il n'y a donc pas de difficulté à distinguer l'aphémie de toutes les *anarthries* (Leyden), et en particulier de la paralysie glosso-labio-laryngée de Duchenne (de Boulogne), même, quand au lieu d'être chronique et progressive, elle débute brusquement et d'emblée avec tous ses caractères, à la suite d'une lésion du bulbe, par hémorrhagie ou ramollissement.

M. Lépine (2) a appelé le premier l'attention sur une variété de cette affection, relevant d'une cause cérébrale, qui est tantôt un foyer bilatéral et symétrique dans chaque hémisphère, tantôt même un foyer unilatéral. Cette variété, comme dans la première observation de M. Lépine, peut se combiner avec l'aphémie. Le diagnostic exige alors une analyse très délicate.

---

(1) A. Fournier. — *La syphilis du cerveau*, 1879, p. 251.
(2) R. Lépine. — *Revue mensuelle*, 1877, p. 309, 1878, p. 463.
— *Revue de médecine*, 1881, p. 698.
Les cas relevant d'une affection cérébrale unilatérale, seraient tout à fait comparables à l'aphémie. Comme elle, on a voulu les expliquer par un entrecroisement très inégal des fibres cérébrobulbaires, unissant les noyaux bulbaires des nerfs de ces parties à leurs centres dans le manteau.

L'aphémie a été prise souvent pour de l'aliénation mentale et des malades enfermés même dans les asiles, à cause d'elle (1).

Enfin, l'aphémie peut être simulée, et le fait suivant de W. Hammond (2) est particulièrement instructif à cet égard.

« Je soignais depuis peu de temps une dame qui avait été traitée par un médecin homœopathe pour une aphasie. Un examen sommaire suffit pour me convaincre qu'il s'agissait d'une hystérique. Elle ne parlait pas depuis plusieurs mois, quand un jour elle vint dans mon cabinet, accompagnée de sa servante. Elle lui ordonna d'épeler l'alphabet et quand la lettre propre arrivait elle la désignait en levant la main. Elle rassemblait ainsi les mots dont elle voulait se servir. Plus tard, elle eut un carton qui contenait toutes les lettres (semblable à celui dont on se sert pour apprendre l'alphabet aux enfants) et elle composait ses mots en indiquant du doigt chacune des lettres.

Évidemment, ceci prouvait que la notion du langage était intacte chez elle, mais que la malade avait perdu la faculté de la coordination des muscles qui président à la phonation. Convaincu de son impuissance à parler, je n'insistai pas lorsqu'un matin, très vivement intéressée par un de mes récits, elle trouva son alphabet trop lent pour ce qu'elle avait à dire, elle le jeta et commença à parler avec volubilité. Après avoir ainsi continué son récit pendant trois quarts d'heure, elle se recueillit tout à coup et reprit son alphabet ; mais le charme était rompu et progressivement elle se remit à parler. A cette époque, cette dame fut soignée par mon ami, le professeur Flint, pour une affection des voies respiratoires, et elle lui parlait très bien.

C'est contre la simulation de l'aphémie que Trousseau (3)

<hr>

(1) Jougla. — *Gaz. des hôpitaux*, 1872, n° 149 et 1873, n° 29.
(2) W. Hammond. — *Traité des maladies du s. nerveux*, trad. de Labadie-Lagrave, p. 174.
(3) Trousseau. — *Loc. cit.*, p. 728.

a proposé et employé avec succès divers moyens violents et
inoffensifs, ou seulement la menace de ces moyens. Ce
traitement comminatoire ne devra pas être négligé au cas
d'aphémie hystérique.

§ 6. *Anatomie pathologique.*

A la lésion de quelle région du cerveau faut-il rapporter
les symptômes de l'aphémie, de l'aphasie motrice (type
Bouillaud-Broca) (1)?

Bouillaud plaçait le siège de son principe législateur de
la parole dans les lobes antérieurs du cerveau. J'ai dit
les limites fort vagues qu'il assignait à ces lobes. Pour les
observations affirmatives, la lésion d'un lobe était suffisante. Lui opposait-on un cas de conservation de la parole
avec lésion d'un seul lobe (ce qui arrivait forcément pour
le lobe antérieur droit), Bouillaud répondait que le lobe
sain ou la partie saine du lobe lésé suffisait à assurer
l'exercice de la parole et réclamait pour se rendre une
destruction complète des deux lobes antérieurs. Il ne fut
d'ailleurs pas heureux quand il essaya de localiser avec
plus de précision et qu'il avança, « après avoir dévoré 700
ou 800 observations, » que « *la face inférieure et l'extré-*

---

(1) Je ne dirai rien de la théorie de Schroder van der Kolk (*lésion
des olives bulbaires*); rien de l'idée de Foville qui, d'après Longet,
avait été amené à soupçonner que la corne d'Ammon et les plans
fibreux du lobe temporal, étaient le siège spécial du principe des
mouvements de la langue (*Anat. et phys. du s. nerveux*, 1842) t. I,
p. 684), idée reprise sous une autre forme récemment, par Meynert
(*Soc. de psychiatrie et de physiologie legale de Vienne*, séance du
30 janv. 1883. — *Arch. de neurologie*, t. XI, p. 147); rien de l'hypothèse de Barlow, qui plaçait le siège de l'aphasie dans le petit
hippocampe. Faut-il même citer l'opinion de Graves qui le mettait
dans la glotte? Je n'aurais que trop souvent à parler d'hypothèses
et d'imaginations médicales, en ne traitant que de celles qu'on a
opposées à la réalité et qui ont pu la faire oublier.

mité antérieure des lobules antérieurs du cerveau paraissaient être spécialement le siège de cette admirable faculté (1). » De tels procédés d'investigation et de discussion ne lui permirent pas de recueillir des adhésions nombreuses ou importantes. Bouillaud ne rencontra jamais à l'Académie de médecine que des contradicteurs. A bout d'arguments contre l'un d'eux, Bouillaud fonda, en 1848, un prix de 500 francs destiné à celui qui produirait un fait négatif (2). Bien des années plus tard, une observation que M. Charcot présenta contre la localisation de Bouillaud (et celle de Broca), n'en fut pas jugée digne par M. Auburtin (3). En présence de cette observation et de celle de M. Parrot, M. Auburtin réclama l'histoire complète et détaillée d'un individu chez lequel la parole aurait été conservée, alors que chez lui toutes les circonvolutions frontales auraient été détruites. Il ne rabattait qu'un peu des conditions premières de son beau-père. De telles exigences et un prix de 500 francs étaient choses mal proportionnées. M. Charcot (4) put dire « qu'une telle observation, cette perle des cas rares, était vraiment inestimable ».

Velpeau (5), peu après, se mit sans plus de succès sur

---

(1) *Bull. Acad. de méd.* t. XIII, p. 807.

(2) *Bull. Acad. de méd.*, t. XIII, p. 813.
Si les observations de Bouillaud étaient défectueuses, celles de ses adversaires l'étaient bien plus. Cruveilhier, en 1839, lui oppose l'observation d'une idiote, privée de lobes antérieurs qui a cependant parlé. Le cerveau, dessiné dans son grand atlas, montre qu'il n'en était rien. On oppose à Bouillaud un cas observé par Bérard, cas dans lequel un éclat de mine a emporté les deux lobes antérieurs d'un homme, lequel cependant, parle assez bien jusqu'à sa mort, pour raconter à Bérard tous les détails de l'accident. Cela se raconte, comme le cas de Velpeau, par lambeaux de tradition. « Bérard, dit Deguise l'un des dépositaires de la légende, a touché l'intérieur du crâne largement ouvert et il a constaté la disparition des deux lobes antérieurs du cerveau! » *Gaz. hebd. de méd. et de chir.*, 1865, p. 361.

(3) Auburtin. — *Gaz. hebd.*, 1863, p. 524.

(4) J.-M. Charcot. — *Gaz. hebd.*, 1863, p. 525.

(5) Velpeau. — *Bull. Acad. imp. de méd.*, 1865, t. XXX, p. 798.

les rangs. Bouillaud exigea une seconde observation pareille pour décerner le prix. Il ne fut jamais donné, que je sache. Que d'observateurs, depuis MM. Parrot (1) et Fernet (2), l'ont mérité !

L'intervention de Broca changea complètement la face des choses. Les lésions cérébrales que révéla l'autopsie de Leborgne, n'étaient pourtant ni simples, ni circonscrites, mais au contraire assez étendues, tant à la surface du cerveau que dans la profondeur. Broca dut donc interpréter ces résultats. Il expliqua par les lésions les plus anciennes, les symptômes les plus anciens, et par les plus récentes, les plus récents. Il n'existe pas encore une observation, une seule, ayant infirmé ce qu'il établit ainsi ce jour-là. Les lésions occupaient exclusivement l'hémisphère gauche. L'aphémie a dépendu de la destruction complète de la troisième circonvolution frontale gauche dans sa moitié postérieure, bien plus probablement que de la lésion de la deuxième frontale correspondante dont la continuité n'est pas interrompue (3).

Quelques mois plus tard, sur le cerveau de Lelong, la « lésion est incomparablement plus circonscrite », mais « le centre de la lésion est identiquement le même dans les deux cas (4) ». Il n'existe de lésions appréciables que sur l'hémisphère gauche. Une cavité pleine de sérosité de la largeur d'une pièce d'un franc, coupe complètement en travers la troisième circonvolution frontale et empiète en dedans sur la seconde (5). C'est un ancien foyer apo-

---

(1) Parrot. — *Bull. Soc. méd. des hôp. de Paris*, t. V, p. 423.

(2) Ch. Fernet. — *Comptes rendus des séances de la soc. de biologie*, 1863, 3ᵉ s., t. V, p. 48.

(3) Broca. — *Loc. cit.*, p. 353 et 357. Les pièces provenant de l'autopsie de Leborgne, se trouvent en parfait état de conservation au musée Dupuytren sous les nᵒˢ 56, 57 et 58, voir aussi Houel. — *Catalogue des pièces du musée Dupuytren*, 1878, t. III, p. 274.

(4) Broca. — *Loc. cit.*, p. 404 et suivantes.

(5) L'hémisphère cérébral gauche de Lelong, non moins bien conservé que le précédent, est classé au Musée Dupuytren sous le nᵒ 60. Voir Houel, *loc. cit.*, p. 276.

plectique. Il n'y a eu d'autre symptôme que l'aphémie, d'autre lésion que celle de ces deux circonvolutions. Il est incontestable que chez cet homme, la maladie qui a frappé ces deux circonvolutions, a été la cause directe de l'aphémie. « Deux faits, dit Broca, sont peu de choses, lorsqu'il s'agit de résoudre une des questions les plus obscures et les plus controversées de la physiologie cérébrale ; je ne puis toutefois m'empêcher de dire, jusqu'à plus ample informé, que l'intégrité de la troisième circonvolution frontale (et peut-être de la deuxième), paraît indispensable à l'exercice de la faculté du langage articulé ».

Quatre points sont établis par les faits précédents : lésion de la même circonvolution ; lésion du même point de cette circonvolution ; lésion du même hémisphère ; lésion correspondant au même point de la paroi du crâne. Broca ne veut retenir que le premier, à cause des faits antérieurement publiés où la lésion semblait occuper exclusivement la partie antérieure des lobes frontaux.

Les observations se succèdent rapidement, leurs auteurs ne revendiquent jamais aucune part dans la découverte. C'est le problème si parfaitement posé par Broca, qu'ils veulent résoudre affirmativement ou négativement. MM. Trousseau, Gubler, Charcot et Vulpian lui laissent le mérite de la découverte et la responsabilité de l'erreur

Broca continue ses recherches. Il apporte à la Société anatomique (1), à la Société de biologie (2), à la Société d'anthropologie, soit de nouvelles observations confirmatives. soit des observations démontrant que les lésions d'autres

---

(1) *Bulletin de la soc. anatomique de Paris*, 1862, 2ᵉ s., t. VIII, p. 268-275 ; *même recueil*, 1863, 2ᵉ s., t. VIII, p. 168 et 385 ; *même recueil*, 1864, 2ᵉ s., t., IX. p. 293-300.

(2) Le nom de Broca revient bien souvent sous la plume des rédacteurs des *procés-verbaux manuscrits des séances de celle société* que j'ai pu compulser, grâce à l'obligeance de mon cher maître, M. Dumontpallier, secrétaire général de la société.

J'ai déjà cité dans l'historique général et je citerai encore les publications de la *Société d'anthropologie* qui témoignent du zèle de Broca durant ces années.

parties du cerveau, que la troisième circonvolution frontale,
ne provoquent pas l'aphémie. Il y discute tous les faits confirmatifs ou négatifs. En janvier 1863, il réunissait déjà
sept faits confirmatifs, huit au mois d'avril. Ce chiffre lui
donne de fortes présomptions. Chez tous ces malades, la
lésion siégeait à gauche. Il n'ose encore tirer de conclusions. Il attend de nouveaux faits. Le 3 mars 1864, sur 20
autopsies pratiquées, une seule fois la lésion de la troisième circonvolution frontale gauche a fait défaut et deux
autopsies ont démontré que la lésion de la même circonvolution du côté droit demeure sans effet. Quant au fait
rapporté par M. Charcot, que Broca tenait lui-même pour
contradictoire, nos connaissances plus avancées en anatomie cérébrale permettent aujourd'hui de le tenir, au
contraire, pour confirmatif, en sorte que la localisation
proposée par Broca, pour l'aphémie, s'est rencontrée vraie
vingt fois sur VINGT.

Cette particularité inouïe, ce fait subversif d'une lésion
limitée à l'hémisphère gauche, il a fallu l'expliquer. Bouil-
leud (1) d'abord et presque simultanément Broca (2) l'ont
fait de la meilleure manière. « Certes, disait Broca, l'observation est supérieure aux théories et il faut savoir s'incliner devant un fait quelque inexplicable, quelque para-
doxal qu'il puisse nous paraître. Mais avant de faire ce
sacrifice, il faut chercher si ce fait ne serait pas susceptible d'être concilié avec les vérités générales qu'il semble
contredire. C'est ce que je vais essayer de faire pour le
cas particulier qui nous occupe. » Un grand nombre d'actes
mécaniques, et les plus délicats sont dirigés exclusivement
ou principalement par l'hémisphère gauche, sous l'influence
tant de l'imitation que de l'éducation. La presque univer-
salité des sujets sont donc droitiers des membres et gauchers du cerveau. Gratiolet a signalé la précocité du développement de l'hémisphère gauche par rapport au droit

---

(1) Bouillaud. — *Bull. Acad. imp. de médecine*, 1865.
(2) Broca. — *Bull. soc. anthropologie*, 1866, t. VI, p. 331.

L'enfant apprend à parler à une époque où l'hémisphère gauche est en avance de développement sur le droit, et il apprend à parler, à diriger les mouvements des organes de l'articulation de la parole avec l'hémisphère gauche. Qu'un arrêt de développement, une maladie de l'hémisphère gauche empêche cette partie du cerveau de diriger l'éducation des membres droits et des organes articulateurs, le cerveau droit interviendra et suppléera le gauche. Cette situation était pleinement réalisée chez une épileptique du service de Moreau (de Tours) qui, privée des mouvements des membres droits, avait appris à se servir des membres gauches, qui parlait, comprenait parfaitement, écrivait et tricotait de la main gauche. L'autopsie révéla que chez elle la circonvolution d'enceinte gauche était réduite à un état de gracilité et de minceur tels qu'elle ne dépassait pas en volume l'intestin d'un rat.

C. Vogt démontrait peu après que les microcéphales qui ne parlaient pas ne possédaient que des troisièmes circonvolutions frontales rudimentaires. La suppléance de l'une par l'autre n'avait pu avoir lieu.

Ces vues originales autant qu'ingénieuses ont été pleinement et constamment confirmées, par l'étude anatomo-clinique de l'aphasie chez les gauchers. Ce n'est qu'en pareil cas que les lésions de la troisième circonvolution frontale droite provoquent l'aphémie et inversement que les lésions de la gauche ne la provoquent pas. Pye Smith, Hughlins Jackson, Ogle (1), Habershon (2) ont publié des cas de la première espèce, et Taylor (3) récemment un de la seconde.

Wodham (4) a rapporté une observation plus minutieusement confirmative. Un jeune homme de dix-huit ans. gaucher comme ses quatres frères, est cependant obligé

<hr>

(1) Pye Smith, H. Jackson, Ogle *d'après* Kussmaull, *loc. cit.* p. 188.

(2) Habershon. — *Clinical Society*, 1881, t. XIV, p. 101.

(3) Taylor. — *Clinical Society*, 1881, t. XIV, p. 89.

(4) Wodham. — *St. George's Hospital Reports*, 1879, t. IV, p. 245.

d'apprendre à écrire de la main droite comme tous ses camarades d'école. Il est frappé d'hémiplégie gauche et d'a-
phasie. A l'autopsie, lésion de la troisième frontale droite.
Malgré les exercices de l'écriture, il était resté gaucher
du cerveau et malgré cette éducation secondaire de l'hémisphère gauche, l'aphasie ne fut que très incomplètement améliorée avec le temps.

Une des preuves les plus péremptoires en faveur de la
localisation de l'aphémie dans la troisième circonvolution
frontale gauche est l'observation présentée par M. Auguste
Voisin (1), à la séance du 3 mai 1866, de la Société d'anthropologie. En moins de deux années, sur le même sujet, la
maladie en fait la contre-épreuve et l'épreuve. Le nommé
Frayer âgé de 58 ans est frappé le 30 mai 1864, d'hémiplégie gauche, sans aucun trouble du langage, et le 29 janvier
1866, d'aphémie complète après ictus apoplectique, sans
paralysie des membres droits. Il meurt le 20 avril suivant.
L'autopsie révèle sur l'hémisphère droit, deux anciens
foyers apoplectiques l'un à la partie supérieure du sillon
de Rolando, l'autre sur la troisième frontale complètement
détruite dans sa partie postérieure, et sur l'hémisphère
gauche, deux autres foyers plus récents. Le premier de la
grosseur d'une noix, a détruit l'insula et la partie postérieure de la troisième frontale. Le second, plus petit, du
volume d'un haricot, occupe, trois centimètres plus avant,
la même circonvolution.

Dans le cas plus récent de Th. Barlow (2), les choses se
sont passées dans l'ordre inverse. Un enfant de de dix ans,

---

(1) Voisin. — *Sur le siège et la nature de la faculté du langage.*
(*Bull. de la soc. d'anthropologie de Paris*, 1866, 2ᵉ s. t. I, p. 369).
M. Cornillon (*Mouvement médical*, 1868, p. 264) a recueilli dans
le service de M. Voisin une seconde observation pareille.
Cl. de Boyer (*Etudes cliniques sur les lésions corticales des
hémisphères cérébraux*, 1877, p. 88) en rapporte une semblable
d'après Séguin (*Amer. Neurological Association*, 1877).
(2) Th. Barlow. — *Brit. méd. journal*, 28 juillet, 1877.
D. Ferrier. — *De la localisation des maladies cérébrales*, 1880,
p. 136 et fig. 48.

14

atteint d'une affection aortique, est frappé d'hémiplégie droite et d'aphasie qui, au bout d'un mois, disparaissent; trois mois plus tard, hémiplégie gauche et retour de l'aphasie, en même temps qu'il y a abolition des mouvements volontaires des muscles de la bouche et de la langue. A l'autopsie, sur chaque hémisphère. ramollissement jaune portant sur l'extrémité inférieure de la frontale ascendante et l'extrémité postérieure des frontales moyenne et inférieure. Le travail de suppléance a été brusquement interrompu et définitivement arrêté.

Faut-il essayer, après avoir ainsi démontré le second point et le plus original de la localisation de Broca (1), à savoir que, quand l'aphémie dépend d'une lésion de la troisième circonvolution frontale droite, et non de la gauche, il y a à cela une raison qui confirme la règle, faut-il essayer de démontrer à nouveau que le siège anatomique de l'aphémie est le pied de la troisième circonvolution frontale gauche « qu'il occupe les deux cinquièmes postérieurs de la troisième circonvolution frontale gauche, un quadrilatère haut de trois à quatre centimètres, large de vingt-cinq à trente-cinq millimètres, compris entre la branche ascendante de la scissure de Sylvius, le sillon de Rolando, le deuxième sillon frontal et la branche horizontale de la scissure de Sylvius?»

Les faits confirmatifs ne se comptent plus. Ils sont complètement négligés, comme de simples banalités. En présence d'un aphémique, le médecin annonce une lésion de la troisième circonvolution frontale gauche. L'autopsie confirme sa prédiction. C'est parfait. On passe outre. Nul n'en parle plus. « Comme Broadbent, je n'ai jamais rencontré, dit M. Charcot (2), de véritable infraction à la loi de Broca, et comme lui je crois qu'aucun des cas présentés comme infirmatifs ne soutient un examen sérieux. »

---

(1) P. Broca. — *Sur la topographie cranio-cérébrale* (*Revue d'anthropologie*, 1876, t. V, p. 241).
(2) J.-M. Charcot. — *Progrès médical*, 1883, p. 859.

« La confirmation, écrivait M. Lépine (1), serait encore plus éclatante, si depuis un certain temps on n'avait pas cessé de publier les faits à l'appui, devenus trop vulgaires, tandis qu'on s'empresse de mettre au jour les faits contradictoires, plus intéressants parce qu'ils sont plus rares, et si la littérature de l'aphasie n'avait point été encombrée, surtout dans les premières années, de faits sans rapport avec elle, au point de vue de la clinique et observés sur le cadavre d'une manière plus qu'insuffisante, souvent avec un parti pris contre la localisation de la faculté du langage. »

Quels sont ces faits contradictoires que les auteurs se passent l'un à l'autre sans aucun contrôle, sans la moindre critique ? Broadbent (2), en Angleterre, Kussmaul (3), en Allemagne, en ont déjà fait une révision approfondie. Un seul auteur (4), en France, a abordé ce sujet, et il a simplement conclu à l'*ectopie possible de l'organe du langage* en pareille occurence. Ce que j'ai dit de l'influence exercée sur le cerveau par l'usage habituel d'une main ou de l'autre, simplifie beaucoup cette révision.

A la règle posée par Broca et démontrée depuis chaque jour, à cette règle, y a-t-il des exceptions ? M. Lépine (5), laissant de côté les faits d'aphasie avec hémiplégie gauche non suivis d'autopsie, dit connaitre « un certain nombre d'exemples, qui paraissent probants, d'aphasie sous la dépendance d'une lésion de l'hémisphère droit ! » Ces faits qu'il cite sont loin d'avoir la valeur qu'il leur attribue. Ainsi, le cas de Schreiber, non seulement n'a pas été suivi d'autopsie, mais encore Schreiber n'a pas recherché si son malade, atteint d'aphasie et d'hémiplégie gauche, était

---

(1) R. Lépine. — *De la localisation dans les maladies cérébrales,* 1875, p. 17.

(2) Broadbent, *medico-chirurgical transaction,* v. LV, 1872, p. 172.

(3) Kussmaul. — *Loc. cit.,* p. 179-196.

(4) Colombe. — Thèse de Paris, 1882.

(5) R. Lépine. — *De la localisation dans les maladies cerébrales,* 1875, p. 24.

gaucher. Rosenthal a commis la même négligence (1). Le malade de la septième observation de Bateman avait recouvré la parole au bout de quinze jours, et peu de minutes avant sa mort, disait qu'il voyait des êtres imaginaires autour de son lit.

MM. Dreyfous et Raymond (2) ont rapporté une observation d'hémiplégie et d'hémianesthésie gauches avec aphasie. Des foyers multiples de ramollissement sur chaque hémisphère cérébral, un entre autres sur le pied de la troisième circonvolution frontale gauche, rendait parfaitement compte de la réunion insolite de l'aphasie et d'une hémiplégie gauche. Ils rappellent en outre un cas pareil de M. Peter.

Je n'ai, pour moi, rencontré qu'un seul cas faisant exception. Encore les auteurs, MM. Ledouble et Viollet (3), qui ont observé la malade longtemps, ne disent rien de l'état de l'écriture, de la lecture, de l'audition, ne disent la malade droitière qu'au cours des réflexions qui suivent l'exposé des symptômes et du ramollissement découvert à l'autopsie, sur la troisième frontale droite, et sur le reste de l'hémisphère correspondant où tout le territoire du langage est profondément lésé.

Enfin, on a quelquefois rencontré, à l'autopsie d'individus n'ayant offert dans leur maladie dernière aucun signe d'aphémie, une destruction de la troisième circonvolution frontale gauche. Ces sujets n'étaient pas gauchers.

Parmi ces faits aurait pris place l'observation X, si la lucidité et la présence d'esprit de la malade, n'avaient permis de reconstituer son histoire pathologique, et l'observation de M. Luys (4), si, durant la vie, une constatation pareille n'avait été faite.

---

(1) Même lacune encore dans l'observation de M Peter, citée par Trousseau (*Clin. méd. de l'Hôtel-Dieu*, 4ᵉ édit., 1873, t. II, p. 701).

(2) Raymond et Dreyfous. — *Contribution à l'étude de l'aphasie* (*Arch. de neurologie*, 1882, t. III, p. 80).

(3) Ledouble et Viollet. — *Tribune médicale*, 1879, mars.

(4) Luys.— *Contribution à l'étude des suppléances* (à propos d'un cas d'aphasie). *Soc. médico-psychologique*, séance du 27 nov. 1876.

L'étude des faits dûment constatés et rapportés qu'on a opposés à la localisation de l'aphémie dans le pied de la troisième circonvolution frontale gauche est beaucoup plus importante. Là est le nœud de la question, là est la résistance sérieuse. Je les classerai sous deux chefs.

Tantôt l'examen anatomique a été insuffisant. On s'est trompé dans la nomenclature des circonvolutions. On n'a pas examiné ou on a examiné insuffisamment le centre ovale, la capsule interne, le pédoncule cérébral, les fibres blanches, émanées de l'écorce grise de la troisième circonvolution frontale dans tout leur trajet.

Tantôt cet examen a été fait d'une façon irréprochable, mais les auteurs ont mal interprêté les résultats de leur examen.

M. Pitres (1) a montré par un bel exemple qui n'a pas encore trouvé d'imitateurs, les précautions minutieuses à prendre quand on apporte un cas négatif d'une localisation si sévèrement établie.

« Une femme est frappée d'hémiplégie droite et d'aphasie, et meurt quelques jours après. A l'autopsie, on constate que la substance grise de la troisième circonvolution frontale gauche est dans un état d'intégrité parfaite. On pratique des coupes sur l'hémisphère correspondant et l'on trouve au centre du lobe pariétal un ramollissement blanc, diffus, sans limites précises.

« Si l'examen n'avait pas été poussé plus loin, on aurait pu considérer ce cas comme un exemple d'aphasie sans altération de la circonvolution de Broca, et son histoire grossirait peut-être aujourd'hui le nombre des observations tronquées et incomplètes que certaines personnes opposent avec tant de complaisance aux défenseurs des localisations cérébrales.

« Mais il n'en a pas été ainsi, et le microscope a montré

---

(1) A. Pitres. — *Recherches sur les lésions du centre ovale*, 1877, p. 93 et 94. *Voyez* Pl. II, fig. 2.

que la substance blanche du faisceau pédiculo-frontal
inférieur était profondément désorganisée. »

Le ramollissement se prolongeait en avant jusque dans
la substance blanche du pied de la troisième circonvolution frontale, farci de corps granuleux.

Mettant à part l'absence d'observation clinique régulière, un tel examen n'a pas été fait par M. Comby (1) dans le
cas qu'il présentait sans vouloir, toutefois, en tirer de
conséquence.

Le plus bel exemple d'erreur commise dans la nomenclature des circonvolutions cérébrales est celui de Trousseau, auquel j'ai déjà fait allusion.

Il n'eut pas, comme Gairdner, en une occasion semblable, le courage d'avouer qu'il avait bien pu se tromper,
et ne pardonna jamais à Broca, on l'a vu, d'avoir relevé
son erreur.

Trousseau pratique solennellement à l'Hôtel-Dieu l'autopsie du nommé Bernier, du malade qui répétait : « *N'y
a pas de danger, tout de même...* » Natalis Guillot présent,
il constate et fait constater l'absence de lésion dans la
troisième frontale. Au sortir de l'amphithéâtre, Duchenne
(de Boulogne) rencontre Broca et lui annonce la grande
nouvelle. Broca accourt, reprend les morceaux du cerveau
et démontre aux assistants attardés de Trousseau une
lésion parfaitement nette de la troisième circonvolution
frontale gauche. Cette restitution est publiée dans la thèse
de M. Escot. Trousseau a fait protester par M. Martineau (2)
contre le reproche d'avoir cherché la troisième circonvolution frontale où elle n'était pas. Comment se reconnaître
dans la description revue et corrigée de M. Martineau ?
D'une part, cette circonvolution est dite saine, comme
toutes les autres frontales, et, d'autre part, sa moitié supérieure est détruite.

Avant que, sous l'impulsion de M. Charcot, M. Pitres

____

(1) J. Comby.—*Soc. anatom.*, 9 avril 1880.—*Progrès méd.*, 1880, p. 994.
(2) *Gaz. des hôpitaux*, 1865, p. 453.

eût appelé l'attention sur l'anatomie du centre ovale et appris à l'examiner d'une façon rationnelle, et que M. Brissaud eût vulgarisé en France la pratique de la coupe de Flechsig, ces parties du cerveau n'étaient pas ou étaient défectueusement examinées.

Ainsi, M. Bourneville (1) présentait à la Société anatomique deux observations contraires à la localisation de Broca. Dans la première (qui paraît être un cas de surdité verbale, et qui serait contraire, en outre, à toute localisation motrice), aucune coupe n'est pratiquée ; dans la seconde, où l'aphasie motrice est évidente, si l'auteur en pratique sur le lobe sphénoïdal au siège d'un ramollissement superficiel, il ne paraît pas en avoir fait du lobe frontal. De plus, il existe une oblitération de la sylvienne gauche à son origine par accollement de deux foyers athéromateux.

Dans une observation fréquemment citée de M. Vulpian, une lésion vasculaire analogue existait, et avec elle une lésion de la moitié postérieure du noyau blanc sus-ventriculaire et d'autres lésions anciennes dans le corps strié et dans la couche optique gauches. Même lésion vasculaire encore dans une observation de M. Troisier. Il y a ramollissement des lobes sphénoïdal et occipital gauches. Mais les corps striés, la couche optique sont sains. Rien qui puisse expliquer l'aphasie, rien non plus qui puisse expliquer l'hémiplégie droite.

Ces observations disent ce qu'il y a eu des termes insuffisamment précis, mais ne précisent pas ce qu'il n'y a pas (2).

L'exemple le plus célèbre de la seconde faute, de l'interprétation vicieuse d'un relevé exact d'autopsie est l'observation de M. Charcot. Broca avoua lui-même qu'elle était contraire à sa localisation, qu'elle était la seule contraire sur les vingt observations régulières et complètes d'aphémie

---

(1) Bourneville. — *Bull. soc. anat*, 1869, p. 41 et 51.

(2) Kussmaull attribue cette observation à *Tripier*. Mlle Skwortzoff en fait autant et plusieurs auteurs après eux.

qu'il réunissait en 1864. Si je puis montrer aujourd'hui, à l'encontre de ces deux hommes éminents, le point faible de la contradiction, c'est grâce à ce que M. Charcot (1) lui-même a découvert et appris sur la structure de la capsule interne. J'ai d'ailleurs trop souvent entendu M. Charcot confesser et déplorer son opposition première à Broca pour ne pas aborder devant lui en toute liberté cette importante discussion.

L'observation clinique que j'ai citée plus haut est parfaite. Voici la description (non moins parfaite des lésions anatomiques.

Le ramollissement avait détruit 1° sur le lobe temporal la circonvolution marginale inférieure dans toute son étendue et en partie la deuxième. 2° Sur l'insula de Reil, l'extrémité inférieure de ce lobule et dans toute leur étendue, ses deux circonvolutions postérieures. *En profondeur, le ramollissement s'étendait dans la direction du corps strié. Le noyau extra-ventriculaire du corps strié tout entier et l'intra-ventriculaire dans sa moitié postérieure seulement étaient envahis par le ramollissement. La couche optique était intacte. Les circonvolutions frontales et pariétales intactes étaient séparées du ramollissement par un jeu de substance nerveuse, blanche, saine.*

Il y a donc destruction d'une part d'une portion du centre ovale et d'autre part de la capsule interne, et précisément dans les points où passe le faisceau pédiculo-frontal inférieur, c'est-à-dire au-dessus et en-dedans du noyau lenticulaire qui est complètement détruit dans le cas actuel.

Une interprétation pareille doit être faite des lésions relevées par M. Bouchard (2) dans l'autopsie d'Adèle Ancelin,

----

(1) Charcot. — *Gaz. hebd.* 1863, p. 474

(2) *Comptes rendus des séances de la soc. de biologie,* 1864, p. 111. Dans ce même volume (p. 32), on trouve une observation de M. Cornil, citée par plusieurs auteurs comme négative. M. Cornil dit expressément que le malade *avait peu à peu complètement recouvré la parole.* Il s'agit de lésions pariétales très étendues, et le malade ne savait ni lire ni écrire.

une malade bien connue des auditeurs et des lecteurs de Trousseau.

Dans cette observation d'aphasie ancienne, donnée comme négative, il n'y a que des lésions récentes de la troisième frontale gauche, mais M. Bouchard constate un *ramollisse-ment jaune de la partie supérieure et antérieure du noyau intra-ventriculaire du corps strié gauche avec atrophie correspondante du pédoncule et de la pyramide.* La capsule interne est donc coupée dans sa partie antérieure au niveau et en avant du genou, au point où passe le faisceau des fibres émanées de la troisième circonvolution frontale gauche.

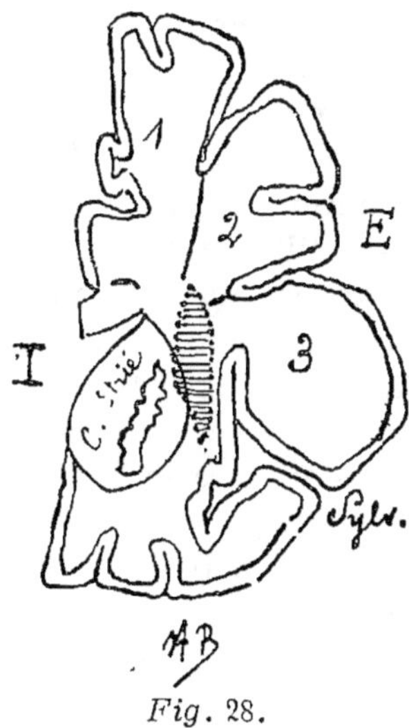

Fig. 28.

Le cas assez célèbre rapporté par M. Farge (1) comme négatif est tout simplement une lésion du centre ovale portant sur le faisceau pédiculo-frontal inférieur, lésion dont les exemples ne se comptent plus, et que de Boyer a parfaitement figuré dans le dessin ci-dessus.

(1) *Gaz. hebd.*, 1864, p. 724.

Dès 1866, Meynert (1) avait tenté de localiser l'aphémie dans l'insula de Reil. En 1868, il était parvenu à réunir vingt cas favorables à cette opinion. Sur ces vingt cas aucun n'était à l'abri de graves critiques tant au point de vue des descriptions cliniques extrêmement écourtées qu'à celui de la relation des lésions anatomiques fort incomplètes.

M. Cornillon (2) essaya aussi de localiser l'aphasie dans l'insula, à l'aide de quatre observations. Si la troisième circonvolution frontale gauche est respectée dans ces cas, le ramollissement a profondément lésé les ganglions centraux et la capsule interne et coupé dans son trajet vers le pédoncule central, le faisceau émané de l'écorce de cette circonvolution.

Cette opinion semble avoir repris consistance, depuis que M. Lépine et Cl. de Boyer ont publié deux observations plus detaillées d'aphasie avec lésion de l'insula.

M. Lépine a trouvé un vaste foyer hémorrhagique dans le centre ovale, mesurant 6 centimètres dans le sens antéro-postérieur, et 45 millimètres verticalement. Ce foyer est formé de deux parties, l'une récente, cause des accidents ultimes, l'autre ancienne, de laquelle dépendait l'aphasie de la malade. Ocreux, de la grosseur d'une noisette, le foyer ancien « a envahi la substance blanche et une portion de la substance grise de la circonvolution la plus antérieure de l'insula (3) ».

Or, la partie la plus antérieure de l'insula est justement celle qui intéresse la coupe pédiculo-frontale de Pitres, et il est bien difficile, sur cette coupe, de limiter exactement où se terminent les faisceaux blancs de l'insula et ceux qui émanent de la troisième frontale. Le second épanchement

---

(1) Meynert. — *Zeitschrift der Gesellschaft der Aerzte,* 1866.
— *Viertel ahreschrift für Psychiatrie,* 1867-1868 t. I, 77, 198 et t. II, 88.
(2) J. Cornillon. — *Contribution à l'histoire de l'aphasie (Mouvement médical,* 1868, p. 244, 271 et 284).
(3) R. Lépine. — *Bull. de la soc. anatomique de Paris,* 1874. — p. 364.

sanguin, **enté** sur le premier, rendait tout à fait impossible, dans le cas de M. Lépine, une délimination précise.

On peut rapprocher du cas de M. Lépine celui que M. Marié (1) présentait plus récemment à la même Société. Il y avait lésion de l'insula gauche. « Sur une coupe verticale, il semble que la lésion n'est pas exclusivement limitée à l'insula mais empiète aussi légèrement sur les fibres qui partent du pied de la troisième frontale. »

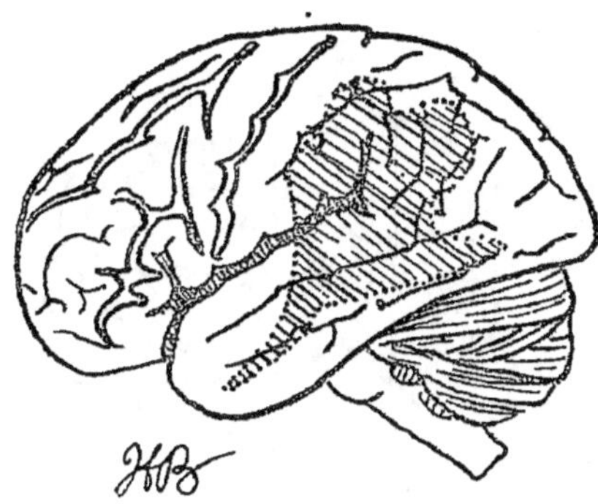

Fig. 29.

Cl. de Boyer (1) a accompagné son observation d'aphasie motrice due à une lésion exactement limitée à l'insula, de dessins qui méritent d'être reproduits. La troisième circonvolution frontale gauche est complètement respectée, tant à la superficie que dans la profondeur, mais toutes les circonvolutions de l'insula sont très altérées, de même que la partie postérieure des deux premières circonvolutions temporales du pli courbe.

---

(1) P. Marié. — *Soc. anat. de Paris*, séance du 3 février, 1882. (*Progrès médical*, 1882, p. 728).

(2) Cl. de Boyer. — *Bull. soc. anatomique*, 1877, 4ᵉ s., t. Il, p. 450.

Etude clinique sur les lésions corticales des hémisphères cérébraux, 1877, p. 98.

Quel est, dans le cas actuel, l'état de la capsule interne ?
« A la coupe, un vaste foyer de ramollissement s'étend
dans la capsule interne, en arrière du siège classique de
l'hémiplégie avec hémianesthésie. » Mais jusqu'où va-t-il
en avant (1) ? Le malade, hémiplégique du côté droit avec
contracture et hémianesthésie, ne pouvait tirer la langue.
Le ramollissement avait donc dû toucher la capsule au
delà du genou. Sur ce point, la relation de Cl. de Boyer
est complètement muette.

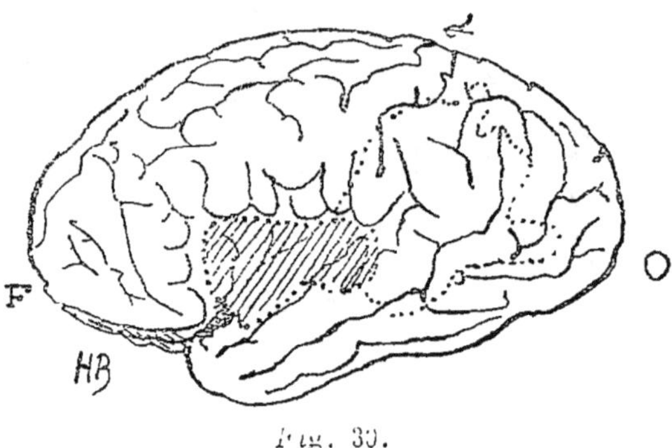

Fig. 30.

Une objection aussi grave et aussi légitime peut être
encore faite. Les deux premières circonvolutions temporales, siège de la surdité verbale sont détruites, et l'on a
déjà pu voir que la surdité verbale, en certains cas, provoque des troubles du langage articulé, en tout semblables
à ceux de l'aphémie.

Rien dans la courte observation clinique de Cl. de Boyer
ne permet de contrôler l'existence de cette dernière. « Les
renseignements relatifs à l'aphasie n'ont été dûs qu'au témoignage toujours suspects des garçons de service de la salle. »

---

(1) La pièce coupée suivant la méthode de Pitres, est déposée au
Musée Dupuytren sous le n° 76. Elle a été montée d'une façon très
ingenieuse, mais disposée de façon à ne montrer que les lésions de
la partie postérieure de la capsule.

Plus récemment, MM. Luys et Magnan ont bien dit avoir maintes fois observé des aphasiques dont l'hémisphère cérébral gauche n'offrait que des lésions rigoureusement limitées à l'insula mais sans aucune preuve à l'appui (1). M. Luys a même avancé que Broca s'était contenté de constater les destructions de la troisième frontale gauche sans s'assurer de l'état de la région voisine, de l'insula en particulier. C'est là, comme l'assertion précédente, une de ces improvisations malheureuses dont les sociétés savantes ne sont que trop souvent le théâtre. En remontant quelques pages plus haut, on peut voir que, dans sa première relation, Broca a justement constaté une destruction complète de l'insula.

Dans la première observation du mémoire déjà cité de M. Seppili, observation de surdité verbale sans aphémie, outre le ramollissement de la première circonvolution temporale parfaitement en situation, M. Seppili note un ramollissement de l'insula demeuré sans effet appréciable.

On voit donc par ce fait et par l'analyse des deux seules observations pouvant être avancées comme favorables à la localisation de l'aphémie dans l'insula, on voit combien à bon droit dans leur récent mémoire MM. Charcot et Pitres (1) ont maintenu dans la zone latente ce lobule à qui on a voulu faire jouer encore d'autres rôles plus compliqués.

Cette grande découverte qui ouvre l'histoire positive des localisations cérébrales qui, il y a dix ans à peine, constituait le seul document certain sur cette question universellement contestée, cette grande découverte ne fut acceptée qu'après une longue lutte. L'opposition rencontrée par Broca fut des plus violentes, avec quelque réserve, qu'il présenta une idée solidement établie sur des documents cliniques et anatomiques irréprochables.

---

(1) *Société médico-psychologique*, séance du 27 juin 1881. — *Arch. de neurologie*, t. II, p. 290.

(1) Charcot et Pitres. — *Etude critique et clinique de la doctrine des localisations motrices dans l'écorce des hémisphères cérébraux de l'homme* (*Rev. de médecine*, 1883, t. III, p. 348).

Objections théoriques et doctrinales, fictions anatomiques, imaginations physiologiques, statistiques à éléments sans valeur, contre elle tout était bon.

On la combattait au nom des doctrines régnantes et des idées reçues, avec les faits passés, cités bien souvent de souvenir, avec les faits présents toujours défectueux, et même, je n'invente rien, avec les faits à venir !

M. Vulpian (1) a été l'avocat le plus modéré et le plus notable de l'opposition doctrinale, alors qu'il remplaçait Flourens dans sa chaire du muséum. Il objecte que la lés·on a toujours été à gauche quand il paraît absolument certain que les hémisphères cérébraux doivent avoir les mêmes fonctions symétriquement. Il y a des faits d'aphémie sans lésion de la troisième frontale gauche, mais avec des lésions des lobes occipital et moyen de l'un ou l'autre hémisphère. Il pense que ces faits se multiplieront, qu'on pourrait placer la faculté du langage articulé dans les lobes postérieurs et défier les observations de destruction de ces parties. « Il me parait même certain que l'on trouvera des faits d'aphémie avec des lésions de la troisième frontale droite.»

Quand Parrot, en 1863, apporte à la Société médicale des hôpitaux, la première contre-épreuve de la localisation de Broca, une lésion de la troisième frontale droite sans aphasie, Hérard, Delasiauve, Hillairet annoncent qu'ils possèdent des observations contradictoires. A la société anatomique, la même pièce est considérée par M. Laborde comme opposée à la localisation que voulait établir Broca. Deux parties si exactement symétriques anatomiquement, ne peuvent être dissemblables physiologiquement. Et puis l'amnésie explique tout !

La localisation à gauche choque les doctrinaires, embarrasse es timides. Avec les négations abondent les explications.

---

(1) **Vulpian.** — *Leçons sur la physiologie du s. nerveux*, 1866, p. 715.
Vulpian. — *Revue des cours scientifiques*, 17 juin, 1865.

- M. Bourneville (1) n'y voit qu'un effet d'une rupture d'équilibre, comparable à celui de la rupture d'une roue de voiture. Cet accident arrête la marche du véhicule sans que la destruction de celui-ci soit nécessaire. Une telle hypothèse avancée par un médecin aussi versé que M. Bourneville dans l'étude des maladies du système nerveux n'est pas peu surprenante. Pourquoi les lésions de la même région à droite ne la produisent-elles pas? Pourquoi ne l'observe-t-on pas dans les autres cas de lésions cérébrales relatives à la sensibilité et au mouvement?

Avec M. Jaccoud (2) plus de mystère. Il replace la question sur le terrain scientifique solide où elle avait été posée, il y a cent ans et plus, et va dissiper l'incertitude et l'obscurité qui, depuis Broca, allaient croissant à la triple clarté de la clinique, de l'anatomie et de la physiologie, lumières que tout le monde lui a empruntées depuis. « La théorie qui affirme une localisation unique, une lésion siégeant constamment dans cette forme d'aphasie à l'origine de la troisième circonvolution frontale gauche, une semblable proposition ne peut avoir pour origine que la négligence d'un certain nombre d'observations, ou bien ce fâcheux travers d'esprit qui consiste à ne tenir pour bon et exact que ce qu'on a observé soi-même. » C'est « par de remarquables travaux » que Broca a conquis le droit à ces aménités.

« Cette prépondérance est simplement la conséquence des rapports topographiques qui relient les hémisphères cérébraux à l'appareil spinal. » Cela veut dire que les mouvements voulus par la substance grise doivent être transmis à l'appareil spinal, et au corps strié d'abord (?) par un étroit faisceau de fibres qui passe par l'insula et ses

---

(1) Bourneville. — *Bull. soc. anatomique*, 1869, p. 46.

(2) S. Jaccoud. — *Leçons de clinique médicale faites à Lariboisière*, 2ᵉ édit., 1874, p. 42.

M Jaccoud (*Traité de path. interne*, 7ᵉ édit., 1883, p. 207-220) soutient encore ses premières opinions, avec quelques changements dans la forme et la manière de l'exposition.

environs (?) et qui sera coupé par les lésions de ces parties (?) Comment expliquer l'abolition de la parole sans
celle des autres mouvements. Cela préoccupe peu l'auteur
tout absorbé par la création *ex nihilo* de ce faisceau. Des
fibres pédonculaires que Schrœder van der Kolk pense
avoir suivi jusqu'au corps strié et le faisceau auditif de
Meynert, devenu centrifuge pour la circonstance, constituent à souhait et d'un coup les rapports topographiques
qui relient les hémisphères cérébraux à l'appareil spinal.
Enfin si l'aphasie relève plus souvent de lésions de l'hémisphère gauche, cela tient à la plus grande fréquence, d'après
Meissner, des embolies de la sylvienne gauche. L'aphasie
étant également causée par des hémorrhagies, des tumeurs et des traumatismes, l'ensemble des lésions étant
aussi fréquent d'un côté que de l'autre, la statistique de
Meissner vaut, dans l'espèce, ce que valaient plus haut
les faisceaux de Schrœder van der Kolk et de Meynert.

- Et puis viennent les statistiques. Béhier (1) ne recueille
pas moins de 122 faits contraires à la loi formulée par
Bouillaud, Dax et Broca. Les uns, au nombre de 82, sont
des lésions des lobes antérieurs gauches sans aphasie, les
34 autres des lésions d'autres parties avec aphasie. Abercrombie, Rochoux, Lallemand, Andral, lui en fournissent les éléments, comme ils avaient fourni à Dax fils des
éléments justement contraires. Vertu de l'interprétation !
Art de faire dire aux gens ce à quoi ils n'ont jamais
pensé ! Les statistiques antérieures et postérieures de
Trousseau, de Baillarger, de Seguin, de Voisin, de Kirkes,
de Lohmeyer, etc., etc..., contradictoires ou affirmatives,
n'ont pas plus de valeur, étant toutes basées sur des faits
proportionnellement aussi nombreux que mal connus de
leurs auteurs.

---

(1) *Gaz. hôp.*, 1869, p. 125.

CHAPITRE VIII.

De l'agraphie.

L'agraphie (1) (αγραφια, de α privatif, γραφφειν, écrire), est
la perte. plus ou moins complète, de la mémoire des mouvements coordonnés nécessaires à l'écriture, à la figura-
tion des signes. L'histoire pathologique, comme la définition de cette aphasie motrice, sont rigoureusement calquées
sur celles de l'aphémie. Marcé, dans un mémoire trop
longtemps oublié, le premier établit l'indépendance clinique de cette forme de l'aphasie. Il n'est pas de variétés
de l'agraphie qu'il n'ait signalées. Marcé n'avait pas tort
de déclarer toute localisation cérébrale impossible, non
seulement à cause de l'insuffisance des documents dont il
disposait, mais encore en présence de l'insuccès de Bouillaud. Si bien des observateurs se sont occupés, depuis

---

(1) Synonymie.
Achirographie. Bouillaud (*compte rendu Académie sc.*, 1877,
t. LXXXV, p. 310).
Graphoplégie. Judée.
Le mot agraphie, inventé par Ogle (*St. Georges hospital Reports,*
1867, t. II, p. 83). est un vieux mot grec, inscrit dans le *Thesaurus
græcæ linguæ ob Henrico Stephano constructus,* Paris, Didot,
1831, t. I, p. 469.
C'est le troisième exemple d'une bien extraordinaire résurrection
de mots et telle que, certainement, Horace ne la prévoyait pas
(*multa renascentur ...*). Un grec, Chrysaphis, un français, Broca,
et un anglais. Ogle, à peu de distance, crurent inventer d'après le
grec, des mots authentiquement grecs. Leur invention est, on le
voit, parfaitement correcte.

Marcé (1), de l'agraphie, il faut arriver à Exner pour voir ajouter quelque chose de nouveau à nos connaissances sur ce sujet. Jusqu'à lui, les nombreux auteurs qui ont incidemment traité de l'agraphie, se contentent de paraphraser l'aphorisme de W. Gairdner (2) : « Les aphasiques écrivent au moins aussi mal qu'ils parlent, et ceux qui ne peuvent pas parler du tout sont également incapables d'écrire. » Le dernier document publié sur cette question, est une observation magistralement analysée par M. Pitres (3).

L'agraphie se présente sous tous les mêmes aspects que l'aphémie. Les degrés et les variétés de ces deux aphasies motrices sont, en tout, comparables et analogues.

Tel malade, la plume ou le crayon en main, ne tracera que des traits irréguliers entrelacés, ou même rien absolument (4) ; tel autre, qu'une même lettre, la lettre *r*, par exemple (5), ou la même syllabe (6). Celui-là ne pourra écrire que son nom (7), que le même mot, celui-ci qu'un même fragment de phrase ou la même phrase (8).

Les lettres tracées par l'un ne constitueront qu'un assemblage indéchiffrable de caractères ou des syllabes sans signification (9). Au milieu des essais d'écriture, au milieu des lettres bizarrement assemblées, à la fin des mots, tracés

(1) Marcé. — *Mémoire sur quelques observations de physiologie pathologique tendant à démontrer l'existence d'un principe coordinateur de l'écriture, et ses rapports avec le principe coordinateur de la parole* (*Mémoires de la société de biologie*, 2ᵉ s., t. III, p. 113).
(2) W. Gairdner. — *Arch. gén. de méd.*, 1866. 7ᵉ s., t. II, p. 314.
(3) A. Pitres. — *Considérations sur l'agraphie* (*Revue de médecine*, 1884, t. IV, p. 855).
(4) Trousseau. — *Clin. médicale de l'Hôtel-Dieu*, 4ᵉ édit., 1873, p. 680.
W. Ogle. — *Loc. cit.*, p. 103.
(5) Barlow. — *Cité* par Jackson, *arch. de méd.*, 1865, 6ᵉ s. t. V, p. 312.
(6) Trousseau. — *Loc. cit.*, p. 677.
(7) Trousseau. — *Loc. cit.*, p. 676, 708 et 709.
(8) Bar. — *France médicale*, 1878, p. 609.
(9) A. Trousseau. — *Loc. cit.*, 677.
H. Jackson. — *London Hospital's Reports*, I, p. 432.

du reste correctement par un autre, la même lettre (1), la même réunion de lettres réapparaîtront (2). C'est là ce que Gairdner (3) a d'abord nommé l'*intoxication du cerveau par une lettre.*

Un malade atteint d'agraphie absolue pour les lettres, écrira bien les chiffres arabes (4), ou la musique de sa composition (5), tracera correctement des figures de géométrie, un profil de mémoire (6). L'élève de Coigniet dont parle Trousseau (7), et qui n'écrivait que son nom, arrivait bien à tracer grossièrement un profil d'homme, mais pas le moindre trait pouvant donner l'idée de la représentation d'une bergère.

De même que le centre du langage articulé, séparé du centre de l'idéation et de la volonté, peut être excité par l'intermédiaire des autres centres de la parole, avec lesquels il demeure uni, de même, par ces voies détournées, le malade agraphique, en certain cas, pourra écrire sous la dictée (8), en copiant (9). Il pourra noter l'air de musique qu'il entend (10). La chose n'est pas toujours possible.

M. Dumontpallier (11) a rapporté l'observation d'un malade qui, sous la dictée, ne parvenait à écrire que des mots tout de travers, et reconnaissait bien son erreur; Marcé, celle d'un malade qui n'arrivait ainsi qu'à tracer exactement la première syllabe du mot. Le reste n'était plus qu'un vain assemblage de caractères. Ce même malade copiait correctement. Lui enlevait-on de devant les yeux le mot qu'il

---

(1) T. Gairdner. — *Arch. gén. de médecine,* 5ᵉ s., t. II, p. 318.
(2) Ch. Bastian. — *Le cerveau et la pensée,* 1882, t. II, p. 255.
(3) T. Gairdner. — *Loc. loc.*
(4) Jolly. — *Scalpel,* 24 déc., 1883.
(5) J. Bouillaud. — *Comptes rendus Ac. des sc.,* 1873, t. LXXXII, p. 8.
(6) A. Pitres. — *Loc. cit.,* p. 870.
(7) A. Trousseau. — *Loc. cit.,* p. 709.
(8) Armaignac. — *Recueil d'ophthalmologie,* 1883, p. 626.
(9) Marcé. — *Loc. cit.,* p. 108.
(10) Lasègue, *cité* par Trousseau et Legroux.
(11) A. Dumontpallier. — *Procès verbaux manuscrits de la soc. de biologie,* 13 juin 1863.

venait de regarder, il ne pouvait plus écrire que des lettres quelconques. Le malade russe, dont M. Charcot parlait dans ses leçons, ne pouvait pas écrire spontanément, n'écrivait sous la dictée que des fragments de mots ou de phrases, et ne pouvait enfin copier que l'écriture cursive, s'arrêtant dès les premières lettres, quand il s'agissait d'imprimé. L'agraphie était égale pour les trois langues : russe, française et allemande que parlait le malade.

Dans l'observation suivante, empruntée au récent travail déjà cité de M. A. Pitres, le malade copiait l'imprimé tel que et l'écriture cursive de même. Il copiait ainsi, non seulement les modèles qu'on lui présentait, mais il se copiait lui-même, il copiait ce qu'avait écrit sa main gauche.

La notion exacte des lettres dont se composait le mot qu'on lui demandait, ne l'empêchait pas de ne pouvoir en tracer une seule spontanément.

OBSERVATION XV.

Syphilis cérébrale grave. — Amélioration rapide de la plupart des symptômes. — Agraphie persistante.

M. Léopold L..., négociant en vins, âgé de trente et un ans s'est livré depuis plusieurs années à toutes sortes d'excès. A l'âge de vingt et un ans il a eu un chancre induré, suivi de roséole et de plaques muqueuses. Depuis cette époque il a mené une vie des plus irrégulières et a passé la plupart des nuits dans les cafés et les boudoirs.

Le 30 juillet 1882, M. L..., étant dans un café, ressentit subitement un grand malaise. Il ne perdit cependant pas complètement connaissance ; il envoya chercher une voiture, et se fit conduire chez lui. Il put descendre seul de voiture, mais en traînant péniblement la jambe droite. M. le Dr Garat, qui le vit quelques instants après, constata une hémiplégie droite, totale et incomplète, avec un commencement d'aphasie. Les symptômes paralytiques s'aggravèrent rapidement, pendant les semaines suivantes, et, dans les premiers jours de septembre, M L..., était confiné au lit, dans un état demi-comateux, avec relâchement des sphincters et paralysie complète des membres du côté droit. Dans cette situation presque désespérée, on institua un traitement antisyphilitique énergique (deux frictions par jour avec dix grammes d'onguent napolitain), et huit jours après le début de ce traitement, le malade reprit connaissance, il recouvra l'usage de la parole, l'intelligence et la mémoire reparurent, et finalement la paralysie des membres du côté droit commença à s'amender d'une façon lente mais régulièrement progressive,

A la fin de 1882, le malade pouvait marcher sans aide. L'amélioration continua pendant l'année 1883, et il ne reste plus aujourd'hui que quelques troubles fonctionnels relativement légers, mais fort intéressants, sur lesquels j'ai pu recueillir les notes suivantes :

État actuel le 5 février 1884. — M. L..., est d'apparence assez chétive. Les muscles des membres sont cependant bien développés. Les grands appareils organiques fonctionnent régulièrement. L'intelligence paraît intacte. La parole est facile, il n'y a aucune gêne dans l'articulation des mots. Le malade peut lire à haute voix, et il lit avec la même facilité l'écriture cursive ou imprimée : il comprend parfaitement la signification de ce qu'il lit.

Interrogé sur les symptômes qui le préoccupent, M. L..., répond qu'il n'éprouve rien autre chose d'anormal qu'un peu de raideur du membre inférieur droit et une impossibilité absolue d'écrire de la main droite, bien qu'il puisse remuer facilement cette main et s'en servir pour s'habiller, pour manger, et en général pour tous les usages auxquels elle sert habituellement.

Procédant alors à l'examen régulier du malade, nous constatons que la face ne présente pas de déviation, la langue peut être tirée facilement hors de la bouche et portée dans tous les sens; elle est agitée de petits mouvements fibrillaires. Le goût, l'odorat, l'ouïe sont parfaitement conservés. Les pupilles sont égales et contractiles. L'acuité visuelle est normale. L'exploration optométrique révèle une hémianopsie très nette du côté droit.

Les membres du côté gauche paraissent être absolument

normaux. L'examen le plus attentif n'y fait découvrir aucun trouble fonctionnel appréciable.

Le membre inférieur droit est le siège d'une rigidité perma•nente, légère, mais non contestable. Cette rigidité n'est cependant pas assez marquée pour gêner notablement l'exécution des mouvements volontaires ou des mouvements passifs de la jambe et de la cuisse. Ainsi M. L... peut marcher sans canne et faire plusieurs kilomètres, en traînant un peu la jambe droite, qui pourtant ne se fatigue pas plus tôt que la gauche, Il peut se tenir immobile, et même sauter sur la jambe droite presque aussi bien que sur la gauche.

En relevant avec la main la pointe du pied droit, on provoque une trépidation épileptoïde très intense, qui persiste aussi longtemps que le pied est maintenu en flexion dorsale. Rien de semblable ne se produit quand on relève la pointe du pied gauche.

Le réflexe rotulien du côté droit est considérablement exagéré, chaque coup, frappé sur le tendon rotulien, provoque un mouvement très brusque et très ample d'extension de la jambe, suivi d'une série souvent assez prolongée de secousses épileptoïdes du pied. Le réflexe rotulien du côté gauche est exagéré, mais beaucoup moins que celui du côté droit.

La force de pression, mesurée au dynamomètre dans le mouvement de flexion des jambes sur les cuisses, égale : à droite, 19 kilogrammes, à gauche, 27 kilogrammes.

La sensibilité au contact et à la piqûre est normale sur toute l'étendue des membres inférieurs.

Le membre supérieur droit ne présente pas de contracture appréciable On peut sans éprouver aucune résistance fléchir ou étendre les doigts, le poignet, l'avant-bras. Il n'y a pas de trépidation épileptoïde de la main. Les réflexes consécutifs à la percussion des os de l'avant-bras sont plus amples et plus brusques du côté droit que du côté gauche.

La main droite est habituellement plus rouge et plus froide que la gauche. Elle est actuellement le siège d'engelures qui n'existent pas du côté opposé.

La sensibilité au contact, à la piqûre paraît être parfaitement conservée dans les deux membres supérieurs. Lorsque le malade a les yeux fermés, il se rend assez exactement compte de la forme des objets qu'on place dans sa main droite. Ainsi il reconnaît une plume, un crayon, une pièce de monnaie, un couteau à papier. Il apprécie approximativement le poids de ces objets. En général, cependant, son estimation est au-dessous de la vérité. Ainsi si on place dans chacune de ses deux mains étendues une pièce de 5 francs en argent, il trouve que la pièce placée dans sa main droite est plus légère que celle qui a été placée dans la main gauche.

Les yeux fermés, M. L..., ne se rend pas tout à fait exactement compte de la position qu'occupe sa main droite dans l'espace. Il la croit toujours un peu moins haute qu'elle ne l'est en réalité. Ainsi, si on le prie d'élever ses deux mains à la hauteur de son front, la main droite est toujours portée à 4 ou 5 centimètres plus haut que la gauche.

Cependant cette erreur peut être rectifiée, car si on dit au malade de porter l'index droit sur le bout de son nez ou sur l'extrémité du pavillon de l'oreille, il exécute ces ordres avec précision.

Une autre preuve que les troubles du sens musculaire sont très légers, c'est que si, en tenant toujours les yeux du malade fermés, on imprime à sa main droite les mouvements nécessaires pour écrire dans l'espace le mot : *Paris*, M. L..., se rend parfaitement compte du mot qu'on lui a fait écrire de cette façon.

Les mouvements volontaires du membre supérieur droit sont possibles et sont exécutés sans grandes difficultés, sauf les mouvements nécessaires à l'écriture sur lesquels nous reviendrons plus tard. M. L... peut porter la main droite derrière son dos ou sur sa tête. Il se peigne et s'habille seul. Il peut piquer sans maladresse une épingle dans une étoffe. Il peut faire tourner assez rapidement ses deux mains l'une autour de l'autre. Il peut aussi porter un verre ou une cuiller à sa bouche. Toutefois l'exécution de ce dernier mouvement est un peu hésitante, et la preuve qu'il est moins assuré qu'autrefois, c'est que depuis sa maladie, M. L... a toujours conservé l'habitude de manger sa soupe de la main gauche. Il peut aujourd'hui couper ses aliments en tenant le couteau de la main droite, et la fourchette de la gauche.

En général les mouvements de la main droite sont exécutés avec précision, mais avec un peu plus de lenteur que ceux de la main gauche. Si, par exemple, on prie le malade de frapper aussi rapidement que possible ses cuisses avec ses mains, on compte en cinq secondes quatorze coups frappés avec la main

gauche, et seulement huit avec la main droite. La force de
pression est sensiblement égale pour les deux mains. Au dynamomètre; on obtient 30 kil. pour la main droite, et 34 kil.
pour la gauche.

En résumé, l'examen du malade fait reconnaître une hémiplégie droite ancienne avec contracture permanente légère du
membre inférieur droit; retour presque complet de la force et
de la motilité dans le membre supérieur droit; absence de
paralysie faciale et d'aphasie; hémianopsie droite.

Il nous reste à décrire les phénomènes relatifs à l'agraphie.
Avant d'entrer dans les détails de l'analyse à laquelle ont été
soumis ces phénomènes, il n'est pas inutile de rappeler qu'au
moment de l'examen M. L.... jouissait de toute son intelligence, qu'il ne présentait aucun trouble de la parole, aucune
gêne dans l'articulation des mots, qu'il pouvait lire à haute
voix sans la moindre hésitation et qu'il lisait avec la même
facilité l'écriture cursive ou imprimée. Ajoutons enfin que,
dans le courant de l'année 1883, M. L... s'est exercé à écrire de
la main gauche et qu'il est arrivé à pouvoir tracer très lisiblement les caractères de cette main.

Après avoir fait asseoir commodément M. L.... devant une
table, nous lui donnons du papier et un crayon et nous le
prions d'écrire de la main droite le mot : *Bordeaux*. Il prend
le crayon, le place très bien entre les doigts et le tient en apparence, sans raideur et sans peine, mais il lui est impossible
d'écrire une seule lettre. Il se rend cependant parfaitement
compte mentalement des caractères qu'il faudrait tracer pour
écrire le mot. Il épelle les lettres qui entrent dans sa composition, B, o, r, etc. Il nous montre ces lettres sur un journal,
mais il est incapable de les écrire. « Je sais très bien comment
s'écrit le mot Bordeaux, mais quand je veux écrire de la main
droite je ne sais plus rien faire. » Avec la main gauche M. L...
écrit alors très lisiblement et sans faire aucune faute le mot :
Bordeaux, puis, reprenant le crayon de la main droite, il
arrive péniblement et en regardant à chaque instant les caractères qu'il vient de tracer, à les reproduire de la main droite.
il peut copier ce qu'il ne pouvait pas écrire.

Pour rendre l'observation plus simple, nous demandons à
M. L..., s'il se rend bien compte de la forme d'une lettre
isolée, la lettre L par exemple. Il répond qu'oui et, pour le
prouver, il la cherche et nous la montre dans plusieurs mots

imprimés ou écrits à la main. Nous le prions alors d'écrire
cette lettre sur le papier de la main droite. Il prend le crayon
mais n'arrive à tracer que des traits incohérents ne rappelant
en rien la forme générale de la lettre L. Il trace au contraire
très bien cette lettre de la main gauche et, quand il l'a sous les
yeux, il la recopie grossièrement de la main droite. Les résultats sont exactement les mêmes avec d'autres lettres,
p. c. x., etc.

La même série de phénomènes se reproduit pour les chiffres.
M. L... peut lire les chiffres sans aucune hésitation. Il fait
sans difficultés un calcul mental. Si on place au-dessous les
uns des autres plusieurs nombres il en fait l'addition sans commettre d'erreur, mais il ne peut écrire le total de la main droite.
Nous le prions d'écrire le nombre 125, il ne peut y arriver
qu'après l'avoir préalablement écrit de la main gauche, bien
qu'il sache que ce nombre se compose avec les chiffres 1,
2 et 5,

Il était intéressant de savoir si, en traçant préalablement de
a main gauche les caractères qu'on le priait d'écrire de la
main droite, M. L.... cherchait simplement à placer sous ses
yeux un modèle qu'il peut recopier ou s'il avait pour but de
réveiller indirectement par un exercice de la main gauche, la
mémoire des mouvements coordonnés nécessaires à la confection de certaines lettres. Pour résoudre cette question, nous
prions M. L... d'écrire le mot *souvenir*. Comme dans les expériences précédentes, il se rappelle parfaitement les lettres qui
entrent dans la composition de ce mot; il les épelle sans hésitation; il nous les montre les unes après les autres sur une
page d'écriture cursive en imprimée, mais quand il tient la
plume de la main droite, il ne sait plus « comment il faut s'y
prendre pour tracer les caractères ». Il hésite, griffonne quelques traits irréguliers et, finalement, il a recours à son procédé
habituel, c'est-à-dire qu'il passe la plume dans sa main gauche
et écrit de cette main le mot souvenir. Au moment où il allait
le recopier de la main droite, nous enlevons ce modèle de devant ses yeux. Il retombe aussitôt dans le même embarras
qu'au début de l'expérience : il est incapable d'écrire même la
première lettre du mot demandé. Nous écrivons alors ce mot
sur une feuille de papier que nous glissons devant le malade.
Celui-ci le reconnaît aussitôt et le recopie sans trop de difficultés.

Ajoutons que, si on prie M. Y... d'écrire sur le papier un mot qu'on lui montre sur une page imprimée : le mot « hôpital », par exemple, il peut le recopier de la main droite, mais en conservant aux lettres les formes qu'elles ont sur les caractères d'imprimerie. Il ne peut pas copier en écriture-cursive ce qu'il lit en texte d'impression.

Si, au lieu de prier le malade d'écrire un mot, une lettre ou un chiffre, on lui demande de tracer une figure géométrique, une circonférence, un triangle, un octogone, il le fait d'emblée de la main droite sans hésitation notable. De même il peut esquisser de la main droite un profil de figure humaine assez bien proportionné.

Avant de quitter M. Y..., nous le plaçons en face d'un tableau en bois noir et nous recommençons au tableau les expériences faites avec le crayon. Les résultats sont les mêmes. M. Y... peut faire avec la craie des figures géométriques, des paraphes, mais il est absolument incapable d'écrire une lettre ou un chiffre de la main droite, à moins qu'il n'ait sous les yeux les lettres ou les chiffres qu'il doit reproduire et qu'il puisse les *copier*.

J'ai revu M. Y... le 13 septembre 1884, rien n'était changé dans son état. Les troubles de l'écriture étaient aussi accusés que le jour du premier examen (5 février 1884), bien qu'il ait essayé avec persévérance de réapprendre à écrire de la main droite.

L'agraphie peut guérir. Divers auteurs ont enregistré jour par jour et figuré les progrès réalisés par les malades. MM. Bourneville (1), Grasset (2), Fournier (3), ont reproduit des échantillons de l'écriture de leurs malades, à chaque étape vers la guérison. Mais bien souvent cette guérison demeure fort incomplète, et le malade ne peut guère que signer son nom. D'autres fois, comme dans l'observation de M. Pitres, la rééducation de la main droite est tout à fait impossible.

Les malades alors, soit spontanément, soit sur le conseil des médecins, apprennent à écrire de la main gauche. Si

---

(1) Bourneville *dans* Legroux *de l'aphasie*, 1875, p. 17 et 18.
(2) J. Grasset. — *Montp médical*, 1873, t. XXX.
(3) A. Fournier. — *La syphilis du cerveau*, 1879, p. 260 et 261.

l'éducation de l'hémisphère gauche est un fait infiniment probable, dans les cas de cécité des mots avec hémianopsie, elle intervient ici forcément, et la suppléance d'un hémisphère par l'autre, du gauche par le droit est évidente pour l'agraphie.

Non seulement, les malades atteints d'agraphie, mais encore tous ceux qui ne peuvent plus écrire de la main droite, par suite d'une paralysie de ce membre, par suite d'une affection locale qui a compromis le jeu des doigts et de la main, essaient d'écrire de la main gauche et plusieurs y réussissent. Il peut arriver que l'écriture tracée de la main gauche diffère complètement de celle tracée par la droite.

Les lettres ainsi formées se succèdent de droite à gauche, leurs angles ou leurs convexités principales sont tournés du côté droit. Buchwald (1) a le premier attiré l'attention sur ce fait, et a désigné cette écriture sous le nom d'*écriture en miroir*.

Quelques-uns ont vu là un phénomène pathologique, une nouvelle manifestation de l'aphasie, opinion qui n'a pu prévaloir.

Dans la race indo-germanique (2) la seule où l'écriture soit centrifuge, l'écriture spéculaire est l'écriture normale

---

(1) Buchwald. — *Berlin. Klin. Wock*, 1878, p. 6.

(2) On n'a pas manqué à ce propos de faire des études comparées de l'écriture chez les différents peuples, et de rapporter leur manière centrifuge ou centripète, horizontale ou verticale de tracer les lettres aux caractères généraux des races. Que dire de ceux qui, comme les Egyptiens, traçaient leurs divers hiéroglyphes soit de droite à gauche, soit de gauche à droite, soit horizontalement, soit en lignes verticales, et mêlaient même l'écriture en colonne verticale, à l'écriture en ligne horizontale comme sur la célèbre inscription de Rosette (Léon de Rosny, *les écritures figuratives et hiéroglyphiques des peuples anciens et modernes*, 1860, p. 32)? Que dire encore des anciennes inscriptions grecques en *boustrophédon* ? On peut voir au Louvre, salle de Phidias, sous le n° 69, les sept premières lettres du nom d'Agamemnon, écrites en miroir et les deux dernières faisant retour écrites de droite à gauche (W. Frœhner — *Les inscriptions grecques*, 1880, p. 155). Chez les Japonais, qui écrivent avec la main droite en colonnes

de la main gauche. De nombreuses expériences ont été faites à cet égard, chez des sujets non prévenus et jeunes, et presque constamment. Carl Vogt (1), Durand (2), Peretti (3) ont vu les sujets écrire en miroir. MM. Binet et Feré (4) en viennent de fournir une nouvelle preuve. Après avoir parlé des agraphies limitées à une seule lettre, à un seul chiffre qu'ils peuvent provoquer, MM. Binet et Feré, donnent par suggestion, au sujet hynoptisé, l'idée de faire des chiffres. Tandis qu'il exécute cette opération de la main droite, un aimant est placé à son côté gauche. Il y a transfert. Le sujet passe le crayon de la main droite dans la gauche, et après une légère hésitation, écrit très correctement des chiffres en miroir.

J'ai beaucoup recherché des exemples d'écriture en miroir à la Salpêtrière et ailleurs, tant chez des hémiplégiques que chez des aphasiques. Un employé du chemin de fer de Lyon, qui a perdu, à l'âge de 8 ans, l'usage de la main droite, à la suite d'un phlegmon profond de cette main, a dû apprendre à écrire de la main gauche. Il n'écrit pas en miroir, mais d'une façon centripète et centrifuge à la fois, assez originale. Il place verticalement les lignes de ses cahiers, et écrit du bord de la page le plus éloigné de son corps vers le plus rapproché, tandis que les lignes d'écriture se succèdent de droite à gauche. Le cahier remis en situation normale, rien ne différencie cette écriture d'une autre.

Je n'ai rencontré à la Salpêtrière qu'un seul cas où la malade écrivait en miroir. C'était une tabétique de l'observation de laquelle je ne détache que les détails pouvant se rapporter à la question actuelle.

---

verticales de droite à gauche, quand la main gauche écrit, les colonnes se succèdent de gauche à droite, d'après Peretti. La dénomination d'*écriture spéculaire* est donc la meilleure.

(1) C. Vogt. — *Nord und Sud* XII, 34.
(2) M. Durand. — *Journal de médecine de Bordeaux*, déc., 1881.
(3) Peretti. — *Berlin. Klin. Wochenschrift*, 1884, 31 janvier.
(4) Binet et Feré. — *Les paralysies par suggestion* (*Revue scientifique*, 12 juillet 1884).

OBSERVATION XVI.

*Ataxie locomotrice progressive.   Ecriture spéculaire
de la main gauche.*

Sophie Guyot, 42 ans, lingère, salle Cruveilhier, n° 5, service de M. Charcot,

Il n'est guère de symptômes de l'ataxie locomotrice progressive qu'elle n'ait éprouvés depuis onze ans que la maladie a débuté. Voilà six années qu'elle n'a pu quitter le lit.

Les premières manifestations de la maladie aux membres supérieurs ont été des engourdissements dans les doigts des deux mains, mais surtout dans l'annulaire et l'auriculaire et dans ceux de la main droite. Puis sont survenues des douleurs en éclair le long du nerf cubital. Jamais elle n'a perdu la notion de la position de ses membres supérieurs comme il lui arrive constamment pour les inférieurs. S. G... n'a aucune sensation ni de poids ni de position si on place une pièce de monnaie dans la main droite, si on fait exécuter des mouvements passifs aux doigts de cette main. Du côté gauche, elle n'éprouve qu'une sensation vague de poids ; mais, à part les mouvements du médius, elle perçoit bien la position donnée aux doigts de la main gauche. La sensibilité au chaud, au froid, à la piqûre, à la pression, est également retardée des deux côtés.

S. G... ne peut plus, avec la main droite, coudre depuis cinq ans, ni découper sa viande sans se blesser, ni se vêtir des quelques vêtements qu'elle porte au lit, depuis un temps qu'elle ne saurait fixer.

Au mois de février dernier, S. G... a constaté qu'il lui était devenu impossible d'écrire de la main droite. Ses doigts ne savent plus tenir la plume. L'index et le pouce seuls la saisissent, mais ne la maintiennent et la manœuvrent qu'au prix des plus grands efforts. Ces efforts et ces tentatives provoquent aussitôt une violente douleur dans l'avant-bras et le poignet. S. G... ne voulant pas confier à d'autres ce qu'elle voulait écrire, essaya d'écrire avec la main gauche. Comme

les mouvements de cette main ne provoquaient pas les mêmes
douleurs que ceux de la droite, elle a pu parvenir à faire par
petits fragments plusieurs lettres. Je la prie d'écrire de la
main gauche devant moi. C'est de l'écriture en miroir. S. G...
assure qu'elle a toujours ainsi écrit de cette main, qu'elle n'y
avait même pas pris garde, qu'elle se relisait très bien, mais
que toutefois on n'a pas répondu à ses lettres, silence qu'elle
attribuait à d'autres motifs jusqu'à ce jour.

Voici un exemple (1) de l'écriture de sa main droite, et au-
dessus un de celle de sa main gauche.

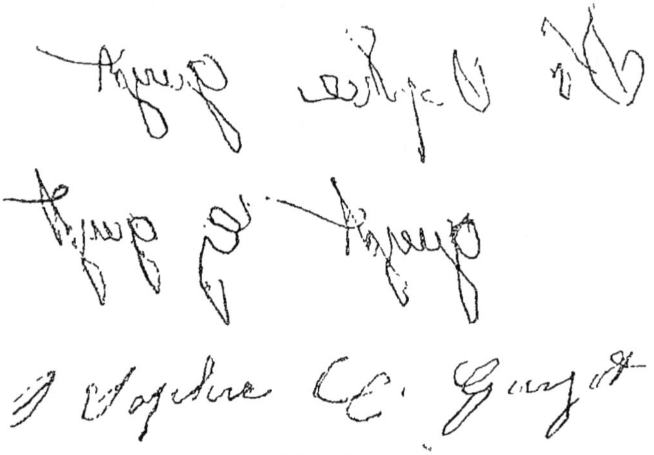

Fig. 31.

La malade a succombé le 25 août aux progrès d'une phthisie
pulmonaire. L'autopsie ne révéla aucune lésion des hémisphères cérébraux.

Les relations étroites des divers centres de la parole
entre eux expliquent encore que l'agraphie puisse procéder d'une lésion affectant une circonvolution autre que

(1) Erlenmeyer en donne une reproduction analogue (*Die Schrift,*
1879, Taf. 1, fig., 1).

celle où se trouve placé le centre du langage écrit. Ainsi, dans l'observation de MM. d'Heilly et Chantemesse de cécité et de surdité des mots, il y avait agraphie, quoique les lésions découvertes à l'autopsie fussent bornées à la première circonvolution temporale et au lobule du pli courbe. Contrairement, d'ailleurs, à toutes les prévisions, quoique l'écriture s'apprenne sous le contrôle de la vue, il n'y a pas encore un cas de cécité verbale pure suivi d'agraphie.

Si donc la destruction du principal centre de la parole, du centre auditif des mots, la plus grave des aphasies peut, par la perturbation qu'elle jette dans l'ensemble du système cortical récepteur et articulateur de la parole, entraîner l'agraphie comme elle entraîne l'aphémie, on ne saurait pas plus admettre, avec M. Pitres, une agraphie par surdité verbale que son agraphie par cécité verbale. Le malade ne peut plus écrire sous la dictée, mais un sourd quelconque ne le peut pas davantage. Qu'on lui commande de marcher, l'homme atteint de surdité des mots ne marchera pas. L'appellera-t-on pour cela un paraplégique par surdité verbale ? Ce serait la confusion pour la confusion et le retour aux classifications premières de l'aphasie par paralysie de la langue, par glosso-ataxie, par hébétude, etc...

L'agraphie, comme sa congénère l'aphémie, est une affection d'ordre particulier. Si des paralysies des muscles du bras, des troubles fonctionnels de ces muscles, des altérations de la sensibilité du membre supérieur peuvent l'accompagner, l'agraphie peut exister et existe le plus souvent seule. Marcé (1) rapporte même l'exemple d'un malade qui, quoique paralysé du membre supérieur, parvenait encore à écrire de sa main droite, fait entièrement comparable à ceux qui ont été rapportés à propos de l'aphémie quant à l'état de la motilité de la langue.

---

(1) Marcé. — *Loc. cit.*, obs X, p. 110.

C'est par un véritable abus du cadre nosologique que je m'étendrai à propos de l'agraphie sur tous les troubles de l'écriture fort simples à distinguer d'elle, que je résumerai ici ce qu'Erlenmeyer (1) et Poore (2) ont parfaitement dit sur la sémiologie de l'écriture.

Il est bon de faire remarquer enfin que la perte des mouvements coordonnés de l'écriture existe souvent avec conservation d'autres mouvements également appris et délicats, le dessin, comme l'a montré M. Pitres, ceux du tricotage et de la couture, comme l'ont remarqué Bouillaud (3) et Spamer (4).

Dans le magnifique ouvrage où il a traité des localisations cérébrales, S. Exner (5) n'a pas manqué d'aborder la question de la localisation de l'agraphie. Il la place dans le pied de la deuxième circonvolution frontale gauche.

Parmi les cinq observations qu'il a réunies, deux seulement, et les plus récentes, sont vraiment probantes, celle de M. Bar surtout, où la lésion primitive unique est un caillot sanguin occupant le pied de la seconde frontale gauche, et celle de Nothnagel, où un ramollissement embolique a coupé une portion du pied de cette circonvolution, en même temps qu'il a intéressé plusieurs autres régions de cet hémisphère.

Depuis la publication du livre d'Exner, Tamburini et Marchi (6) ont relaté un cas de destruction de la seconde et de la troisième frontales dans toute leur longueur, laquelle, durant la vie, s'était traduite par de l'aphémie et de l'agraphie.

---

(1) A. Erlenmeyer. — *Die Schrift*, Gundzüge ihrer physiologie und pathologie Stuttgart, 1879.

(2) Poore. — *Medical Times and Gaz.*, 1878, 22 février, p. 210.

(3) Bouilland. — *Bull. Ac. imp. de médecine*, 1865.

(4) Spamer *cité* par Kussmaul. — *Loc. cit.*, p. 205

(5) Sigmund Exner. — *Untersuchungen ueber die Localisation der Functionen in der Grosshirnrinde des Menschen*. Wien. 1881, p. 57.

(6) Tamburini et Marchi. — *Rivista sperimentale di preniatria et di medicina legale*, anno IX. — Fascicolo II°-III°, p. 282.

Il convient de joindre aux cas rassemblés par Exner, et à ce dernier la seconde observation de Broca (1). « Je demandais à Lelong, dit Broca, s'il savait écrire ? Il répondit oui. — S'il pouvait ? — Non. — Ecrivez ! Il essaya, mais il ne put réussir à diriger la plume. » Un ancien foyer hémorrhagique a coupé complètement la troisième frontale et profondément échancré la seconde, dans une partie de leur tiers postérieur.

(1) Broca. — *Bull. de la soc. anatomique.* 1861 2ᵉ série, t. VI, p. 400 et 405.

CHAPITRE IX.

Troubles divers du langage. — Aphasies complexes. — Symptômes concomitants. — Etiologie, marche et pronostic. — Traitement.

Avec les diverses formes d'aphasie précédemment décrites peuvent exister d'autres troubles du langage mal connus, insuffisamment étudiés encore.

Tandis que, grâce à leur mimique, la plupart des aphémiques peuvent comme on l'a vu, se faire facilement comprendre, corriger leurs expressions fautives, certains ont complètement perdu l'usage du geste. Ainsi l'un des malades d'Hughlings Jackson (1), réduit aux adverbes affirmatifs *yes* et *aye*, durant son séjour à l'hôpital, quoique guéri de son hémiplégie droite, ne pouvait rien dire ni par mots, ni par signes ni par grimaces. Une autre malade (2), du même médecin, répondait à tout par *yes, oh yes*. Le seul procédé qui lui permit d'exprimer sa pensée était de varier le ton sur lequel elle prononçait ces mots. Quoique parfaitement capable de gesticuler, elle ne pouvait s'exprimer par signes. — Jean Cousin, un malade de M. Magnan (3), ne peut faire « avec la tête les signes d'affirmation ou de négation ni ceux de s'éloigner ou de s'approcher ; toutefois si ces différents signes sont faits devant lui, il apprécie exactement leur signification, mais sans pouvoir les répéter. »

Quelques aphasiques n'usent de la mimique que d'une

---

(1) H. Jackson. — *Arch. de méd.*; 1865, 6ᵉ s., t. V, p. 315.
(2) H. Jackson. — *Loc. cit.*, p. 455.
3) N. Skwortzoff. — *Loc. cit.*, p. 51.

façon défectueuse. Deux malades de M. Perroud (1) font un geste affirmatif quand elle veulent dire non et inversement. L'une d'elles se trompe constamment en calculant sur ses doigts. M. Grasset (2) a, dans une de ses premières observations, constate l'impossibilité d'indiquer avec les doigts à combien de jours remontait la maladie. M. Lecorché (3) déclare dénuées de tout sens les gesticulations d'un aphasique qui disposait encore cependant d'un certain nombre de mots.

Le pouvoir de s'exprimer par les gestes peut être recouvré par les aphasiques, ce qui advint à la malade de H. Jackson et à l'un des malades de Trousseau, le nommé Besnier (4), bien souvent cité déjà.

D'après Trousseau et divers auteurs qui le citent ou le commentent, les aphasiques ne sauraient plus imiter ni les pleurs ni le rire, ni aucune des expressions de la physionomie, tandis qu'ils rient, pleurent, changent l'expression de leur visage sous l'influence des émotions.

Les cas d'aphasie complexe, ceux où plusieurs éléments du mot sont simultanément atteints, ne doivent pas être dédaignés pour l'étude. Ils emportent avec eux bien des enseignements. A-t-on constaté durant la vie l'aphémie et la cécité verbale, et à l'autopsie trouve-t-on une lésion du pied de la troisième frontale et du lobule pariétal inférieur, cela équivaut aujourd'hui à la démonstration que donnerait un cas plus simple. En outre, quand plusieurs formes d'aphasie coexistent, elles ne sont jamais proportionnées les unes aux autres, elles n'offrent rien de corrélatif. Dans l'observation suivante, la malade ne disait que *macassa*, *non* et *ah ! ah !* ne lisait que les noms *Tribout* et *Pelitpas*. Elle entendait la parole d'une façon très variable, tandis qu'elle n'écrivait rien.

Cette inégalité, cette disproportion constante, que Marcé

---

(1) Perroud. — *Loc. cit.*, obs. V et VI
(2) Grasset. — *Montp. méd.*, 1873.
(3) Lécorché. — *Loc. cit.*, p. 476.
(4) Escot. — *Loc. cit.*, obs. I.

avait déjà constatées et utilisées pour établir l'existence indépendante du principe coordinateur de l'écriture, est une
preuve péremptoire en faveur de l'indépendance des diverses formes de l'aphasie, de la pluralité des centres cérébraux de la parole.

OBSERVATION XVII

*Aphémie. — Surdité verbale incomplète — Cécité des mots.
— Hémiplégie droite avec contracture.*

La nommée Petitpas, veuve Tribout, agée de 80 ans, ancienne
marchande aux halles, est entrée le 20 janvier 1882, salle Cruveilhier, n° 2, service de M. Charcot.

Il y aura 2 ans, dans la dernière quinzaine de juin, sa voisine de chambre, un soir, l'entendit lourdement tomber du
lit. Elle était paralysée du côté droit et pouvait encore parler
Elle ne perdit que 2 jours après, l'usage de la parole.

17 *mai* 1883. — Voici l'état dans lequel nous avons trouvé,
Petitpas, état qui a peu varié durant l'année où nous l'avons
vue chaque jour.

Hémiplégie droite, avec contracture. Le membre supérieur
est fléchi dans ses divers segments, l'avant-bras et la main en
supination. La contracture porte surtout sur les trois derniers
doigts de la main. Le pouce est étendu, l'index à demi fléchi.
Ces deux doigts se redressent assez facilement. La malade
s'efforce sans cesse de porter la main en pronation, à l'aide de
la main saine.

Genou légèrement fléchi ; pied en varus équin.— Trépidation.
Réflexe tendineux exagéré dans les 2 membres droits.

La face est tirée à gauche. De ce côté les traits sont bien plus
marqués. La commissure est entr'ouverte et abaissée à droite ;
la langue un peu déviée à droite.

Sensibilité générale et spéciale indemne. Il a été impossible
de procéder à l'examen des yeux à cause de la difficulté à lui
faire comprendre ce qu'on voulait d'elle.

Etat général excellent. Sénilité très peu marquée.

Aphémie aussi complète que possible. — La malade ne dit que le mot bizarre *Macassa* avec des intonations assez variées. Elle est connue sous ce nom. Quelquefois, lui échappent les monosyllabes *non*, quand on lui propose quelque chose qui lui déplaît, et *ah ! ah !* quand elle est satisfaite.

L'état du membre supérieur droit rend impossible toute tentative d'écriture. T. signe quelquefois de la main gauche mais tout passivement, à la condition qu'on lui dirige la main.

Ce langage phonétique si rudimentaire n'est guère compensé par le geste, ni par le jeu de la physionomie. T. se borne en effet à accompagner l'émission plus ou moins scandée de *macassa* de mouvements d'élévation et d'abaissement de l'index gauche qui bat ainsi sur le bras ou la poitrine de la personne qu'elle interpelle, à des mouvements d'affirmation et de négation de la tête ou de la main gauche, à un sourire assez niais, au pleurer, et à quelques regards irrités.

Désire-t-elle quelque chose? T. se poste au pied de son lit à l'heure de la visite et à l'arrivée du médecin commence son *macassa* qu'elle précipite ou ralentit suivant l'importance de ce qu'elle veut dire et du degré de compréhension que manifeste son auditeur. On ne parvient pas toujours à deviner ce qu'elle désire, quoique ses demandes aient ordinairement pour objet le régime alimentaire. Il faut avoir recours alors à une malade amaurotique de la salle, qui a le don de comprendre la signification de l'intonation de *macassa*. Un de ces derniers jours T. voulait un bain. La liste des aliments et des médicaments qu'elle préfère avait été épuisée et répétée plusieurs fois sans succès. On appelle la voisine amaurotique qui écoute et déclare que T. désire prendre un bain, chose exacte. Nous avons demandé bien souvent à cette malade, par quel procédé elle pénétrait le langage de son amie, sans obtenir aucune réponse satisfaisante.

T. est d'ailleurs sensible aux attentions qu'on a pour elle, sourit, salue en ses moments de satisfaction. Elle se cache, boude, frappe, quand on la taquine.

T. ne comprend que quelques-unes des demandes qu'on lui adresse.

Nous n'avons pu parvenir à connaître la profession de son mari, ni la sienne propre, ni aucun détail sur sa vie antérieure.

Divers objets sont placés devant elle. Elle trouve assez facilement une épingle, un porte-plume, un encrier, sa pancarte ; elle en indique les usages. Mais une calotte n'est trouvée qu'après lui en avoir montré l'emploi avec des gestes.

Elle ne peut trouver la cuvette demandée pour laver les mains et elle offre à la place, tous les objets disposés devant elle, si souvent et si fort que ce mot ait été prononcé. Enfin le geste de se laver les mains étant fait, elle prend et offre la cuvette.

Comprend-t-elle mieux les mots qu'elle attend, qu'elle désire entendre prononcés par son interlocuteur ? Cela semble assez vraisemblable.

La cécité verbale est complète. Tribout n'a jamais reconnu que son nom et celui de son mari (Petit-Pas) de quelque façon qu'ils fussent écrits, mais aucun autre mot, aucune lettre même de celles qui entrent dans la composition de ces deux noms. Elle retrouve toujours ces mots, et partout quelque nombreux que soient les mots auxquels on les mêle. Parmi ces derniers, ceux qu'elle entend le mieux, qu'elle aurait le plus de plaisir à reconnaître tels que Bagnols, sucre, rhum, ne sont aucunement retrouvés par elle.

Diverses pièces de monnaie sont placées devant elle. Elle les touche, elle les regarde avec une satisfaction d'autant plus grande que leur valeur est plus élevée. Elle n'a jamais pu. quoiqu'on lui ai dit, quelques gestes qu'on lui ait faits, les disposer de façon à constituer une somme désignée, ni indiquer des doigts leur nombre et leur valeur. Même insuccès dans les tentatives pour lui faire indiquer les heures sur un cadran.

Elle jouit d'une rente viagère de 60 fr. par an. Elle la touche tous les trois mois et signe la quittance de la main gauche qu'on lui dirige. Elle comprend très bien à chaque échéance ce que vient faire près de son lit l'employé de l'économat.

18 *mai*. — M. Charcot voit la malade pour la présenter le lendemain à son cours; les choses se passent comme la veille, mais le lendemain devant les auditeurs de la clinique, rien ne réussit avec Tribout, à part le choix d'une épingle et celui de la calotte qu'elle ne pouvait trouver la veille.

20 *mai*. — Les choses sont comme lors du premier examen. Par la suite bien des fois, des oscillations analogues ont été observées

16 *mars* 1884. — Mort à la suite d'une broncho-pneumonie.

Autopsie. — Encéphale 950 { H D 440 / II G 370

    Foie   1230
    Rate   120
    Cœur   300
    Reins { D 120 / G 110

La pyramide gauche grisâtre et molle ne mesure que la moitié de la droite en largeur. Aplatissement de la moitié correspondante du pont de Varole et du pédoncule gauche qui ne mesure que la moitié du droit en largeur. A sa face inférieure. vers le bord interne, petit triangle gris jaune dont le sommet est distant de 4 mm. de la protubérance. La bandelette un peu jaunâtre qui le sépare du bord interne du pédoncule, mesure 2 mm. Les fibres blanches qui le limitent en dehors se portent obliquement en dedans, comme un faisceau semblable qui se voit sur le pédoncule droit sain.

Deux autres triangles de dégénération existent en dehors du précédent, beaucoup plus petits, séparés entre eux et du bord externe par les fibres indemnes.

A la coupe du pédoncule, immédiatement au-dessus de la protubérance, on voit que la diminution du pédoncule gauche porte sur tous ses diamètres. La surface sectionnée est presque entièrement grise, et traversée seulement par quelques faisceaux blancs transversaux.

Plaques athéromateuses sur les artères de l'hexagone de Willis. A gauche, l'artère frontale antérieure est oblitérée par un caillot exsangue, ainsi que les artères du lobule pariétal inférieur et du pli courbe.

Sur l'hémisphère gauche, la troisième frontale est criblée de petits foyers de ramollissement superficiel, comme la frontale ascendante, au niveau du tiers inférieur, et la pariétale ascendante à la partie moyenne.

La partie moyenne et la partie postérieure de la troisième frontale, sont effondrées comme la portion de l'insula, qu répond au cap, et qu'occupe une plaque jaune. A ce niveau, la cavité ventriculaire est ouverte par un orifice à bord jaunâtre, large d'un centimètre, qui répond en dedans à la tête du noyau caudé.

Au fond du sillon de Rolando, un peu au-dessous de la partie moyenne, excavation profonde à bords jaunés, large comme
une pièce de un franc.

La partie moyenne de la pariétale ascendante, le lobule du
pli courbe, et le quart postérieur de la première temporo-sphénoïdale sont compris dans une plaque de ramollissement. La

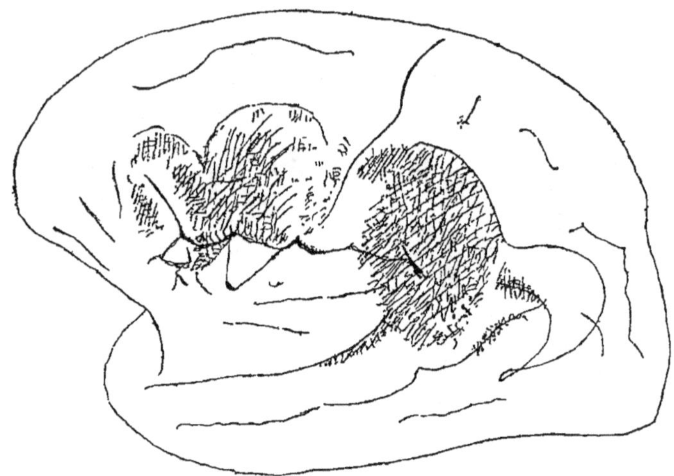

Fig. 31.

partie postérieure de l'insula est aussi superficiellement détruite.

Sur la coupe de Flechsig, on voit que le foyer de ramollissement antérieur coupe la partie antérieure de la capsule, dans
sa totalité.

Broncho-pneumonie des deux lobes inférieurs.

On rattache ordinairement à l'étude de l'aphasie, celle
de divers troubles du langage dont l'histoire est encore
fort obscure, l'écholalie, la paraphasie, la paragraphie,
l'acataphasie, etc...

Depuis Romberg (1), les mots *écho*, *écholalie*, désignent l'état des malades qui, incapables de parler spontanément, répètent toutes les paroles qu'on leur adresse, en quelque langue que ce soit, avec les intonations qu'on leur donne, sans attacher aucun sens à ces paroles, le plus souvent du moins. La malade de Romberg redisait après lui, sans faire aucun mouvement · « Tirez la langue, donnez votre bras. » L'autopsie révéla des lésions cérébrales diffuses.

Dans un cas de syphilis cérébrale, M. Vidal (2) observa que la malade, qui devait parfaitement guérir, quand la phrase était un peu longue, n'en répétait que les derniers mots.

Une malade de M. A. Voisin (3) non seulement se faisait l'écho de tout ce qu'on lui disait, mais encore imitait chaque geste exécuté par les personnes qui étaient autour d'elle et jusqu'à la toux de ses voisines.

Dans une observation de Bouillaud (4) qui date de 1822, le malade parvenait à peine à rassembler quelques mots. Seulement il répétait, comme automatiquement, les dernières paroles des phrases qu'on lui adressait et s'impatientait de ne pouvoir répondre. A l'inverse des malades précédents, celui-ci avait donc conscience des paroles qu'il entendait et redisait.

Une femme observée par Béhier (5), à la Pitié, avait complètement perdu le souvenir de l'italien, sa langue maternelle, et de l'espagnol. Elle ne pouvait user que de la langue française, et d'une façon bien restreinte. Elle ne

---

(1) Romberg. — *A manual of the nervous disceses of man,* London, 1853, t. II, p. 451.

(2) Fournier. — *Loc. cit.,* p. 260.

(3) Bateman. — *Loc. cit.,* p. 76.
L'imitation des gestes et des mouvements constitue une affection fort bizarre, décrite sous le nom de *Yumping. Latah, myriachit, Schlafftrunkenheit.* Voyez sur ce sujet : Gilles de la Tourette. *Archives de neurologie*, t. II, p. 146 et t. VIII, p. 68.

(4) J. Bouillaud. — *Arch. gén. de médecine*, 1825, t. VIII, p. 32.

(5) Béhier. — *Gaz. des hôpitaux*, 1869, p. 59. Il y a tout lieu de croire qu'il s'agit de la malade de l'observation XII.

faisait en français que répéter, comme un écho, les mots qu'elle entendait dire, sans paraître y attacher aucun sens. Quant aux mots italiens et espagnols qu'on prononçait devant elle, non seulement elle ne paraissait pas les comprendre, mais encore elle ne les répétait même pas.

Le phénomène de l'écho s'observe non seulement dans la parole articulée et le geste, mais aussi pour l'écriture. J'ai déjà parlé d'un malade aphémique de M. Charcot qui, ayant sous les yeux une demande écrite, affirmait par le geste la comprendre, prenait le crayon pour y répondre et la copiait simplement avec des gestes de satisfaction. Il était à ce moment incapable d'écrire autrement qu'en copiant.

Quelle est, en réalité, la nature de la *paraphasie*? de la *paragraphie*, de *l'acataphasie* ou *agrammatisme*? Si, en certains cas, on peut incriminer les lésions des centres de l'aphémie et de l'agraphie, cette supposition en d'autres circonstances est bien hasardée. L'observation de paraphasie la plus complète est due à M. Bourneville (1). Avec la lésion de la troisième frontale qu'il a seulement figurée existait une lésion de la partie postérieure de la première temporo-spénoidale sans surdité verbale, au moment du moins où la malade était examinée.

La paraphasie est ce trouble de la parole « dans lequel les idées ne répondent plus à leurs images vocales, si bien qu'au lieu de mots conformes au sens, surgissent des mots d'un sens contraire, complètement étrangers et incompréhensibles » (Kussmaul).

Une femme de 60 ans « tout d'un coup, s'est mise, dit M. Grasset (2), à ne plus parler que latin, au grand ébahissement de son entourage. Elle n'a jamais appris cette langue. Mais c'est une dévote et elle ne dit plus que des mots latins sans suite, empruntés aux offices de l'Eglise. »

---

(1) Bourneville. — *Progrès médical*, 1874.
Legroux. — *Loc. cit.*, p. 70.
(2) J. Grasset. — *Contribution clin.* à *l'étude des aphasies*, *Montp. méd.*, 1884, janvier, p. 7.

Le cas rapporté par Osborn (1) est plus extraordinaire encore. Un homme fort instruit, parlant l'anglais, le français, l'italien, l'allemand, n'émettait plus qu'une suite de syllabes tout à fait inintelligibles et toujours variées. Ce langage impossible le faisait prendre pour un étranger. Ces syllabes semblaient se rattacher plutôt à la langue allemande qu'aux autres qu'il savait. Il comprenait parfaitement ce qu'on lui disait, et ce qu'il lisait, sans pouvoir, à haute voix faire autre chose qu'émettre son langage bizarre. Il se faisait très bien comprendre et toutes ses actions étaient parfaitement raisonnables. Il ne pouvait répéter que quelques syllabes après quelqu'un et jamais plusieurs lettres de l'alphabet. Il écrivait très correctement.

F. Winslow (2) cite le cas d'un militaire tout à fait semblable au malade précédent.

A quelle forme, à quelle variété d'aphasie rapporter l'observation que Fraenkel (3) regarde comme un exemple de *surdité des mots*. Le malade entendait si bien les mots qu'il les répétait, mais en cherchant en vain autant à se comprendre lui-même, qu'à comprendre ceux qui lui parlaient. La signification du mot ne lui revenait qu'à la vue de l'objet, ainsi celle de ciseaux en voyant cet instrument que sa profession de tailleur lui avait cependant rendu on ne peut plus familier.

Et celle de Marcé (4)? Le malade ne comprend pas certains mots, même après qu'il les a écrits en les entendant. Ainsi dit-on inopinément devant lui chapeau? Il répète et écrit chapeau mais ne sait de quoi il s'agit.

La lésion cérébrale dont relève l'aphasie, quelle que soit sa forme, n'est pas le plus souvent limitée à un centre de la parole. Elle s'étend aux parties voisines, à des parties

---

(1) J. Osborn. — *Dublin Qualerly journal of médical science,* nov. 1833, et *Gaz. méd. de Paris*, 1833, 2ᵉ s., t. I, p. 854.
(2) F. Winslow. — *Loc. cit.*, p. 521.
(3) Fraenkel. — *Ein Fall von Worttanbeit (Berlin Klin. Wochenscrift*, 1881, 29 août).
(4) Marcé. — *Loc. cit.*, p. 102.

éloignées même. Multiple, elle atteindra en même temps plusieurs points très différents de l'encéphale. En sorte qu'il n'est aucun symptôme cérébral, aucun symptôme encéphalique, qu'on ne puisse observer avec l'aphasie, qu'il n'y a aucune combinaison des formes de l'aphasie qu'on ne puisse rencontrer.

Les combinaisons des diverses formes de l'aphasie, ses complications les plus fréquemment observées sont pour la plupart sous la dépendance d'un fait anatomique. L'artère sylvienne, qui irrigue le territoire cortical de l'aphasie, irrigue en même temps les centres moteurs de l'écorce. Plusieurs branches de ce vaisseau sont communes à certains centres. Ainsi s'explique la coïncidence si fréquente de l'aphémie et de l'hémiplégie droite, de la cécité verbale et de la surdité des mots, la coïncidence jusqu'à ce jour constante de la cécité des mots et de l'hémianopsie droite.

« L'aphasie vraie, a dit Lasègue (1), est toujours en rapport avec une hémiplégie droite. Ce principe doit être considéré comme absolu... Nul n'est aphasique s'il n'est plus ou moins hémiplégique droit. » Lasègue ajoutait que tous les cas d'aphasie avec hémiplégie gauche, ceux mêmes qu'il a rapportés, doivent être rayés du cadre de l'aphasie.

MM. Lécorché et Talamon (2) ont longuement traité des caractères que présentent les paralysies qui accompagnent l'aphasie.

En pareil cas, la paralysie reconnaît pour cause une lésion des centres corticaux. Elle consistera le plus souvent en une monoplégie. Si l'on voit quelquefois la paralysie remplir cette condition, ne frapper que des segments de membre (observation de M. Guéneau de Mussy, observation VIII), la chose est loin de se réaliser constamment. La

---

(1) Lasègue. — *Annales médico-psychologiques,* 1877, 5ᵉ série, t. XVII, p. 416.
(2) Lécorché et Talamon. — *Loç. cit.,* p. 469.

paralysie faciale, celle de la langue, contrairement à cette règle, sont rien moins que communes dans l'aphémie. Quand survient d'ailleurs la dégénération du faisceau pyramidal, tout caractère différentiel disparaît.

D'autres troubles du mouvement que la paralysie s'observent avec l'aphasie, des spasmes divers, l'athétose, l'hémichorée. Une conséquence plus fréquente de la localisation corticale de l'aphasie et des symptômes qui l'accompagnent est l'épilepsie jacksonienne, notée dans les plus anciennes observations (1) et considérées jusqu'aux travaux d'Hughlings Jackson comme de l'épilepsie vulgaire.

Avec l'aphémie et les diverses formes de l'aphasie, existent fréquemment des troubles fort variables de la sensibilité. La raison de plusieurs d'entre eux est encore à trouver. Hémianesthésie sensitive ou sensorielle, hémianopsie, troubles de la sensibilité musculaire (obs. I), hypéresthésie (obs. IV) et ces douleurs rebelles à tout traitement, excessives, localisées en des points variables, que M. Fournier (2) a nommées *douleurs cérébrales* des membres, il n'est pas une perturbation de la sensibilité qui n'ait été observée avec l'aphasie. Bernhardt (3) a récemment étudié l'ensemble des hypéresthésies d'origine cérébrale et n'hésite pas, en raison de leurs combinaisons symptomatiques a les rapporter à une lésion corticale.

Certaines associations de symptômes sont difficiles à expliquer. Ainsi la coïncidence de l'aphémie et de l'hémianesthésie telle que la produit la lésion du tiers postérieur du segment postérieur de la capsule interne, de l'aphémie et de l'hémiathétose ou de l'hémichorée, symptômes dépen-

---

(1) Joh. Jacobi Wepferi, *observationes médico-praticæ de affectibus capitis internis et externis*, 1745, p. 209.
Observatio LXVI. Perturbatio spiritum animalium sequentibus, *epilepsia* et apoplexia funesta.
(2) Fournier. — *Loc. cit.*, p. 112.
(3) Bernhardt. — *Arch. für psych. und Nerven Krankeiten*, Bd XII. Heft. 3.

dant de la lésion d'une région attenante à cette dernière
partie de la capsule interne. Cette coïncidence peut évidemment dépendre d'une double lésion. M. Brissaud (1) en a
fourni, d'après nature d'ailleurs, une explication très satisfaisante. Il s'agit en pareil cas d'une *aphasie capsulaire*,

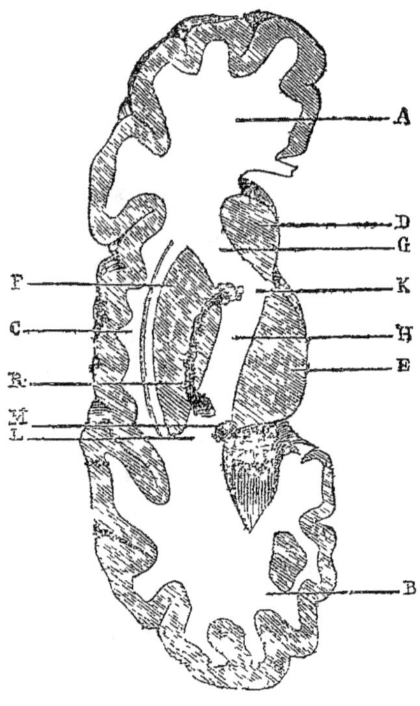

Fig. 32.

Les hémorrhagies du noyau lenticulaire du corps strié
se font ordinairement sous forme d'arc dont la concavité
est tournée du côté. de la capsule. Que cet arc augmente
d'étendue à ses deux extrémites, il coupera la capsule en

___

(1) Brissaud. — *Progrès médical*, 1882, p. 759.

àvant au niveau et au delà du genou en arrière dans son tiers postérieur ou dans son voisinage (*fig.* 32).

Le faisceau pyramidal est respecté et il n'y a pas d'hémiplégie motrice. D'autre part comme dans l'observation VII (*fig.* 23), le foyer peut traverser la substance blanche du centre ovale, le noyau lenticulaire et toucher à ses extrémités les faisceaux pédiculo-frontaux inférieurs et la partie postérieure de la capsule, ce qui, dans ce cas, expliquait très bien la coexistence de l'aphémie et du rétrécissement concentrique du champ visuel.

A toutes les règles qu'on peut ainsi établir, les exceptions sont possibles. M. Mayor (1) a rapporté un cas d'aphémie sous-corticale avec hémiplégie droite laquelle dépendait d'un foyer de la moitié gauche de la protubérance, et récemment MM. Artaud et Raymond (2) un fait fort analogue. Dans un cas d'aphémie, avec hémiplégie croisée à droite dans les membres, à gauche dans la face, M. Dally (3) ne put malheureusement pas faire l'autopsie.

Selon William Sharpey et J. Mortimer Granville (4), les pertes de la mémoire peuvent survenir dans trois conditions.

1° Les cellules cérébrales sont entièrement détruites. La guérison a lieu par suppléance d'une autre partie.

2° Les cellules cérébrales sont altérées, mais leur noyau conservé et leur vitalité non compromise.

3° Il y a simple suspension de fonction sans arrêt de la nutrition. Cette classification étiologique rationnelle peut s'appliquer à l'amnésie des signes.

L'hystérie (5) dans ses modalités diverses constitue la dernière catégorie des causes. Il n'est pas une forme d'aphasie qu'elle ne puisse réaliser soit spontanément, soit dans les expériences hypnotiques variées de tant de

---

(1) A. Mayor. — *Progrès médical*, 1876, p 827.
(2) Artaud et Raymond. — *Gaz. méd. de Paris*, 1883, p. 558.
(3) Dally. — *Bull. soc d'anthropologie*, 7 mars 1861.
(4) A *Journal of Neurology*, 1879. — *Rev. philosophique* de Th. Ribot, t. VIII, p. 679.
(5) L. David. — *De l'aphasie hystérique*, 1884.

, façons depuis le jour où M. Lepine (1) eut l'idée heureuse de les appliquer à cette étude.

Les vers intestinaux, la rétention des matières fécales, les frayeurs n'ont déterminé l'aphasie que chez des femmes et des enfants, chez des hystériques.

Dans la seconde catégorie de faits, intervient l'action des vaisseaux. Un arrêt transitoire de la circulation trouble la nutrition des cellules cérébrales et arrête leur fonctionnement qui reprendra à l'arrivée du sang, soit que la cause ait cessé d'agir, soit, plus rarement, parce qu'une circulation collatérale s'est établie. La migraine, la migraine ophthalmique (2) principalement l'artérite syphilitique sont les causes d'aphasie les plus importantes qu'on peut ranger sous ce chef. L'aphasie qui suit les attaques d'épilepsie (3) ou les précèdent dans l'aura (4), quelles qu'elles soient; celle qui dépend de la compression exercée par les tumeurs, les foyers hémorrhagiques, relève aussi des troubles d'origine vasculaire.

Énumérer les causes de la troisième catégorie, c'est refaire la nomenclature de toutes les affections destructives de la substance cérébrale : ramollissement par thrombose et embolie, hémorrhagies, inflammations aiguë et chronique, traumatisme, tumeurs, malformations, etc. Parmi ces causes, de beaucoup la plus fréquente est le ramollissement par embolie, fait dont l'anatomie rend bien compte.

---

(1) G. Ballet. — *Progrès médical*, 1880, p. 741.
C'est probablement par une faute d'impression que M. Ballet place en 1878 la première expérience faite à l'instigation de M. Lepine. Elle eut lieu en 1879, le mercredi 16 avril.

(2) Ch. Féré. — *Revue de médecine*, 1881, p. 163.
M. Dechambre a, l'un des premiers, sinon le premier, attiré l'attention sur cette cause d'aphasie transitoire (*Gaz. hebd.*, 1865. — Trousseau a caractérisé la migraine ophthalmique par l'une de ses plus heureuses expressions: « un éblouissement rapide obscurcit sa vue et ses sens... » (*Loc. cit.*, p. 682).

(3) Dutil. — *Revue de médecine*, 1883, p. 163.

(4) Moreau (de Tours), *Gaz. hôp.*, février 1864. — M. A. Netter m'a dit avoir récemment observé dans l'aura une surdité verbale typique, dont il ne restait rien après l'attaque.

Quant à la paralysie générale, qu'on a voulu d'abord
exclure du cadre des causes de l'aphasie, elle la produit
bien souvent au contraire (obs. II).

Si les diverses affections générales, fébriles ou non, dans
le cours desquelles survient l'aphasie, agissent le plus souvent par l'artérite qu'elle provoque, comme la fièvre
typhoïde, les fièvres éruptives, l'érysipèle, d'autres
fois, c'est par un autre processus qui échappe souvent.
Ainsi, dans le diabète (1), l'albuminurie et l'urémie (2), le
saturnisme, la goutte (3), faut-il parfois incriminer l'action
directe des substances anormalement charriées dans le
sang, comme l'a fait Bateman (4), comme Rufz (5) l'a montré pour le venin de certains serpents.

La marche de l'aphasie est subordonnée à la nature de
sa cause. Sa connaissance seule peut permettre de porter
un pronostic, d'instituer un traitement (6). La recherche de
la syphilis, souvent si difficile, s'impose en premier lieu,
dans les faits d'ordre médical.

Quelle que soit la cause de l'aphasie, le pronostic doit
demeurer fort réservé. Une artérite, une gomme, un processus syphilitique quelconque, ont pu compromettre définitivement les éléments anatomiques du centre de la parole
affecté, ils ont pu porter sur des parties dont les lésions
sont irréparables, comme la capsule interne.

Rien, d'autre part, ne permet de savoir pourquoi, dans
tel cas, sans rééducation aucune, avec la persistance de la
cause, la suppléance s'établira et le malade recouvrera la
parole ; pourquoi, en d'autres cas, malgré les efforts du

----

(1) D. Bernard et Ch. Féré. —*Des troubles nerveux chez les diabétiques.* (*Arch. de neurologie*, 1882, t IV, p. 340).

(2) Hirtz. — *Gaz. médicale de Strasbourg*, 1865.

(3) Charcot, *d'après* Rendu. — *Dict. encycl. des Sc. médicales*,
4ᵉ S., t. X, p. 116.

(4) Bateman. — *Loc. cit.*, p. 88.

(5) Rufz. — *Bull. de la Soc. d'anthropologie*, 1861, p. 220.

(6) Horteloup avait employé avec succès, chez un enfant aphémique, l'alleluia (*oxalis acetosella*), d'après Chatin (*procès-verbaux
manuscrits de la Soc. de biologie*, 13 juin 1863).

17

malade, la parole est à jamais perdue sous l'une ou l'autre de ces formes.

Quant au traitement chirurgical, aux indications de la trépanation dans l'aphasie, malgré le cas récent de Dubruheil, la question demeure toujours au point où M. Gosselin (1) l'a trouvée et l'a laissée en 1877.

---

(1) Gosselin. — *Bull. Acad. de médecine*, 2ᵉ S., t. VI p. 363.
Les *indications de la trépanation du crâne dans les lésions traumatiques* sont une des questions à l'ordre du jour du prochain Congrès Français de Chirurgie.

CHAPITRE X

Médecine légale

L'étude des questions de médecine légale relatives à l'aphasie, suppose à première vue celle de l'état de l'intelligence chez les aphasiques. Il y a en France, depuis Trousseau jusqu'à Lasègue, une parfaite unanimité chez tous les auteurs. L'aphasique est un être intellectuellement déchu et les troubles de l'intelligence font partie intégrante de la symptomatologie de l'aphasie.

« L'aphasique, dit Trousseau, témoigne moins d'intelligence qu'un chien à qui on parle. » Si Trousseau songeait à quelque malade atteint de surdité verbale, personne ne contestera combien les apparences, en pareil cas, permettent un tel jugement. Mais il n'y a qu'à feuilleter son livre pour y trouver à chaque page un exemple contradictoire, depuis le propriétaire des Landes, aphémique, agraphique et atteint de cécité verbale qui dirigeait ses affaires et recevait ses invités avec un tact parfait, jusqu'à l'ivrogne Paquet, qui rappelle à son fils de se découvrir devant Trousseau.

On pourrait facilement faire un tableau tout opposé à celui qui a cours en France, avec les éléments mêmes de ce tableau. « Lorsqu'on sollicite un aphasique à parler, l'effort plus commandé que volontaire est court, imparfait et appelle presque aussitôt la lassitude. Le malade ne consent jamais à le répéter, et plus on insiste, plus il s'obstine à se déclarer impuissant, soit par un geste, soit par une exclamation (1).» Si louables que fussent des efforts pour parler, pour lire, pour écrire venant d'un malade qui a constaté cent fois son impuissance à accomplir un de ces actes, sa promptitude à abandonner l'opération qu'on lui commande, témoigne au moins qu'il a une conscience nette de son impuissance.

M. Billod (2) a rapporté plusieurs observations fort probantes à cet égard. Un aphasique conserve durant cinq ans ses fonctions de maire et de conseiller d'arrondissement, ne donnant qu'à bon escient la signature qu'il a appris à tracer de la main gauche. Il écrit avec cette main, par petits morceaux un testament olographe parfaitement rédigé à tous égards. Un autre, boulanger, se tient au courant des prix des farines, veille à ses affaires, vend son pain, inscrit sur son journal les personnes qui lui achètent à crédit et la quantité de pain qu'elles prennent, etc.

Les aphémiques, selon Broca (3), « qui ne savent pas ou ne peuvent pas écrire, ont assez d'intelligence (*il en faut beaucoup en pareil cas*) pour trouver le moyen de communiquer leur pensée. »

M. P. (obs. I) malgré sa cécité verbale, continue à s'occuper si bien des affaires de sa maison de commerce que son associé ne veut pas se séparer de lui et l'envoie contracter au loin des marchés importants.

Si un fils aphasique violente sa mère pour ne pas manquer un rendez-vous galant (4), le malade de M. Mesnet (5) se dévoue avec tant de zèle et d'abnégation qu'il est désigné parmi le personnel nombreux de l'hôpital Saint-Antoine comme ayant le mieux mérité de l'administration durant une épidémie de choléra.

La vérité sur ce sujet a été formulée par Gairdner (6). Il

---

(1) Lasègue d'après Legroux, *loc. cit.*, p. 63.
(2) Billod. — *Annales méd. psychologiques*, 5ᵉ s., t. XVIII,
(3) Broca. — *Soc. anat.*, 1861, p. 333.
(4) Lasègue. — *Annales méd.-psychologiques*, 5ᵉ s., t. XVII.
(5) Mesnet. — *Soc. médico-psychologique*, séance du 26 fév. 1877.
(6) Gairdner. — *Arch. d médecine*, 1866, 5ᵉ s., t. II, p. 320.

a relevé, à côté des cas où existe une diminution notable de la sensibilité pour les impressions du dehors, une apathie générale, ceux où l'on voit au contraire une grande activité, un désir vif de communiquer les émotions que l'aphasique éprouve, les sentiments qui l'agitent, l'amitié, la crainte, la reconnaissance, la satisfaction, le mécontentement (1). L'amnésie des signes, si limitée qu'elle soit, constitue en elle-même une perte intellectuelle. C'est la suppression d'une des nombreuses et complexes activités qu'on englobe sous la dénomination d'intelligence. L'hémiplégie concomitante, les attaques épileptiformes, les lésions cérébrales dont relèvent ces divers symptômes et celles qui peuvent demeurer latentes ne permettent pas d'admettre d'autre part l'intégrité des fonctions intellectuelles, pas plus que de rapporter leurs altérations aux seules lésions, causes de l'aphasie.

Quelle différence y a-t-il, en dernier ressort, entre un hémiplégique aphasique et un aphasique sans hémiplégie?

Cette question si difficile à résoudre a été encombrée non seulement d'axiomes contestables, mais encore de descriptions qui ne la concernent en aucune façon. M. Magnan et son élève M. Sazie (2) ont parlé et disserté d'aphasies avec incohérence, hallucinations, agitation maniaque, mélancolie, etc....

Pourquoi un aliéné ne pourrait-il pas devenir aphasique (3) et inversement un aphasique devenir aliéné? Il existe des deux combinaisons morbides des exemples nombreux, curieux peut-être, mais ne méritant en aucune façon d'être érigés en espèces pathologiques. La situation cruelle

---

(1) Les deux volumes si intéressants qu'a écrits sur l'intelligence M. Taine, témoignent de la difficulté qu'il y a à définir et à limiter l'*intelligence*, « *la faculté de comprendre* » à l'état normal. Que l'embarras des pathologistes n'étonne donc pas, eux à qui le recours aux métaphores est interdit.

(2) Sazie. — *Troubles intellectuels dans l'aphasie*, 1879.

(3) Marandon de Montyel. — *Un cas d'aphasie avec autopsie chez un mégalomane (Ann. médico-psychologiques*, 5ᵉ série, t. XVIII, p. 364.

de l'aphasique est en elle-même fort propre à perturber le moral d'un membre de la grande *famille névropathique*.

W. Hammond (1) a enfin parlé de la tendance à l'impiété notée chez quelques aphasiques, fait peu caractéristique et spécial, on en conviendra.

Bien des fois, l'aphasie a fait le sujet d'études et de discussions médico-légales. La Société de médecine légale a proposé sagement, de traiter les aphasiques comme tous les autres hommes. En 1876, une discussion ouverte à la Société médico-psychologique fut l'occasion de discours pleins d'intérêt de MM. Falret, Lasègue, Mesnet, Legrand du Saulle, etc. Mais la discussion dévia et l'on ne vota aucune conclusion. Sur les idées qu'y exposa M. Lasègue, les membres de la Société firent les plus expresses réserves.

L'aphasique a souvent affaire aux tribunaux, soit qu'il s'agisse d'un délit ou d'un crime, cas rares, soit qu'à propos d'une demande d'interdiction, de la validité d'un mariage ou d'un testament, on mette en doute la capacité du malade, ce qui arrive beaucoup plus souvent.

Le code ne dit rien de l'aphasie, ce qui se conçoit assez facilement, non seulement à cause de l'ignorance du sujet où le Tribunat se trouvait, mais encore et surtout parce que cet état pathologique présente des modalités trop variées pour qu'on puisse formuler une règle commune applicable à tous les cas de cette maladie.

Il est à regretter avec M. Legrand du Saulle (2) qui, en plusieurs circonstances a insisté sur cette question et avec M. de Finance (3), que l'intervention médicale dépende du pouvoir discrétionnaire du juge et ne soit pas une formalité de procédure obligatoire et inscrite dans nos codes. On sait bien que, dans les cas douteux, les magistrats

---

(1) W. Hammond. — *Loc. cit.*, p. 183.
(2) *Traité de médecine légale,* p. 653. — *Gazette des hôp.,* 1865, p. 147. — *Gaz. des hôp.,* 1882, p. 561.
(3) *Thèse de Paris,* 1878, p. 35.

n'hésitent pas à recourir à la compétence médicale. mais enfin ne peuvent-ils pas facilement se laisser induire en erreur, comme l'ont été les médecins eux-mêmes, par les apparences; voir un défaut d'idéation dans ce qui n'est que l'impossibilité d'exprimer sa pensée; regarder comme déments des individus intelligents, prendre pour des simulateurs de malheureux malades ?

Les affaires criminelles dans lesquelles les aphasiques se trouvent compromis sont exceptionnelles. Il en est cependant qui volent, commettent des méfaits plus ou moins graves. En 1875, M. Legrand du Saulle (1) a été appelé comme expert dans une affaire d'assassinat des plus dramatiques. Il s'agissait d'un vieillard aphémique accusé d'avoir tué sa femme, avec laquelle il vivait dans un château désert. Il était venu lui-même chercher pour elle le médecin et quand on lui parlait de son crime, il faisait les gestes les plus violents de dénégation. Le diagnostic aphasie fut confirmé quelque temps plus tard par l'autopsie. Le secret de ce drame n'a jamais été éclairci. Dans une affaire délictueuse, devrait-on condamner les aphasiques comme des gens sains d'esprit? Doit-on les absoudre, en admettant une irresponsabilité absolue? On leur accorde les circonstances atténuantes. « Arrêt bâtard, dit M. Legrand du Saulle (2) qui ne tue, ni ne pardonne et imprime une flétrissure à la famille d'un individu que les juges cependant reconnaissent malade.» C'est pour remédier à cet état de choses qu'il propose la création d'une maison centrale uniquement destinée aux individus soupçonnés de quelques troubles psychiques, où sans jugement afflictif préalable ils seraient séquestrés plus ou moins longtemps. Ce serait sauvegarder les intérêts de la famille et de la société.

Les affaires civiles qui intéressent les aphasiques, sont beaucoup plus fréquentes que les poursuites au criminel, et se rapportent le plus souvent à une demande d'interdic-

---

(1) *Annales médico-psychologiques,* 5ᵉ s., t. XVIII. p 94.
(2) *Gaz. des hôp.,* 1882, p. 563.

tion, d'opposition au mariage, à la contestation ou à la validation d'un acte testamentaire.

Voici les articles du Code civil qui concernent l'interdiction : « *Art. 489. Le majeur qui est dans un état habituel d'imbécillité, de démence ou de fureur, doit être interdit, même lorsque cet état présente des intervalles lucides.* » — *Art. 499 : « En rejetant la demande d'interdiction, le tribunal pourra, néanmoins, si les circonstances l'exigent, faire assister le malade d'un conseil judiciaire.* » Ces deux articles concernent-ils les aphasiques ou doit-on les laisser jouir complètement de leurs droits civils ? Le premier ne peut certainement pas être appliqué à tous les cas, « car l'impossibilité de trouver les mots et d'exprimer ses pensées n'implique pas une abolition de l'intelligence et n'est pas de nature à justifier toujours l'interdiction (1). » La plupart des médecins concluent au rejet de la demande d'interdiction et les tribunaux leur ont presque toujours donné raison. Dans l'affaire Houdelière, M. Parchappe demande la nomination d'un conseil judiciaire, mais repousse l'interdiction (2). La Société de médecine légale, consultée par Michel (de Cavaillon) sur un cas semblable, adopta la même opinion, après une longue discussion, à laquelle prirent part MM. Falret, rapporteur; Devergie, Choppin et Gallard (3). Le tribunal d'Avignon respecta sa décision en rejetant la demande d'interdiction et en nommant un conseil judiciaire. Dans ces deux cas, c'est l'article 499 qui est appliqué. Pour certains aphasiques, qui ont conservé, comme on l'a vu, toute leur intelligence, il serait injuste de ne pas leur laisser la plénitude de leur liberté. M. J. Lefort (4), avocat à la cour d'appel de Paris, propose la nomination d'un conseil judiciaire applicable à tous les cas d'aphasie. La commission chargée d'étudier ce

---

(1) A. Tardieu. — *Etude médico-légale sur la folie*, p. 417.
(2) *Annales méd. psych,* juillet, 1849.
(3) *Bull. de la soc. de méd. légale,* t. I, p. 205.
(4) *Remarques sur l'interdiction des aphasiques,* 1873.

travail, et composée de MM. Béhier, Hémar, Falret et Demange, rapporteur, rejeta cette manière de voir comme ne pouvant s'appliquer qu'à un certain nombre de cas. A cette occasion (1), la Société de médecine légale adopta les trois propositions qui tranchèrent définitivement la question. Médecins légistes et magistrats formulent maintenant leurs conclusions en se basant sur elles.

1° Les aphasiques dont le jugement est aboli, l'intelligence éteinte, la volonté annihilée, doivent être interdits.

2° Ceux dont l'intelligence n'est qu'affaiblie et qui ont besoin pour se guider d'assistance et de protection de la part d'autrui, doivent, selon les cas, être pourvus d'un conseil judiciaire.

3° Ceux qui ont conservé la plénitude de leurs facultés intellectuelles doivent conserver la libre disposition de leur personne et de leurs biens.

La question la plus importante, celle qui soulève le plus de conflits, concerne la validité des testaments des aphasiques, celle du mariage d'un aphasique n'ayant jamais été agitée que je sache.

Pour qu'un testament soit valable, il faut : 1° que le testateur soit capable ; 2° que l'acte soit régulier. L'article 901 du Code civil dit : « *Pour faire une donation entre vifs ou un testament, il faut être sain d'esprit.* » On rentre ici dans la question de l'interdiction, c'est-à-dire qu'il faut apprécier le degré d'intelligence de l'aphasique testateur, et conclure suivant que cet aphasique rentre dans un des trois groupes cités plus haut : déments, mixtes, sains d'esprit. Mais ce qui complique la question, c'est que le plus souvent on est appelé à la résoudre *post mortem*. On ne peut s'éclairer que par les renseignements ournis par ceux qui entourent le malade et par un examen minutieux du

---

(1) Séance du 12 août 1872. Voyez sur le même sujet :
Gallard. — *Cliniques médicales de la Pitié*, p. 418.
Billod. — *Bull. de la soc. de méd. légale*, t. V, p. 263.
Legrand du Saulle. — *Gaz. des hôp.*, 1882, p. 560.

testament même. Or, les premiers sont ou peu capables de renseigner sur un état mental difficile à apprécier, ou intéressés à tromper. L'examen du testament n'a pas non plus une bien grande valeur, car l'incohérence du style et de l'écriture ne prouve pas l'incohérence des idées chez l'aphasique et n'a pas l'importance qu'on lui attribue dans les cas d'aliénation mentale. Ce n'est qu'après une enquête très minutieusement conduite qu'on pourra arriver à apprécier le degré de la capacité intellectuelle du testateur.

La régularité testamentaire est reconnue par le code sous trois formes : 1° le testament par acte public ou authentique ; 2° le testament olographe ; 3° le testament mystique ou secret.

Hofhaüer(1) rapporte le cas suivant : « En 1743, un malade de Münden demanda au gouvernement hanovrien et obtint l'autorisation de tester par signes en faveur de sa femme. » Cette manière de procéder ne serait pas admise en France.

La parole manquant à l'aphémique, il ne pourra tester par acte public. Il faudrait pour cela qu'il eût conservé un vocabulaire assez étendu pour qu'il ne puisse y avoir méprise sur la signification de sa pensée. Ce testament devant être dicté par le testateur au notaire, en présence de témoins, il doit, de plus, être lu après sa rédaction par le notaire. Un malade atteint de surdité verbale, ne serait-il pas paraphasique, c'est-à-dire incapable de dicter et de remplir la première condition, que l'impossibilité de remplir la seconde (d'entendre la lecture du notaire) rendrait nul et non avenu son testament.

Le testament olographe écrit en entier, daté et signé de la main du testateur, peut être fait par les malades atteints d'aphémie, sans agraphie ni paragraphie, qu'ils l'écrivent de la main droite ou de la main gauche. Mais quelle valeur aurait-il, si un malade atteint de cécité verbale l'avait

---

(1) *Traité de méd. légale relatif aux aliénés*, Paris, 1827.

écrit? Que dire d'un testament écrit par une personne qui ne sait pas lire (Magnan)?

Un tribunal a admis la validité, dans le cas rapporté par M. Billod, d'un testament écrit de la main gauche. Pourrait-on voir une raison de contester encore sa valeur, dans le fait qu'il serait écrit en miroir? Évidemment non. L'écriture spéculaire est l'écriture normale de la main gauche.

Quant au testament mystique entièrement écrit de la main du testateur, ou seulement signé par lui, et remis au notaire devant témoins, qui contresignent l'enveloppe close et scellée, sur laquelle le testateur écrit ou fait écrire que c'est bien là son testament, dûment signé de lui. Avec raison, M. Gallard (1) a dit que c'est la forme la plus sûre et la plus convenable pour tout individu qui, privé de la parole et paralysé de la main droite, ne peut que signer ou se trouver incapable d'écrire d'une façon correcte et régulière. Néanmoins, bien des aphasiques seront encore dans l'impossibilité de tester, car beaucoup ne peuvent ni parler, ni écrire. Ils sont alors comme les sourds-muets illettrés, incapables d'un acte légal autre que le mariage.

M. Legrand du Saulle (2) en a rapporté un exemple. Un aphasique prit la résolution de faire son testament. Ses projets étaient bien arrêtés, et il devait laisser à une vieille domestique une somme de quelque importance. Ce fut en vain qu'il essaya d'assembler ses mots, de déposer sur le papier l'expression de sa ferme volonté. Après avoir réitéré plusieurs fois et sans succès ses tentatives, il mourut sans être arrivé à ses fins.

Dans quelques cas, l'aphasique pourra réaliser son désir en transmettant ses biens par la donation entre vifs. On en trouve un exemple cité par Legrand du Saulle (3).

Telles sont les différentes questions médico-légales que

---

(1) Th. Gallard. — *Clinique médicale*, p. 442.
(2) *La folie devant les tribunaux*, p. 245.
(3) *Gaz. hôp.*, 1865, p. 147.

peut soulever l'aphasie, la solution n'en est pas toujours facile. Elle doit varier nécessairement avec chaque cas particulier.

A l'heure présente, les tribunaux ne se sont encore prononcés que dans des cas d'aphasie motrice. Le médecin-légiste ne donnera son avis qu'après un examen long et surtout répété du malade, à cause des variations que présentent les divers symptômes désignés sous le nom d'aphasie.

Enfin, l'aphasie est un cas d'exemption et de réforme du service militaire (1). Je n'ai pas vu que cette cause d'exemption ait été discutée en conseil de révision. Mais l'aphasie a frappé plusieurs fois des soldats, tant à la suite de traumatismes, que sous l'influence d'autres causes. Il y avait, en 1881, dans le service de M. Villemin (2), au Val-de-Grâce. un jeune soldat atteint d'aphémie pure, ce médecin distingué hésita longtemps avant de se prononcer sur la réalité ou la simulation de l'aphasie.

---

(1) *Instruction sur les maladies, infirmités ou vices de conformation qui rendent impropre au service militaire*, approuvée par le ministre de la guerre, le 27 février 1877, d'après la proposition du conseil de santé. Art. 83 : L'aphasie comporte l'*exemption* et même la *réforme* lorsqu'elle est persistante.

(2) Communication orale de mon ami, le docteur Paul Gros.

CONCLUSIONS

I. L'aphasie est l'amnésie des signes.

II. Les faits complexes et variés englobés sous le nom d'aphasie ont été observés et notés de tout temps. Jusqu'à Bouillaud, aucune étude synthétique n'en avait été faite. Broca a porté dans cet ensemble les premières lumières de l'analyse et a fixé définitivement les symptômes et la localisation anatomique de l'une des formes de l'aphasie, de l'*aphémie* ou abolition du langage articulé.

III. Par une rigoureuse application de la méthode anatomo-clinique, M. Charcot a établi de même l'existence et l'indépendance, jusqu'alors contestées, des autres formes de l'aphasie, de l'agraphie, de la surdité verbale, de la cécité verbale, formes distinguées par Marcé, Wernicke et Kussmaul.

IV. Le mot, comme la plupart des signes, n'est pas une unité, mais un composé de quatre éléments au moins. Il doit être *entendu* et *articulé*, *lu* et *fixé par l'écriture*. L'aphasie portera sur un ou plusieurs de ces éléments, d'où quatre formes principales d'aphasie.

V. La cécité des mots est l'amnésie des signes figurés, de la parole écrite en particulier. Le malade voit les signes, figurés, mais n'en peut interpréter la signification. Le lobule pariétal inférieur gauche est constamment intéressé dans les cas de cécité verbale. L'hémianopsie, jusqu'à cette heure, l'a toujours accompagnée.

VI. La surdité verbale est l'impossibilité de comprendre la parole entendue et même tout langage entendu. Elle dépend d'une lésion de la première circonvolution temporo-sphénoïdale gauche.

VII. L'aphémie ou perte de la mémoire des mouvements coordonnés nécessaires à l'articulation de la parole, relève d'une lésion du pied de la troisième circonvolution frontale gauche. Elle s'accompagne le plus souvent d'hémiplégie du côté droit.

VIII. L'agraphie est l'abolition des mouvements coordonnés de l'écriture. Son siège anatomique est vraisemblablement le pied de la seconde circonvolution frontale gauche.

IX. Chez les gauchers, c'est sur l'hémisphère droit qu'il faut chercher les lésions, cause de l'aphasie.

X. Toutes les représentations des idées, tous les langages peuvent d'ailleurs être atteints dans l'aphasie.

XI. L'indépendance et l'autonomie de chacune des formes de l'aphasie ne ressort pas moins de leur étude comparée dans le cas où elles coexistent chez le même malade. car alors les divers moyens d'expression sont très inégalement atteints.

XII. Les symptômes de l'aphasie sont extrêmement variables, d'un moment à l'autre, chez le même malade, ce qui impose au médecin, et surtout au médecin légiste, des examens répétés.

XIII. Aucune formule ne peut être donnée de la capacité morale, ni de la valeur intellectuelle des aphasiques.

XIV. Quelles que soient la forme, la marche et la cause de l'aphasie, le pronostic doit être fort réservé toujours.

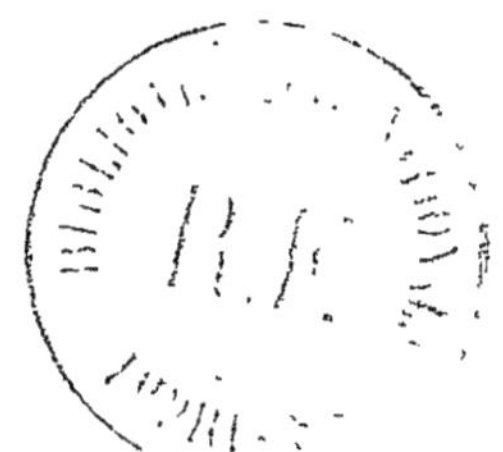

TABLE DES MATIÈRES

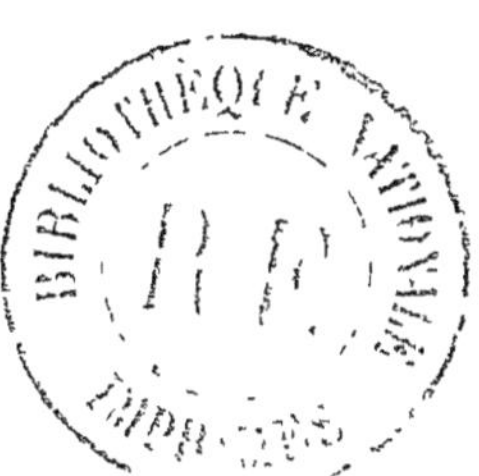

PUBLICATIONS
DU

PROGRÈS MÉDICAL

14, rue des Carmes, 14.

LE PROGRÈS MÉDICAL
JOURNAL DE MÉDECINE, DE CHIRURGIE ET DE PHARMACIE
Rédacteur en chef: BOURNEVILLE.

Paraissant le samedi par cahier de 24 ou 32 p. in-4° compacte sur 2 colonnes.
Un an, 20 fr. — 6 mois, 10 fr.

Pour les étudiants en médecine, un an, 12 fr.

Les Bureaux du **Progrès Médical** *sont ouverts de neuf à cinq heures.*

LE PROGRÈS MEDICAL: Tome I (1873), épuisé —Tome II (1874), épuisé.— Tome III (1875), vol. in-4 de 800 pages avec 50 figures, prix : 16 fr. — Tome IV (1776), vol. in-4 de 960 pages avec 84 fig., prix : 16 fr. — Tome V (1877), vol. in-4 de 1000 pages avec 95 fig., prix : 20 fr. — Tome VI (1878), vol. in-4 de 1020 pages avec 103 fig., prix : 20 fr. — Tome VII (1879), vol. in-4 de 1064 pages avec 124 fig., prix : 20 fr. — Tome VIII (1880), vol. in-4 de 1086 pages avec 88 fig., prix : 20 fr. — Tome IX (1881), vol. in-4 de 1071 pages avec 72 fig., prix : 20 fr. — Tome X (1882), vol. in-4 de 1051 pages avec 68 fig. — Tome XI (1883). vol. in-4 de 1082 pages avec 85 fig., prix : 20 fr. — Pour nos abonnés. — Prix : 12 fr. chaque année écoulée.

ADAMKIEWICZ (A.) Sarcome de la moelle épinière à marche lente, siégeant au point d'émergence du plexus brachial. Broc. in-8 de 16 pages, avec une planche chromo. Prix : 1 fr — Pour nos abonnés 70 cent.

AIGRE (D.) Étude clinique sur la métalloscopie et la métallothérapie externe dans l'anesthésie. Un vol. de 86 pages. — Prix : 2 fr. 50. — Pour nos abonnés . . . . 1 fr. 75.

AIGRE. *Voir* Brodie.

ANNÉE MÉDICALE(L'),résumé des progrès réalisés dans les sciences médicales pendant l'année, publiée sous la direction du Dr Bourneville, avec la collaboration de MM. Aigre, Auvard, G. Ballet, A. Blondeau, E. Brissaud, P. Budin, R. Calmettes, J. Cornillon, L. Cruet, H. Duret, Ch. Féré, Gilles de la Tourette, A. Josias, Laffont, Malherbe, Maunoury, Poncet (de Cluny), Poirier, F. Raymond, P. Regnard, A. Sevestre, E. Teinturier, R. Vigouroux, collaborateurs du *Progrès médical.* Paraît tous les ans, pendant le courant du mois d'avril, analysant les progrès réalisés au point de vue médical pendant l'année précédente. Six volumes sont en vente. Un volume in-18 Charpentier. Première et deuxième années (1878, 1879). — Prix : 3 fr. 50 chaque volume. — Pour nos abonnés ; par la poste, 3 fr. ; dans nos Bureaux, 2 fr. 50. — Troisième, quatrième, cinquième et sixième années (1880, 1881, 1882, 1883). — Prix : 4 fr. chaque volume. — Pour nos abonnés, par la poste, 3 fr. 50 ; dans nos bureaux. . . . . 3 fr.

ARCHAMBAULT. Leçons cliniques sur les maladies des enfants. Un beau volume in-8° de 160 p.— Prix : 4 fr.— Pour nos abonnés 2 fr. 75

ARCHIVES DE NEUROLOGIE. Revue des maladies nerveuses et mentales, paraissant tous les deux mois sous la direction de J. M. Charcot, par MM. Amidon, Ballet, Bernard, Bitot (P.), Blaise, Blanchard, Bouchereau, Briand, Brissaud (E.), Brouardel (P.), Bonnaire, Charpentier, Cotard, Debove (M.), Delasiauve, Dreyfous, Duret, Duval (Mathias), Erlisky, Féré (Ch.), Ferrier, Gilles de la Tourette, Gilbert, Gombault, Grasset, Hervé, Huchard, Joffroy (A.), Kéraval, Landouzy, Magnan, Marie, Maygrier, Mayor, Musgrave-Clay, Mierzejewski, Neumann, Pignol, Pierret, Pitres, Raymond, Regnard (P.), Rouget, Richer, (G.), Séguin (E.G.), Straus, Talamon, Teinturier (E.), Thulié (H.), Troisier (E.), Vigouroux (R.), Voisin (J.), Wuillamier. — Rédacteur en chef : Bourneville ; — Secrétaire de la rédaction: Ch. Féré.— Chaque fascicule se compose de huit à neuf feuilles in-8° carré, et de plusieurs planches chromo-lithographiées. — Abonnement pour un an : Paris : 20 fr. — France et Algérie : 22 fr. —

UNION POSTALE : 23 fr.—OUTRE-MER (en dehors de l'union postale) : 25 fr.
— Les numéros séparés : 4 fr. 50.— Les abonnements sont reçus aux Bureaux du *Progrès Médical*, 14, rue des Carmes, à Paris, et dans tous les Bureaux de poste de France, de Belgique, de Suisse, de Hollande, d'Italie, d'Allemagne, des Etats-Unis, et d'Algérie, sans autres frais que le prix de l'abonnement indiqué ci-dessus. Pour les autres pays, prière d'envoyer un mandat-poste avec l'ordre d'abonnement.

AVEZOU (J.-C.) **De quelques phénomènes consécutifs aux contusions des troncs nerveux du bras et à des lésions diverses des branches nerveuses digitales, Etude clinique avec quelques considérations sur la distribution anatomique des nerfs collatéraux des doigts** Un vol. in-8 de 144 pages. — Prix : 3 fr. 50.— Pour nos abonnés. 2 fr. 50

BALLET (G.). **Contribution à l'étude des réflexes tendineux.** Note sur l'état de la réflectivité spinale dans la fièvre typhoïde. Brochure in-8° de 16 pages. — Prix : 75 c. — Pour nos abonnés . . . . 50 c.

BALLET (G.). — **Recherches anatomiques et cliniques sur le faisceau sensitif et les troubles de la sensibilité dans les lésions du cerveau.** Vol. in-8° de 197 pages, avec 10 figures dans le texte. Paris 1881. Prix : 3 fr. 50. — Pour nos abonnés . . . . 2 fr. 50

BALLET. **Contribution à l'étude des localisations motrices dans l'écorce du cerveau.** Brochure in-8 de 20 pages avec planches hors texte. — Prix : 1 fr. 25. — Pour nos abonnés . . . . 90 cent.

BALLET (G.). **De l'hémiatrophie de la langue dans le tabes dorsal ataxique.** Brochure in-8 de 30 pages, avec figures dans le texte.— Prix : 1 fr. — Pour nos abonnés. 0 fr. 70

BALLET (G.) et DUTIL (A.). **Note sur un trouble trophique de la peau observé chez les tabétiques** (État itchthyosique). Broch. in-8 de 12 pages. — Prix : 0 fr. 40. — Pour nos abonnés . . . . . . 30 c.

BALLET (G.) et MARIE (P.). **Spasme musculaire au début des mouvements volontaires** (Etude d'un trouble jusqu'à ce jour non décrit en France). Broch. in-8 de 27 pages.—Prix : 1 fr.—Pour nos abonnés. 70 c.

BALLET (G.) et MINOR [L.). **Etude d'un cas de fausse sclérose systématique combinée de la moelle** (scléroses systématiques ou péritubulaires de la moelle et scléroses péri-vasculaires). Brochure in-8 de 48 p. avec 3 planches hors texte chromo-lithographie. — Prix : 3 fr. — Pour nos abonnés. . . . . 2 fr.

BALZER (F.) **Contribution à l'étude de la broncho-pneumonie.** Vol. de 84 pages, orné d'une planche en chromo-lithographie. — Prix : 2 fr. 50. — Pour nos abonnés... . . . . . , ... 1 fr. 75

BARATOUX. *Voir* MIOT.

BÉHIER. **De la pellagre sporadique.** Leçons faites à l'Hôtel-Dieu les 14 et 18 juillet 1873, recueillies par MM. Liouville et Straus. Brochure in-8 de 24 pages. — Prix : 75 c. — Pour nos abonnés . . . . , ... 50 c.

BÉHIER. **Étude de quelques points de l'urémie.** (Clinique, théories, expériences.) Leçons faites à l'Hôtel-Dieu les 12 et 14 mars 1873, recueillies par MM. Liouville et Straus. Brochure in-8° de 25 pages. — Prix : 75 c. —Pour nos abonnés . . . . 50 c.

BERNARD (D.) et FERÉ (Ch.). **Des troubles nerveux observés chez les diabétiques.** Brochure in-8 de 23 pages. — Prix : 1 fr. — Pour nos abonnés. . . . . 70 c.

BESSON (I.). **Dystocie spéciale dans les accouchements multiples.** Volume in-8° de 92 pages.— Prix : 2 fr. —Pour nos abonnés. 1 fr. 25.

BÉTOUS. **Étude sur le tabes dorsal spasmodique.** Brochure in-8° de 46 pages. — Prix : 1 fr. 50. — Pour nos abonnés . . . . 1 fr.

BEURMANN (DE). *Voir* VIDAL.

BITOT. **Essai de stasimétrie ou de mesure de la consistance des corps organiques mous.** (Etude de la consistance du corps vitré.) Brochure in-8° de 21 pages, avec 8 figures dans le texte. — Prix : 75 c. — Pour nos abonnés.. . . . . 50 c.

BITOT. **Essai de topographie cérébrale par la cérébrotomie méthodique.** Conservation des pièces normales et pathologiques par un procédé particulier. Un volume in-4° de 40 pages de texte avec 7 figures intercalées et 17 planches en photographie représentant des coupes cérébrales, 1878. — Prix : 12 fr.— Pour nos abonnés . . . . 9 fr.

BITOT. **La capsule interne et la couronne rayonnante d'après la cérébrotomie méthodique,** Un volume in-8° de 48 pages avec 14 planches hors texte. — Prix 5 fr. —Pour nos abonnés . . . . , 3 fr. 50.

BITOT (P.). **Contribution à l'étude du mécanisme et du traitement de l'hémorrhagie liée à l'insertion vicieuse du placenta.** Volume in-8 de 184 pages. — Prix : 3 fr. 50. — Pour nos abonnés . . . . 2 fr. 50

BLAISE (H.) **De la cachexie pachydermique** (myxœdème des auteurs anglais). Brochure in-8° de 40 pages.—Prix : 1 fr. 25.—Pour nos abonnés 90 c.

BLANCHARD (R.) **De l'anesthésie par le protoxyde d'azote,** par la méthode de M. le professeur Paul Bert. Volume in-8° de 101 pages avec 3 figures dans le texte. — Prix : 3 fr. — Pour nos abonnés. . , , 2 fr.

BLANCHARD (R.). **Les Universités allemandes.** Un volume in-8° de 268 pages. — Prix : 4 fr. — Pour nos abonnés. . . , . , . . . 2 fr. 75

BLOCQ (P.). **Note sur un cas de rétrécissement des deux orifices auriculo-ventriculaires.** Brochure in-8° de 8 pages. — Prix : 50 c. — Pour nos abonnés. . . . . 35 c.

BLONDEAU (A.). **Étude clinique sur le pouls lent permanent avec attaques syncopales et épileptiformes.** — Un vol. in-8 de 72 pages.— Prix : 2 fr. — Pour nos abonnés. . . . . 1 fr. 35

BLONDEAU. *Voir* BOURNEVILLE.

BOE (J. B. F.). **Essai sur l'aphasie consécutive aux maladies du cœur.** Un vol. in-8 de 164 pages.— Prix : 3 fr. — Pour nos abonnés , . 2 fr.

BONNAIRE. *Voir* BOURNEVILLE.

BONNEFOY. *Voir* ONIMUS.

BONTEMPS. **De la mort subite chez les jeunes enfants.** Un vol. in-8 de 83 p. — Prix : 3 fr. — Pour nos abonnés . . . . 2 fr.

BOUCHARD. *Voir* CHARCOT.

BOUCHER. **La Salpêtrière, son histoire, de 1656 à 1790, ses origines et son fonctionnement au XVIII° siècle.** Un volume in-4° jésus de 138 pages, avec 4 planches hors texte. — Prix : 3 fr. 50. Pour nos abonnés . . . . 2 fr. 50

BOUCHER (A.). **De la maladie de Parkinson (paralysie agitante) et en particulier de la forme fruste.** Brochure in-8 de 84 pages. — Prix : 2 fr. 50. – Pour nos abonnés . . . . 1 fr. 70

BOUDET de PARIS (M.). **Des actes musculaires dans la marche de l'homme.** Brochure in-8 de 12 pages — Prix : 0 fr. 60. — Pour nos abonnés . . . . 40 cent.

BOUDET de PARIS (M.). **Note sur deux cas d'occlusion intestinale traités et guéris par l'électricité.** Brochure in-8 de 16 pages. — Prix : 0 fr. 60. — Pour nos abonnés . . . . 40 cent.

BOUDET de PARIS (M.). **Traitement de la douleur par les vibrations mécaniques.** Brochure in-8° de 7 pages. — Prix : 50 cent. — Pour nos abonnés. . . . . 35 c.

BOUDET DE PARIS. *Voir* DEBOVE, HAYEM.

BOUICLI. **Note sur un cas de sclérose en plaques fruste.** Br. in-8 de 7 pages. — Prix : 40 c. — Pour nos abonnés . . . . , 30 c.

BOURNEVILLE. **Études cliniques et thermométriques sur les maladies du système nerveux.** Premier fascicule : Hémorrhagie et ramollissement du cerveau. Paris, 1872. In-8 de 168 pages avec 24 fig. — Prix : 3 fr. 50. Pour nos abonnés, 2 fr. 50. — Deuxième fascicule : Urémie et éclampsie puerpérale ; épilepsie et hystérie. Paris, 1873. — In-8 de 160 p. avec 14 fig. — Prix : 3 fr. 50 — Pour nos abonnés. . . . . 2 fr. 50

BOURNEVILLE. **Le choléra à l'hôpital Cochin.** (Étude clinique). Paris, 1865. Brochure de 48 pages. — Prix : 1 fr.— Pour nos abonnés. . 70 c.

BOURNEVILLE. **Mémoire sur la condition de la bouche chez les idiots,** suivi d'une étude sur la médecine légale des aliénés. Paris, 1863. Gr. in-8 de 28 p. à deux colonnes.— Prix : 1 fr.— Pour nos abonnés, 70 c.

BOURNEVILLE. **Notes et observations cliniques et thermométriques sur la fièvre typhoïde.** Vol. in-8 compacte de 80 pages, avec 10 tracés en chromo-lithographie.— Prix : 3 fr. — Pour nos abonnés. . . . 2 fr.

BOURNEVILLE. **Recherches cliniques et thérapeutiques sur l'épilepsie et l'hystérie.** Vol. in-8 de 200 pages avec 5 fig. dans le texte et 3 planches.- Prix : 4 fr. —Pour nos abonnés. . . . . , 2 fr. 75.

BOURNEVILLE. **Science et miracle : Louise Lateau ou la Stigmatisée belge.** Vol. in-8 de 88 pages avec 2 fig. dans le texte et une eau forte dessinées par P. Richer. — 2° édition, revue, corrigée et augmentée. — Prix : 2 fr. 50. — Pour nos abonnés. . . . . 1 fr. 50

BOURNEVILLE. Écoles municipales des infirmières laïques; laïcisation de l'Assistance publique. (Discours prononcés en 1880, 1881, 1882, 1883). Quatre brochures in-8°. — Prix de chacune de ces brochures : 50 c. — Pour nos abonnés . . . . 30 c.

BOURNEVILLE. Laïcisation de l'assistance publique. Conférence faite à l'Association philotechnique le 26 décembre 1880. Brochure in-8° de 23 pages. — Prix 75 cent. — Pour nos abonnés. . . . . 50 c.

BOURNEVILLE. Mémoire sur l'inégalité de poids entre les hémisphères cérébraux des épileptiques. Brochure grand in-8° de 8 pages. — Prix : 50 c. — Pour nos abonnés. . . . . 35 c.

BOURNEVILLE et BLONDEAU. Des services d'accouchements dans les hôpitaux de Paris. Brochure in-8° de 49 pages. Paris, 1881. — Prix : 1 fr. — Pour nos abonnés . . . . , . . . 75 c.

BOURNEVILLE et BRICON. Manuel des injections sous-cutanées. Un volume in-32 de XXXVI et 210 pages, avec 10 fig. dans le texte. — Prix : 2 fr. 50. — Pour nos abonnés.. . . . . 2 fr. Nous avons fait faire un élégant cartonnage Bradel. — Prix du cartonnage 50 c.

BOURNEVILLE et L. GUÉRARD. De la sclérose en plaques disséminées. Vol. gr. in-8 de 240 pages avec 10 fig. et 1 planche. — Prix : 4 fr. 50. — Pour nos abonnés . . . . 3 fr.

BOURNEVILLE et REGNARD. Iconographie photographique de la Salpêtrière. Cet ouvrage paraît par livraisons de 8 à 16 pages de texte et 4 photo-lithographies. Douze livraisons forment un volume. Les *trois premiers volumes* sont en vente. — Prix de la livraison : 3 fr. — Prix du volume : 30 fr. — Pour les abonnés du *Progrès médical*, prix du volume, 20 fr. — 3ᵉ volume complet : 1ʳᵉ livraison, nouvelle observation d'hystéro-épilepsie ; — 2ᵉ livraison, variétés des attaques hystériques ; — 3ᵉ et 4ᵉ livraisons, des régions hystérogènes ; — 5ᵉ, 6ᵉ et 7ᵉ livraisons, du sommeil des hystériques ; — 7ᵉ-12ᵉ livraisons, des attaques de sommeil, hypnotisme, somnambulisme, catalepsie, sabbat, etc. — Nous avons fait relier quelques exemplaires dont le texte et les planches sont montés sur onglets ; demi-reliure, tranche rouge, non rognés. — Prix de la reliure. 5 fr.

BOURNEVILLE et TEINTURIER. G. V. Townley ou du diagnostic de la folie au point de vue légal. Paris, 1865. Brochure in-8 de 16 pages. — Prix : 0 fr. 50. — Pour nos abonnés . . . . 35 cent.

BOURNEVILLE et TEINTURIER. Le sabbat des sorciers. — 1ᵉʳ volume de la *Bibliothèque diabolique*. Brochure in-8 de 40 pages, avec 25 figures dans le texte et une grande planche hors texte. Il a été fait de cet ouvrage un tirage de 500 exemplaires numérotés à la presse ; 300 exemplaires sur papier blanc, vélin. Nᵒˢ 1 à 300. — Prix : 3 fr. — Pour nos abonnés 2 fr. 50. (Tirage dont il ne nous reste que quelques exemplaires); 150 exemplaires sur parchemin, Nᵒˢ 301 à 450. — Prix : 4 fr. — Pour nos abonnés, 3 fr. — 50 exemplaires sur japon, Nᵒˢ 451 à 500. — Prix : 6 fr. — Pour nos abonnés, 5 fr. — Nous avons fait cartonner quelques exemplaires sur papier vélin ; dos toile, plats marbrés, tranches non rognées. Prix du cartonnage . . . . 1 fr.

BOURNEVILLE et D'OLIER. Recherches cliniques et thérapeutiques sur l'épilepsie, l'hystérie et l'idiotie. Compte rendu du service des épileptiques et des enfants idiots et arriérés de Bicêtre, pendant l'année 1880. Brochure in-8° de 74 pages. — Prix 3 fr. — Pour nos abonnés 2 fr.

BOURNEVILLE, BONNAIRE et WUILLAMIÉ. Recherches cliniques et thérapeutiques sur l'épilepsie, l'hystérie et l'idiotie. Compte rendu du service des épileptiques et des enfants idiots et arriérés de Bicêtre, pendant l'année 1881. Un vol. in-8° de XVI-172 pages, avec 7 planches hors texte. — Prix : 6 fr. — Pour nos abonnés . . . . 4 fr.

BOURNEVILLE, DAUGE et BRICON. Recherches cliniques et thérapeutiques sur l'Epilepsie, l'Hystérie et l'Idiotie. Compte rendu du service des épileptiques et des enfants idiots de Bicêtre en 1882. In-8° de XXIV-162 pages avec 15 fig. — Prix : 4 fr. — Pour nos abonnés . . 2 f. 75

BOURNEVILLE, BOUTIER, BONNAIRE, LEFLAIVE, P. BRICON et SEGLAS. Recherches cliniques et thérapeutiques sur l'épilepsie, l'hystérie et l'idiotie. Compte rendu du service des épileptiques et des enfants idiots et arriérés de Bicêtre, pendant l'année 1883. 1 vol. in-8° de XXXII-151 pages, avec 2 planches hors texte et 5 figures. — Prix : 5 francs. — Pour nos abonnés. . . . . 3 fr. 50

BOURNEVILLE (Rapport présenté par), au nom de la 8ᵉ commission (*Assistance publique. Mont-de-Piété*), sur les dépenses de l'Assistance publique pour 1882 (Projet de Budget, chap. xx, chap. xxi, art. 10, et Projet de Budget spécial de l'Assistance publique. Broch, in-4 de 111 pages. Prix . . . . 2 fr. 50 c.

BOURNEVILLE. *Voir* Charcot.

BOUTIER. *Voir* Bourneville.

BOYER (H. Cl. de). Note sur un cas de méningite cérébro-spinale aiguë d'origine rhumatismale. Brochure in-8° de 20 pages — Prix : 75 cent. — Pour nos abonnés. . , ... 50 c.

BOYER (H. Cl. de). De la thermométrie céphalique. Brochure in-8° de 28 pages. — Prix, 60 cent. — Pour nos abonnés. . . . . 40 cent.

BOYER (H. Cl. de). Études topographiques sur les lésions corticales des hémisphères cérébraux. Volume in-8 de 290 pages, avec 104 figures intercalées dans le texte et une planche. Paris, 1879. — Prix : 6 fr. — Pour nos abonnés . . . . 4 fr.

BRICON (P.). Du traitement de l'épilepsie. (Hydrothérapie. — Arsénicaux. — Magnétisme minéral.— Sels de pilocarpine). Vol. in-8° de 262 p. avec 15 fig. dans le texte. Paris, 1882. — Prix : 5 fr. — Pour nos abonnés. . . . , ... 3 fr. 50.

BRICON. *Voir* Bourneville.

BRISSAUD (E.). Faits pour servir à l'histoire des dégénérations secondaires dans le pédoncule cérébral. Brochure in-8 de 20 pages avec 8 figures. — Prix : 75 cent. — Pour nos abonnés. . . . . 50 cent.

BRISSAUD (E.). Recherches anatomo-pathologiques et physiologiques sur la contracture permanente des hémiplégiques. Volume in-8 de 210 pages avec 42 figures dans le texte. — Prix : 5 fr.— Pour nos abonnés. . . . . 4 fr.

BRISSAUD. *Voir* Charcot et Fournier.

BRISSAUD (E.) et MONOD (E.) Contribution à l'étude des tumeurs congénitales de la région sacro-coccygienne. Paris, 1877, Vol in-8 de 16 pages.— Prix : 50 cent. — Pour nos abonnés. . . . . . . , 35 cent.

BROCA (A). Du lavage de l'estomac et de l'alimentation artificielle dans quelques affections chroniques de l'estomac. Brochure in-8 de 35 pages. — Prix : 1 fr. — Pour nos abonnés. . . . . 70 c.

BRODIE (B). Leçons sur les affections nerveuses locales, traduites de l'anglais par le Dr Douglas-Aigre.—Volume in-8 de 62 pages.—Prix : 1 fr. 50. Pour nos abonnés . . . . , ... 1 fr,

BUDIN (P.). De la tête du fœtus au point de vue de l'obstétrique. Recherches cliniques et expérimentales. Gr. in-8 de 112 pages, avec de nombreux tableaux, 10 figures intercalées dans le texte, 36 planches noires et une planche en chromo-lithographie. — Prix : 10 fr. — Pour nos abonnés . . . . 6 fr.

BUDIN (P.). Recherches sur l'Hymen et sur l'orifice vaginal. Brochure in-8 de 40 pages avec 24 figures.—Prix : 1 fr. 50.—Pour nos abonnés, 1 fr.

BUDIN (P.). De certains cas dans lesquels la docimasie pulmonaire hydrostatique est impuissante à donner la preuve de la respiration. Brochure in-12 de 16 pages.—Prix : 40 c.—Pour nos abonnés· 30 c.

BUDIN (P.). Obstétrique, (Recherches cliniques). — Le palper abdominal. — La présentation du siège. — Le releveur de l'anus chez la femme. Broch. in-8° de 48 pages, avec 1 fig. dans le texte. — Prix : 1 fr. 50.— Pour nos abonnés . . . . 1 fr.

BUDIN (P.). Recherches physiologiques et cliniques sur les accouchements. Brochure in-8° de 36 pages. — Prix : 1 fr. 25. — Pour nos abonnés. . . . . 90 c.

BUDIN (P.). — De la situation des œufs et des fœtus dans la grossesse gémellaire et des symptômes qui en résultent. Broch. in-8 de 28 pages avec 8 figures. — Prix 1 fr. — Pour nos abonnés. . . . . 70 c.

BUDIN (E.). — Note sur une sonde pour pratiquer le lavage de la cavité utérine et d'autres cavités. — Sonde à canal en forme de fer à cheval. Broch. in-8 de 24 pages, avec figures dans le texte.—P.: 1 fr. — Pour nos abonnés. . . . . 70 c.

BURET (F.). Du diagnostic de l'ectopie rénale. Volume in-8 de 92 p.— Prix : 3 fr. —, Pour nos abonnés . . . . 2 fr.

CAPITAN (L.). Recherches expérimentales et cliniques sur les albuminuries transitoires. — Brochure in-8° de 150 pages. — Prix : 3 fr. — Pour nos abonnés. . . . . 2 fr.

CARTAZ (A.). **Notes et observations sur le tétanos traumatique.**
Brochure in-8. — Prix : 50 cent. — Pour nos abonnés . . . . 35 cent.

CHANTEMESSE (A.). **Etude sur la méningite tuberculeuse de l'adulte ;
les formes anormales en particulier.** Volume in-8 de 184 pages avec une planche lithographique hors texte. — Prix : 3 fr 50. —
Pour nos abonnés . . . . 2 fr. 50

CHARCOT (J.-M.). **Leçons sur les maladies du système nerveux,** faites
à la Salpêtrière, recueillies et publiées par BOURNÉVILLE. Tome I : *Troubles
trophiques ; — Paralysie agitante ; — Sclérose en plaques ; — Hystéro-épilepsie.* Paris, 1884. 5ᵉ édition. Vol. in-8 de 418 pages avec 25 figures et
10 planches en chromo-lithographie. — Prix : 13 fr. — Pour nos abonnés . . . . 10 fr.

CHARCOT (J.-M.). **Leçons sur les maladies du système nerveux,** faites
à la Salpêtrière, recueillies et publiées par BOURNEVILLE. Tome II : *Des
anomalies de l'ataxie locomotrice ; — De la compression lente de la moelle
épinière* (mal de Pott, cancer vertébral, etc.); — *Des amyotrophies* (paralysie infantile, paralysie spinale de l'adulte, atrophie musculaire protopathique, sclérose des cordons latéraux, etc.); — *Tabès dorsal spasmodique;
— Hémichorée post-hémiplégique ; — Paraplégies urinaires ; — Vertige de
Ménière ; — Epilepsie partielle d'origine syphilitique ; — Athétose ; — Appendice, etc.* Paris, 1884. 4ᵉ édit. Vol. in-8º de 496 pages avec 33 figures dans
le texte et 10 planches en chromo-lithographie. — Prix : 14 fr. — Pour nos
abonnés. . . . . 10 fr.

CHARCOT (J.-M). **Leçons sur les maladies du système nerveux,** faites
à la Salpêtrière, recueillies et publiées par le Dʳ Ch. FÉRÉ, le premier
fascicule du tome III est en vente. 1 vol. in-8 de 140 p. avec 22 figures
dans le texte. Prix : 3 fr. 50. Pour nos abonnés : 2 fr. 50.

CHARCOT (J.-M.). **Leçons sur les localisations dans les maladies du
cerveau et de la moelle épinière,** recueillies et publiées par BOURNEVILLE et E. BRISSAUD. Vol. in-8 de 428 pages avec 87 figures dans le texte.
— Prix : 11 fr. — Pour nos abonnés. . . . . 8 fr.

CHARCOT (J.-M.). **Leçons sur les localisations dans les maladies de
la moelle épinière,** recueillies et publiées par E BRISSAUD. Vol. in-8
de 260 pages avec 45 figures dans le texte. — Prix : 6 fr. — Pour nos abonnés. . . . . 4 fr.

CHARCOT (J.-M.). **Leçons sur les maladies du foie, des voies biliaires
et des reins,** faites à la Faculté de médecine de Paris, recueillies et publiées par BOURNEVILLE, SEVESTRE et BRISSAUD. Deuxième édition. augmentée des LEÇONS SUR LES CONDITIONS PATHOGÉNIQUES DE L'ALBUMINURIE.
Volume in-8 de 442 pages, orné de 37 figures et de 7 planches chromolithographiques. — Prix : 12 fr. — Pour nos abonnés. . . . . . . 8 fr.

CHARCOT (J -M.). **La médecine empirique et la médecine scientifique.** Parallèle entre les anciens et les modernes. — Leçon d'ouverture d'un
cours de pathologie interne professé à l'Ecole pratique de médecine pendant le semestre d'été 1867. Brochure in-8 de 24 pages. — Prix : 50 c. —
Pour nos abonnés. . . . . 35 c.

CHARCOT (J.-M.). **Note sur l'état anatomique des muscles et de la
moelle épinière dans un cas de paralysie pseudo-hypertrophique.**
Brochure in-8 de 13 pages. — Prix : 50 c. — Pour nos abonnés. . 35 c.

CHARCOT (J.-M.). **Leçons sur les conditions pathogéniques de
l'albuminurie,** recueillies par E. BRISSAUD. Un volume in-8º de 51 pages.
Paris, 1881. — Prix : 3 fr. — Pour nos abonnés . . . . 2 fr.

CHARCOT (J.-M.). **Leçons cliniques sur les maladies des vieillards et
les maladies chroniques.** Volume in-8 de 310 pages avec figures
dans le texte et 3 planches en chromo-lithographie. — Prix : cartonné à l'anglaise : 8 fr. — Pour nos abonnés. . . . . 7 fr.

CHARCOT (J.-M.) et BOUCHARD (Ch.). **Sur les variations de la température centrale qui s'observent dans certaines affections convulsives et sur la distinction qui doit être établie à ce point de vue
entre les convulsions toniques et les convulsions cloniques.** Brochure in-8. — Prix : 60 cent. — Pour nos abonnés. . . . . 40 cent.

CHARCOT (J.-M.) et FÉRÉ (Ch.). — **Affections osseuses et articulaires
du pied chez les tabétiques (pied tabétique).** Broch. in-8 de 15 p.,
avec 4 figures dans le texte. — Prix . 75 c. — Pour nos abonnés. . 50 c.

CHARCOT (J.-M.) et GOMBAULT. **Note sur un cas de lésions disséminées des centres nerveux observées chez une femme syphilitique.**

Brochure in-8 avec planches chromo-lithog. — Prix : 1 fr. — Pour nos abonnés. . . . . — . . 70 c.

CHARCOT (J -M.) et GOMBAULT. Contribution à l'étude anatomique des différentes formes de la cirrhose du foie. Brochure in-8 de 37 pages, avec 2 pl. en chromo-lithographie. — Prix : 2 fr. — Pour nos abonnés . . . . 1 fr. 50

CHARCOT et MAGNAN. Inversion du sens génital et autres perversions sexuelles. Brochure in-8 de 38 pages. — Prix : 1 fr. 25. — Pour nos abonnés . . . . 90 c.

CHARCOT (J.-M.) et PITRES (A.). Nouvelle contribution à l'étude des localisations motrices dans l'écorce des hémisphères du cerveau. Brochure in-8° de 56 pages avec figures dans le texte. — Prix : 2 fr. — Pour nos abonnés. 1 fr. 35.

CHARCOT (J.-M.) et RICHER (P.). — Contribution à l'étude de l'hypnotisme chez les hystériques. — Du phénomène de l'hyperexcitabilité neuro-musculaire. Volume in-8 de 122 pages avec 26 figures et 5 planches photo-lithographiques. — Prix : 5 fr. — Pour nos abonnés : 3 fr. 50

CHARPENTIER. *Voir* LANDOLT.

CHOUPPE (H.). Recherches thérapeutiques et physiologiques sur l'ipéca. Paris, 1873. Brochure in-8 de 40 pages. — Prix 1 fr. — Pour nos abonnés. . . . . 70 cent.

COHNHEIM (J.) La tuberculose considérée au point de vue de la doctrine de l'infection. Traduit de l'allemand par R. DE MUSGRAVE CLAY, sur une deuxième édition considérablement modifiée. Brochure in-8 de 38 p. Paris, 1882. — Prix : 1 fr. 25. — Pour nos abonnés . . 90 c.

COMBY (J.). De l'empyème pulsatile. Brochure in-8 de 51 pages. Paris, 1882. — Prix : 2 fr. — Pour nos abonnés . . . . 1 fr. 35

CORNILLON (J.). Des accidents des plaies pendant la grossesse et l'état puerpéral. Brochure in-8° de 70 pages. — Prix : 2 fr. — Pour nos abonnés. . . . . 1 fr. 35

CORNILLON (J.). Action physiologique des alcalins dans la glycosurie. — Prix : 60 cent. — Pour nos abonnés. . . . . 40 cent.

CORNILLON (J.). De la contracture uréthrale dans les rétrécissements périnéens. Brochure in-8 de 60 pages. — Prix : 1 fr. 50. — Pour nos abonnés . . . . 1 fr. 70.

CORNILLON (J.). La folie des grandeurs. In-8 de 60 pages. 2 fr. 50. — Pour nos abonnés. . . . . 1 fr. 70.

CORNILLON (J.). Rapports du diabète avec l'arthritis et de la dyspepsie avec les maladies constitutionnelles. Un vol. in-8 de 48 pages Paris, 1878. — Prix : 1 fr. 50. — Pour nos abonnés. . . . . 1 fr.

CORNILLON (J.). Lady Stephens et Durande ou les dissolvants des concrétions des voies urinaires et biliaires. Brochure in-8 de 54 p. — Prix : 1 fr. 50. — Pour nos abonnés. . . . . 1 fr.:

COTARD Du délire des négations. Brochure in-8° de 28 pages. — Prix 75 c. — Pour nos abonnés. . . . . 50 c.

COTARD. — Perte de la vision mentale dans la mélancolie anxieuse. Broch. in-8 de 7 pages. Prix : 50 c. Pour nos abonnés. . . . . 0 fr 35 c.

COTTIN. *Voir* DUPLAY.

COULBAULT (G.). Des lésions de la corne d'Ammon dans l'épilepsie. Brochure in-8° de 65 pages. Paris, 1881. — Prix : 2 fr. — Pour nos abonnés . . . . 1 fr. 35

CUFFER. Des causes qui peuvent modifier les bruits de souffle intra et extra-cardiaques, et en particulier de leurs modifications sous l'influence des changements de la position des malades. Valeur séméiologique de ces modifications. — Prix : 1 fr. 50. — Pour nos abonnés. . . . . 1 fr

DAGONET (H.). Inauguration des cours de l'Ecole professionnelle d'infirmiers et d'infirmières sous la présidence de M. Floquet. Leçon d'ouverture faite à l'asile Sainte-Anne le 9 février 1882. Brochure in-8° de 15 pages. — Prix : 50 c. — Pour nos abonnés. . . . . 35 c.

DAGONET (H). Des réformes à introduire dans la loi de juin 1838 et les asiles d'aliénés. Brochure in-8° de 32 pages. Paris, 1882. — Prix : 1 fr. — Pour nos abonnés. . . . . 70 c.

DAGONET. Une enquête à l'asile Sainte-Anne. Brochure in-8° de 16 pages. Paris, 1881. — Prix : 50 c. — Pour nos abonnés. . . . 35 c.

DAGONET (J.). Contribution à l'étude de la méningo-myélite expérimentale. Volume in-8 de 80 pages.— Prix : 2 fr. Pour nos abonnés 1 fr. 40

DANILLO. Recherches cliniques sur la fréquence des maladies
sexuelles chez les aliénées ; brochure in-8 de 20 pages. — Prix,
75 c.— Pour nos abonnés. . . . . 50 c.

DANILLO. Encéphalite parenchymateuse limitée de la substance
grise avec épilepsie partielle (*Jacksonienne*) comme syndrome clinique. Brochure in-8° de 20 pages. — Prix : 75 c. — Pour nos
abonnés . . . . 50 c.

DAREMBERG (G.). Les méthodes de la chimie médicale, in-8 de 19 pages.— Prix : 60 cent. — Pour nos abonnés. , ... 40 cent.

DAUCE. *Voir* BOURNEVILLE.

DEBOVE (M.) Notes sur la méningite spinale tuberculeuse, sur l'hémiplégie saturnine et l'hémianesthésie d'origine alcoolique. Une
brochure in-8° de 24 pages avec deux figures.— Prix 75 cent.— Pour nos
abonnés. . . . . 50 cent.

DEBOVE (M.) Notes sur l'emploi des aimants dans les hémianesthé-
sies liées à une affection cérébrale ou à l'hystérie. Brochure in-8.
— Prix : 50 cent.— Pour nos abonnés. . . . . 25 cent.

DEBOVE (M.). Contribution à l'étude des arthropathies tabétiques.
Brochure in-8° de 16 pages. Paris, 1881. — Prix : 75 c. — Pour nos
abonnés . . . . 50 c.

DEBOVE. Leçons cliniques et thérapeutiques sur la Tuberculose
parasitaire, faites à la clinique de la Pitié, rec. par le Dr FAISANS. Vol.
in-8° de 92 pages. — Prix : 3 fr. — Pour nos abonnés. . . . . . . 2 fr.

DEBOVE (M.) et BOUDET de PARIS. Recherches sur la pathogénie des
tremblements. Brochure in-8° de 24 pages. Paris, 1881. — Prix : 1 fr.
— Pour nos abonnés . . . . 70 c.

DEBOVE et BOUDET DE PARIS. Recherches sur l'incoordination motrice chez les ataxiques. Brochure in-8° de 16 pages.— Prix : 60 c.—
Pour nos abonnés. . . . . 40 cent.

DEBOVE, *Voir* LIOUVILLE.

DEHENNE (A.). Note sur une cause peu connue de l'érysipèle. Paris.
1874. Brochure in-8.—Prix : 0 fr. 50. — Pour nos abonnés. . 35 cent.

DÉJERINE (J). Recherches sur les lésions du système nerveux dans
la paralysie ascendante aiguë. Volume in-8 de 66 pages. — Paris
1879.— Prix : 2 fr. — Pour nos abonnés. . . . . 1 fr. 50.

DELASIAUVE. De la clinique à domicile et de l'enseignement qui
s'y rattache, dans ses rapports avec l'Assistance publique. Paris,
1877. Brochure in-8 de 16 p.—Prix : 50 c.—Pour nos abonnés 35 cent.

DELASIAUVE. Du double caractère des phénomènes psychiques.
Brochure in-8 de 00 p.— Prix : 50 cent.— Pour nos abonnés. 35 cent.

DELASIAUVE. Traité de l'épilepsie. Volume in-8 de 560 pages.
— Prix : 3 fr. 50. — Pour nos abonnés. . . . . 2 fr. 50.

DELASIAUVE (J.). Journal de médecine mentale, résumant au point
de vue médico-psychologique, hygiénique, thérapeutique et légal, toutes
les questions relatives à la folie, aux névroses convulsives et aux défec-
tuosités intellectuelles et morales, à l'usage des médecins praticiens, des
étudiants en médecine, des jurisconsultes, des administrateurs et des
personnes qui se consacrent à l'enseignement. Dix volumes (1860-1870).
— Prix : 100 fr. — Réduit à. . . . . 40 fr.

DELASIAUVE. Classification des folies. Discussion à propos d'une pré-
tendue monomanie religieuse. Brochure in-8° de 31 pages. Paris, 1882. —
Prix : 1 fr. 25. — Pour nos abonnés. . . . . 90 c.

DELASIAUVE. Distribution des prix à l'École des enfants idiots et
épileptiques de la Salpêtrière. (Discours). Brochure in-8° de 8 pages.
— Prix : 30 c. — Pour nos abonnés . . . . 20 c.

D'HEILLY (M.-E.) et CHANTEMESSE (M.-A.). Note sur un cas de cécité
et de surdité verbales. Brochure in-8 de 12 pages. — Prix : 50 c. —
Pour nos abonnés . . . . 35 c.

DIGNAT (P.). — Sur quelques symptômes qui peuvent se montrer
chez les hémiplégiques. Br. in-8 de 21 pages. — Prix : 75 c. —
Pour nos abonnés. . . . . 50 c.

DRANSART (H.-N.) Contribution à l'anatomie et à la physiologie
pathologique des tumeurs urineuses, et des abcès urineux. Bro-

chure in-8 de 32 pages avec 1 figure. — Prix : 70 cent. — Pour nos abonnés. . . . . 40 cent

DU BASTY. De la piqûre des hyménoptères porte-aiguillon. Gr. in-8
de 48 pages.— Prix : 1 fr. 25.— Pour nos abonnés . . . . . . 85 cent.

**DUBRISAY (J.). De la réorganisation des services d'accouchements
dans les hôpitaux et chez les sages-femmes agréées.** Brochure in-8°
de 28 pages. — Prix : 75 c. — Pour nos abonnés. . . . . 50 c.

DUGUET et VEIL. Lymphadénome de la rate étendu au diaphragme, à la
plèvre, aux poumons et aux ganglions lymphatiques, sans leucémie. Pleurésie cloisonnée. Cachexie. Brochure in-8° de 16 pages. — Prix, 60 cent.—
Pour nos abonnés. . . . . 40 cent.

DUPLAY (S.). Leçons sur les traumatismes cérébraux. (Commotion, Contusion, Compression, etc.) faites à la Faculté de médecine et recueillies par
P. POIRIER. Un volume in-8 de 56 pages. — Prix : 2 fr. — Pour nos abonnés . . . . 1 fr. 75.

DUPLAY (S.). Conférences de clinique chirurgicale, faites aux hôpitaux de Saint-Louis et Saint-Antoine, recueillies et publiées par DURET et
MAROT, internes des hôpitaux.— In-8 de 180 pages. Prix : 3 fr. 50. —
Pour nos abonnés. . . . . 2 fr. 50

DUPLAY (S.) Conférences de clinique chirurgicale, faites à l'hôpital
Saint-Louis, recueillies et publiées par E. GOLAY et COTTIN. In-8 de
150 pages. — Prix : 3 fr. — Pour nos abonnés . . . . 2 fr.

DUPLAY (P.). Leçons sur les périarthrites coxo-fémorales, recueillies
par DURET. Maladies des bourses séreuses péri-trochantériennes et du grand
trochanter simulant la coxalgie. Brochure in-8° de 18 pages.— Prix : 60 c.
— Pour nos abonnés. . . . . 40 c.

DUPUY (L.-F.). Des injections sous-cutanées d'éther sulfurique.
De leur application au traitement du choléra dans la période algide. Brochure in-8° de 50 pages. — Prix : 1 fr. 50. — Pour nos abonnés 1 fr.

**DUPUY (L.-E.). Etude sur quelques lésions du mésentère dans les
hernies.** Broch. in-8 de 16 p.— Prix : 50 cent. — Pour nos abonnés 35 c.

**DURAND-FARDEL (M.) Considérations sur le caractère nosologique
qu'il convient d'attribuer au rhumatisme articulaire aigu ou fièvre
arthritique.** Brochure in-8 de 20 pages. — Prix : 0 fr. 75. — Pour nos
abonnés . . . . 50 c.

DURET. Des variétés rares de la hernie inguinale. Vol. in-8 de 145 p.
avec 2 planches. — Prix : 4 fr. — Pour nos abonnés. . . . . . 2 fr. 75

DURET (H). Des contre-indications à l'anesthésie chirurgicale.
Vol. in-8 d· 280 pages.— Prix : 5 fr.— Pour nos abonnés. . . . 4 fr.

**DURET (H.) Études expérimentales et cliniques sur les traumatismes
cérébraux**. Un volume in-8° de 330 pages, orné de 18 planches doubles en
chromo-lithographie et lithographie, et de 39 figures sur bois intercalées
dans le texte. Paris, 1878.— Prix : 15 fr.— Pour nos abonnés. 10 fr.

DURET (H.). Étude générale de la localisation dans les centres nerveux, suivie d'une Etude critique sur les recherches de physiologie
des localisations en Allemagne. Vol. in-8° de 236 pages.— Prix : 3 fr.
— Pour nos abonnés. . . . . 2 fr.

DURET (H.) Sur la Synovite fibrineuse et ses rapports avec la tumeur blanche. Brochure in-8 avec deux planches. — Prix : 1 fr. — Pour
nos abonnés. . . . . 75 cent.

DURET (H.). Voir DUPLAY. FERRIER.

DUVAL (Mathias). La corne d'Ammon. (Morphologie et embryologie.) Brochure in-8° de 51 pages, avec 4 planches. Paris, 1882.— Prix : 2 fr. 50. —
Pour nos abonnés.. . . . . 1 fr. 70

ERLITZKY (A.). De la structure du tronc du nerf auditif. Brochure in-8°
de 20 pages avec une planche en chromo-lithographie. Paris, 1881. —
Prix : 1 fr. 50. — Pour nos abonnés . . . . 1 fr.

FÉRÉ. Éclampsie et épilepsie. Brochure in-8 de 19 pages. — Prix : 75 c.
Pour nos abonnés. . . . . 50 c.

**FÉRÉ (Ch). Des troubles urinaires dans les maladies du système
nerveux et en particulier dans l'ataxie locomotrice.** Brochure in-8 de
26 pages. — Prix 1 fr. — Pour nos abonnés . . . . 70 c.

FÉRÉ (Ch.). La famille névropathique. Brochure in-8 de 63 pages. —
Prix : 2 fr.— Pour nos abonnés. . . . . 1 fr. 35

FÉRÉ (Ch.). Note sur un cas d'anomalie asymétrique du cerveau.

Brochure in-8 de 10 pages, avec une planche chromolithographique. — Prix : 1 fr. — Pour nos abonnés . . . . 70 c.

FÉRÉ (Ch.). **Du cancer de la vessie.** Un volume in-8° de 144 pages. — Prix : 3 fr. — Pour nos abonnés . . . . 2 fr.

FÉRÉ (Ch.) **Contribution à l'étude des troubles fonctionnels de la vision par lésions cérébrales.** (Amblyopie croisée et Hémianopsie). Un vol. in-8° de 241 pages. Paris, 1882. — Prix 3 fr. 50. — Pour nos abonnés . . . . 2 fr. 50.

FÉRÉ (Ch.). **Notes pour servir à l'histoire de l'hystéro-épilepsie** (De l'amblyopie croisée et de l'hémianopsie d'origine cérébrale). Brochure in-8° de 54 pages avec fig. dans le texte. Paris, 1882. — Prix : 2 fr. — Pour nos abonnés. . . . . 1 fr. 35

FÉRÉ (Ch.). **Étude expérimentale et clinique sur quelques fractures du bassin.** Brochure in-8° de 36 pages. — Prix : 1 fr. 25. — Pour nos abonnés. . . . . 1 fr.

FÉRÉ (Ch.). **Fractures par torsion de la partie inférieure du corps du fémur.** Brochure in-8° de 8 pages avec 2 figures.— Prix : 30 cent. — Pour nos abonnés. . . . . 20 cent.

FÉRÉ. (Ch.). **Note pour servir à l'histoire des luxations et des fractures du sternum.** Brochure in-8. de 16 pages. — Prix : 0 fr. 60. — Pour nos abonnés. . . . . 40 cent.

FÉRÉ (Ch.) et QUERMONNE (L.). **Contribution à l'histoire des phénomènes simulés ou provoqués chez les hystériques.** (Craquements articulaires et synoviaux). Brochure in-8° de 7 pages. Paris, 1882. — Prix : 40 c. — Pour nos abonnés . . . . 30 c.

FÉRÉ (Ch.). **Des lésions osseuses et articulaires des ataxiques.** Cas d'hémiplégie avec paraplégie spasmodique. Broch. in-8 de 28 pages avec 18 figures intercalées dans le texte. Paris, 1882. Prix : 1 fr. 50. — Pour nos abonnés. . . . . 1 fr.

FÉRÉ. — **Les hypnotiques hystériques considérées comme sujets d'expérience en médecine mentale.** (Illusions, hallucinations, impulsions irrésistibles provoquées ; leur importance au point de vue médico-légal); Broch. in-8 de 15 pages. — Prix : 50 c. — Pour nos abonnés. 40 c.

FÉRÉ. **Étude anatomique et critique sur le plexus des nerfs spinaux.** Broc. in 8 de 16 pages, avec 2 fig.—Prix : 50 c.—Pour nos abonnés. 35 c.

FÉRÉ. *Voir* GUYON, BERNARD, CHARCOT.

FERRIER. **Recherches expérimentales sur la physiologie et la pathologie cérébrales.** Traduction avec l'autorisation de l'auteur, par H. DURET. In-8 de 74 p. avec 11 fig. dans le texte.— Prix : 2 fr.— Pour nos abonnés. . . . . 1 fr. 35.

FOURNIER. (A.) **De la pseudo-paralysie générale d'origine syphilitique.** Leçons recueillies par E. BRISSAUD. Paris, 1878. In-8 de 24 pages. — Prix : 1 fr. — Pour nos abonnés . . . . 65 cent.

GELLÉ. —**Etude clinique du vertige de Ménière dans ses rapports avec les lésions des fenêtres ovale et ronde.** Brochure in-8 de 47 pages. — Prix : 1 fr. 50. — Pour nos abonnés . . . . 1 fr.

CÉRENTE (P.). — **Quelques considérations sur l'évolution du délire dans la vésanie.** Brochure in-8° de 31 pages. — Prix : 1 fr. — Pour nos abonnés . . . . 70 c.

GIRALDÈS (J.-A.) **Recherches sur les kystes muqueux du sinus maxillaire.** Prix : 1 fr. 50. — Pour nos abonnés. . . . . 1 fr.

GIRALDÈS (J.-A.) **Etudes anatomiques ou recherches sur l'organisation de l'œil considéré chez l'homme et chez quelques animaux.** Paris, 1866. In-4 de 83 pages avec 7 planches. — Prix : 3 fr. 50. — Pour nos abonnés . . . . 2 fr. 50

GIRALDÈS (J.-A.) **Des luxations de la mâchoire.** In-4 de 50 pages avec 2 planches. — Prix : 2 fr. — Pour nos abonnés. . . . . 1 fr. 35

GIRALDÈS (J.-A.) **De l'anatomie appliquée aux beaux-arts.** Cours professé à l'Athénée des Beaux-Arts. Compte rendu par Mlle Lina Jaunez, Paris 1856. In-8 de 8 pages. — Prix : . . . . 50 cent.

GIRALDÈS (J.-A.) **Plan général d'un cours d'anatomie appliqué aux beaux-arts.** Paris 1857. In-8 de 8 pages. — Prix : . . . . 50 cent.

GIRALDÈS (J.-A.) **Recherches anatomiques sur le corps innominé.** Paris 1861. In-8 de 12 pages avec 5 planches.— Prix : 1 fr. 50.—Pour nos abonnés. . . . . 1 fr.

GIRALDÈS (J.-A.) **De la fève de Calabar.** Note présentée au Congrès médico-chirurgical de France tenu à Rouen le 30 septembre 1863. Paris, 1864, Brochure in-8 de 8 pages avec figures. — Prix. . . . . 50 cent.

GIRALDÈS (J.-A.) **Note sur les tumeurs dermoïdes du crâne.** Paris, 1866. In-8 de 7 pages. Prix. . . . . 40 cent.

GOLAY (E.) **Des abcès douloureux des os.** Un volume in-8 de 162 pages. —Paris, 1879. — Prix : 3 fr. 50.— Pour nos abonnés . . . . . . 2 fr. 50

GOMBAULT (A.). **Contribution à l'étude anatomique de la névrite parenchymateuse subaiguë ou chronique.** (Névrite segmentaire périaxile). Brochure in-8° de 46 pages, avec 2 pl. chromo-lithographiques. Paris, 1880. — Prix : 2 fr. — Pour nos abonnés. . . . . 1 fr. 35

GOMBAULT. **Etude sur la sclérose latérale amyotrophique.** Prix : 2 fr. — Pour nos abonnés. . . . . 1 fr. 35

GOMBAULT. *Voir* CHARCOT.

GOUGUENHEIM (A.). **Des névroses du larynx.** Leçons professées à l'hôpital de Lourcine en 1882, recueillies par G. MORIN. Broch. in-8 de 30 pages.— Prix : 1 fr — Pour nos abonnés. . . . . 70 c.

GUÉRARD. *Voir* BOURNEVILLE.

GUÉRIN. (A). **Du pansement ouaté.** Résultats obtenus à l'Hôtel-Dieu pendant l'année 1876. Brochure de 24 pages. — Prix : 0 fr. 75. — Pour nos abonnés. . . . . 50 cent.

GUYON (F.) et FÉRÉ (Ch.). **Note sur l'atrophie musculaire consécutive à quelques traumatismes de la hanche.** Brochure in-8° de 14 pages. Paris, 1881. — Prix : 50 c. — Pour nos abonnés. . . . . 35 c.

HADDEN. **Du myxœdème.** In-8 de 16 pages. — Prix : 0 fr. 60. — Pour nos abonnés . . . . 40 cent.

HAYEM (G.). **Leçons cliniques sur les manifestations cardiaques de la fièvre typhoïde,** recueillies par BOUDET DE PARIS. In-8 de 88 pages avec 5 figures.— Prix : 2 fr. 50. — Pour nos abonnés . . . . 1 fr. 70

HÉRAUD. (A.). **Etude diagnostique sur deux cas de syphilome bucco-lingual.** Un vol. in-8 de 34 pages.— Prix : 1 fr. 50.— Pour nos abonnés. . . . . 1 fr.

HUBLÉ (M.). **Recherches cliniques et thérapeutiques sur l'Epilepsie.** Un vol in-8° de 190 pages. Paris, 1881. — Prix : 3 fr. 50. — Pour nos abonnés. . . . . 2 fr. 50

HUCHARD (H.). **Caractère, mœurs et état mental des hystériques.** Brochure in-8 de 39 p. — Prix : 1 fr. 25. — Pour nos abonnés 90 c.

JOSIAS (A.). **De la fièvre typhoïde chez les personnes âgées.** Vol. in-8 de 65 pages avec trois couches de températures. — Prix : 2 fr.— Pour nos abonnés. . . . . 1 fr. 35

KELLER (Th). **De la céphalée des adolescents.** Brochure in-8 de 32 p. — Prix : 1 fr. — Pour nos abonnés. . . . . 70 c.

KELSCH (A.). **Les affections du foie en Algérie et les Variations de l'urée.** Brochure in-8 de 32 p. — Prix : 1 fr. — Pour nos abonnés 75 c.

KELSCH (A.) **Note pour servir à l'histoire de l'endocardite ulcéreuse.** Brochure in-8 — Prix : 0 fr. 50. — Pour nos abonnés. . 35 cent.

KELSCH et WANNEBROUCQ. **Note sur deux cas de sarcome du péritoine et du tissu cellulaire rétro-péritonéal.** Brochure in-8° de 11 p. — Prix : 50 c. — Pour nos abonnés . . . . 35 c.

KELSCH et WANNEBROUCQ. **Contribution à l'histoire des localisations cérébrales.** Broch. in-8° de 18 p.—Pr. : 50 c.—Pour nos abonés. 35 c.

KOJEVNIKOFF (A.). **Cas de sclérose latérale amyotrophique.** (Dégénérescence des faisceaux pyramidaux se propageant à travers tout l'encéphale.). Brochure in-8 de 23 pages avec 3 planches hors texte. — Prix : 2 fr. 50. — Pour nos abonnés. . . . . 1 fr. 70

LABADIE-LAGRAVE et DERIGNAC.— **Otorrhée; pseudo-méningite** (Guérison subite pendant un voyage à Lourdes). Brochure in-8 de 11 pages. — Paris : 50 c. — Pour nos abonnés. . . . . 35 c.

LAMBERT (P) **Etude sur un nouveau procédé de chloroformisation par les solutions titrées.** Broch. in-8 de 32 pages. — Prix : 1 fr. 50. Pour nos abonnés. . . . . 1 fr.

LANDOLT (E.). **Leçons sur le diagnostic des maladies des yeux,** faites à l'École pratique de la Faculté de médecine de Paris pendant le semestre d'été de 1875, recueillies par CHARPENTIER. Paris 1877. Vol in-8 de 204 pages. — Prix : 6 fr. —Pour nos abonnés . . . . 4 fr.

LANDOUZY (L.). **De la déviation conjuguée des yeux et de la rotation de la tête par excitation ou paralysie des 6e et 11e paires, leur valeur en séméiotique encéphalique, leur importance au point de vue anatomique et physiologique,** à propos d'une observation d'épilepsie hémiplégique débutant par les yeux et la tête (Déviation et rotation conjuguées convulsives). Un volume in-8° avec une planche.— Prix : 2 fr. 50. — Pour nos abonnés . . . . 1 fr. 50

LANDOUZY (L.). **Trois observations de rage humaine.** Réflexions. Brochure In-8 de 16 pages. — Prix : 50 cent.— Pour les abonnés. . 35 cent.

LAVERAN (A.). **Un cas de myélite aiguë.** 1876. In-8 de 13 p. . 30 cent.

LAVERAN (A). **Tuberculose aiguë des synoviales** . . . . . . 50 cent.

LEFLAIVE. *Voir* BOURNEVILLE.

LEGRAND DU SAULLE. —**Vertiges épileptiques; Assassinat. — Acquittement.** Brochure in-8° de 11 pages. — Prix : 50 c. — Pour nos abonnés. . . . . 35 c.

LELOIR. (H). **Contribution à l'étude du rhumatisme blennorrhagique.** Brochure grand in-8 de 24 pages. — Prix : 0 fr. 75. — Pour no-abonnés. . . . . 50 cent.

LELOIR (H.). **Recherches cliniques et anatomo-pathologiques sur les affections cutanées d'origine nerveuse.** 1 vol. in-8° de 220 pages, avec 4 planches en chromo-lithographie et plusieurs figures intercalées dans le texte. — Prix : 5 fr. — Pour nos abonnés. . . . . 3 fr. 50

LEROY (A.). **De l'état de mal épileptique.** Un volume in-8 de 92 pages. — Prix : 2 fr. — Pour nos abonnés. . . . . 1 fr. 25

LIOUVILLE (H.). **Contribution à l'étude de la paralysie générale progressive des aliénés.** In-8, 50 cent. — Pour nos abonnés. . . . 35 cent.

LIOUVILLE et DEBOVE. **Note sur un cas de mutisme hystérique,** suivi de guérison. Paris, 1876. In-8 . . . . 30 c.

LOEWENBERG (H.). **Le furoncle de l'oreille et la furonculose.** Brochure in-8° de 47 pages. Paris, 1881. — Prix : 1 fr. 50. — Pour nos abonnés. . . . . 1 fr.

LONGUET (F.-E.-M.). **De l'influence des maladies du foie sur la marche des traumatismes.** Vol. in-8 de 124 pages. — Prix : 4 fr. — Pour nos abonnés. . . . . 2 fr.

MAGNAN. **De la coexistence de plusieurs délires de nature différente chez le même aliéné.** Brochure in-8 de 20 pages.—Prix : 0. 75. — Pour nos abonnés . . . . 50 cent.

MAGNAN. **Leçons sur l'Épilepsie,** faites à l'Asile Sainte Anne, en 1881-1882, recueillies par Marcel BRIAND. Un volume in-8 de 81 pages. — Prix : 3 fr. — Pour nos abonnés. . . . . 2 fr.

MAGNAN (V.) **Leçons cliniques sur la dipsomanie.** Faites à l'Asile Sainte-Anne. Recueillies par M. Briand. In-8 de 151 pages. — Prix : 2 fr. Pour nos abonnés. . . . . 1 fr. 35

MAGNAN. **Des hallucinations bilatérales de caractère différent, suivant le côté affecté.** Brochure in-8° de 20 pages. — Prix : 60 c. — Pour nos abonnés. . . . . 40 cent.

Manuel de la garde-malade et de l'infirmière, publié sous la direction du Dr Bourneville, par MM. Blondeau, de Boyer, Éd. Brissaud, H. Duret, G. Maunoury, Monod, Poirier, P. Regnard, Sevestre et P. Yvon, rédacteurs du *Progrès médical*. — Ouvrage formant trois volumes in-16. — 1er volume : *Anatomie et Physiologie*, 180 pages, 8 figures. Prix : 2 fr. — 2e volume : *Pansements*, 316 pages, 60 gravures. Prix : 3 fr. 50. — 3e volume, *Administration des Médicaments*, 160 pages. Prix : 2 fr. — Pour nos abonnés, l'ouvrage complet (2e édit.), broché, prix . . . . 5 fr.

Nous avons fait faire un élégant cartonnage anglais pour chacun des trois volumes du Manuel. — Prix par volume 75 c., l'ouvrage complet . . 2 fr.

MARANDON de MONTYEL. — **Recherches cliniques sur la folie avec conscience.** Brochure in-8 de 64 pages. — Prix : 2 fr. — Pour nos abonnés . . . . 1 fr. 35 c.

MARANDON DE MONTYEL (E). — **Incurabilité et guérisons tardives en aliénation mentale.** Brochure in-8° de 15 pages. — Prix 50 c. — Pour nos abonnés. . . . . 35 c.

MARCANO (G.). **Des ulcères des jambes entretenus par une affection du cœur.** Brochure in-8. — Prix : 1 fr. 25. — Pour nos abonnés. 85 cent.

MARCANO (G.). **De l'étranglement herniaire par les anneaux de l'épiploon.** Paris, 1872. In-8 de 8 pages. — Prix . . . . 30 cent.

MARCANO (G.). **De la psoïté traumatique.** Vol. in-8 de 160 pages.— Prix : 3 f. — Pour nos abonnés. . . . . 2 f.

MARCANO (G.). **Notes pour servir à l'histoire des kystes de la rate.—**
Prix: 60 cent. — Pour nos abonnés . . . . .40 cent.
MARCANO (G.). — **Du doigt à ressort.** Broch. in-8 de 33 pages. —
Prix : 1 fr. — Pour nos abonnés. . . . . 70 c.
MARIE (P.). — **Sur la nature et quelques-uns des symptômes de la
maladie de Basedow.** Brochure in-8 de 7 pages. — Prix : 40 c. — Pour
nos abonnés . . . . 25 c.
MARIE (P.). **Contribution à l'étude et au diagnostic des formes
frustes de la maladie de Basedow.** 1 vol. in-8 de 86 pages, avec
7 tracés. — Prix : 2 fr. — Pour nos abonnés. . . . . 1 fr. 50.
MARIE (F.). **Des manifestations médullaires de l'Ergotisme et du
lathyrisme.** Brochure in-8 de 19 pages. — Prix : 75 c. — Pour nos
abonnés. . . . . 50 c.
MARIE (P.). **Lathyrisme et béribéri.** — Brochure in-8 de 11 pages. —
Prix: 50 c. — Pour nos abonnés. . . . . 35 c.
MARIE (P.). — **Sclérose en plaques et maladies infectieuses.** Bro-
chures in-8 de 29 pages. — Prix : 1 fr. — Pour nos abonnés. . . 70 c.
MAROT. *Voir* DUPLAY.
MARSAT (A.). **Dés usages thérapeutiques du nitrite d'amyle.** In-8
de 48 pages. — Prix : 1 fr. 25. — Pour nos abonnés. . . . . . 85 cent.
MAUNOURY (G.) **Les hôpitaux-baraques et les pansements antisep-
tiques en Allemagne.** Paris, 1877, in-8 de 20 pages. — Prix : 1 fr. —
Pour nos abonnés. . . . . 70 cent.
MAURIAC (Ch.) et VIGOUROUX (R.). **Étude sur les paralysies pseudo-
syphilitiques et sur leur traitement par les æsthésiogènes.** Bro-
chure in-8° de 31 pages. — Prix : 75 c. — Pour nos abonnés . . 50 c.
MAYOR. **Note sur un monstre du genre janiceps.** Brochure in-8° de 40
pages. Paris, 1882. — Prix : 1 fr. 25. — Pour nos abonnés. . . . 90 c.
MIERZEJEWSKI. **Contribution à l'étude des localisations cérébrales.**
(Observation de porencéphalie fausse double.) Brochure in-8° de 35 pages
avec 3 fig. dans le texte et 5 planches en chromo-lithographie. — Prix :
3 fr. — Pour nos abonnés. . . . . 2 fr.
MIOT (C.). **De la myringodectomie ou perforation artificielle du tym-
pan.** In-8 de 169 pages avec 16 figures intercalées dans le texte. —
Prix : 3 fr. 50. — Pour nos abonnés . . . . 2 fr. 50
MIOT (C.) **De la Ténotomie du muscle tenseur du tympan.** Volume
in-8 de 56 pages orné de 11 figures intercalées dans le texte. Paris, 1878. —
Prix : 1 fr. 50. — Pour nos abonnés. . . . . 1 fr.
MIOT (C.) et BARATOUX (J.). **Considérations anatomiques et physiolo-
giques sur la trompe d'Eustache.** Brochure in-8 de 26 pages. — Prix :
1 fr. 25. — Pour nos abonnés . . . . 90 c.
MONOD (E.) **Étude clinique sur les indications de l'uréthrotomie
externe.** Un volume de 168 pages, avec un tableau. — Prix : 3 fr. 50. —
Pour nos abonnés. . . . . 2 fr. 50
MONOD (Ch.). — **Leçon de clinique chirurgicale faites à l'hôpital
Necker.** Vol. in-8 de 127 pages, avec figures. — Prix : 3 fr. 50. Pour nos
abonnés. . . . . 2 fr. 50
MONOD. *Voir* BRISSAUD.
MORLOT (E.) **Sur une forme grave de l'épilepsie.** Brochure in-8 de
45 pages. Paris, 1881. — Prix : 1 fr. 50. — Pour nos abonnés . . 1 fr.
MOURSOU. **Considérations sur certains accidents de l'éruption des
dents,** en particulier des oreillons et sur leur traitement par l'acotine as-
sociée à divers moyens. Broch. in 8 de 31 pages. Paris, 1882. — Prix :
1 fr. — Pour nos abonnés. . . . . 70 c.
NIMIER (M.) et BETTREMIEUX (M.). **La pleurotomie précoce.** Brochure
in-8 de 10 pages. — Prix : 40 c. — Pour nos abonnés . . . . . . 30 c.
ORY (E.) **Maladies de la peau.** Notes de thérapeutique recueillies aux
cliniques dermatologiques de M. le professeur Hardy, à l'hôpital St-Louis.
Paris, 1877, in-8 de 40 pages. — Prix : 1 fr. — Pour nos abonnés. . 70 c.
OULMONT (P.) **Etude clinique sur l'athétose.** Paris, 1878. Vol. in-8 de
116 pages avec figures. — Prix : 3 francs. — Pour nos abonnés. . . 2 fr.
PARINAUD (H.). **Paralysie des mouvements associés des yeux.** Broch.
in-8 de 30 pages. — Prix : 1 fr. — Pour nos abonnés . . . . . . 70 c.
PARROT. **Clinique des maladies de l'enfance.** Leçon inaugurale. Bro-
chure in-8 de 20 pages. — Prix : 0 fr. 75. — Pour nos abonnés. 50 cent.
PARROT (J.). **La fièvre typhoïde chez les enfants.** — Leçons cliniques.
Brochure in-8 de 35 pages. — Prix : 1 fr. 25. — Pour nos abonnés 85 c.
PATHAULT (L.) **Des propriétés physiologiques du Bromure de Cam-**

phre et de ses usages thérapeutiques. Brochure in-8 de 48 pages. —
Prix : 1 fr. 50. — Pour nos abonnés. . . . . 1 fr.
PELTIER (G.) De la triméthylamine et de son usage dans le traite-
ment du rhumatisme articulaire aigu. In-8 compacte de 34 pages.—
Prix : 60 cent. — Pour nos abonnés. . . . . 40 cent.
PHILBERT. De la cure de l'obésité aux eaux de Brides-les-Bains
(Savoie.)· — Brochure in-8 de 16 pages. — Prix 0 fr. 60. — Pour nos
abonnés . . . . 40 c.
PICARD (H.). La vallée de Davos. Brochure in-8° de 19 pages. Paris,
1882. — Prix : 60 c. — Pour nos abonnés . . . . 40 c.
PITRES (A.). — Note sur l'état des forces chez les hémiplégiques.
Brochure in-8° de 18 pages. Paris, 1882. — Prix : 60 c. — Pour nos abon-
nés. . . . . 40 c.
PITRES (A.) et VILLARD (L.). Contribution à l'étude des névrites pé-
riphériques non traumatiques. Brochure in-8 de 72 pages, avec 3 pl.
lithographiques. — Prix : 3 fr. 60. — Pour nos abonnés. . . . 2 fr. 25
PITRES. Voir CHARCOT.·
PLUYAUD (P.-J.). Etude des réflexes tendineux dans la fièvre typhoïde. Broch. in-8 de 72 pages.—Prix : 2 fr.—Pour nos abonnés, 1 fr. 35.
POINSOT (G.). Contribution à l'histoire clinique des tumeurs du
testicule. Brochure in-8 de 28 pages. Prix : 1 fr. — Pour nos abonnés. . . . . 70 cent.
POIRIER (P.). Contribution à l'étude des tumeurs du sein chez
l'homme. (Tubercules, sarcomes, épithéliomes, carcinomes). — Etude
clinique du cancer. — Vol. in-8 de 107 p. — Prix : 3 fr. — Pour nos
abonnés . . . . 2 fr.
QUERMONNE. Voir FÉRÉ.
QUESTIONNAIRE pour le 1er examen de doctorat. — Recueil de séries
d'examens subis récemment à la Faculté de médecine de Paris, indiquant :
1° La composition du jury pour chaque série ; — 2° La préparation anatomique de chaque candidat ; — 3° Les questions orales auxquelles le
candidat a dû répondre ensuite ; — 4° Enfin le résultat de l'examen dans
chaque série, suivi de questions sur les accouchements, recueillies au cinquième examen de doctorat et aux examens de sage-femme. In-16 de 91
pages. — Prix : 1 fr. — Pour nos abonnés . . . . 50 cent.
RANVIER (L.). Leçons d'anatomie générale sur le système musculaire,
recueillies par J. RENAUT. Un fort vol. orné de 99 fig. intercalées dans
le texte. — Prix : 12 fr. — Pour nos abonnés. . . . . 8 fr.
RANVIER (L.). Leçon d'ouverture du cours d'anatomie générale au
Collège de France. Paris, 1876. In-8 de 16 pages. — Prix : 0 fr. 60.
— Pour nos abonnés. . . . . 40 cent.
RAYMOND (F.). Etude anatomique, physiologique et clinique sur l'hé-
michorée, l'hémianesthésie et les tremblements symptomatiques.
Vol. in-8 de 140 pages avec figures dans le texte et 3 planches.— Prix :
3 fr. 50 — Pour nos abonnés . . . . 2 fr. 50.
RAYMOND (F.). Conférences de clinique médicale, faites à l'Hôtel-Dieu
(suppléance de M. G. Sée), Dr. 1 vol. in-8 de 250 p. avec 4 fig. dans le
texte. — Prix : 4 fr. — Pour nos abonnés. . . . . 2 fr. 75
RAYMOND. De la puerpéralité. Volume in-8° de 258 pages. Paris, 1880.
— Prix : 5 fr. — Pour nos abonnés . . . . 4 fr.
RAYMOND (F) et ARTAUD (G.). — Contribution à l'étude des locali-
sations cérébrales (Trajet intra-cérébral de l'hypoglosse). Bro-
chure in-8 de 43 pages, avec 5 figures dans le texte. — Prix : 1 fr. 50 c.
— Pour nos abonnés. . . . . 1 fr.
RECLUS (P.). De l'épithélioma térébrant du maxillaire supérieur.
Paris, 1876. In-8 de 4 pages. — Prix. . . . . 20 cent.
RECLUS (P.). Les hyperostoses consécutives aux ulcères rebelles de
la jambe. Brochure in-8 de 24 pages. — Prix : 0 fr. 75. — Pour nos
abonnés. . . . . 50 cent.
RECLUS. (P.) Des mesures propres à ménager le sang pendant les
opérations chirurgicales. Un vol in-8 de 144 pages. — Prix : 3 fr. 50.
— Pour nos abonnés . . . . 2 fr. 50
RECLUS (P.). Des ophthalmies sympathiques. Un fort volume in-8 de
210 pages. — Prix : 5 fr. — Pour nos abonnés. . . . . 4 fr.
RECLUS (P.). La fontaine d'Ahusquy, brochure in-8 de 30 pages. — Prix,
1 fr. — Pour nos abonnés. . . . . 70 cent.
Réformes à apporter dans l'enseignement de l'Anatomie. Brochure
in-8 de 28 pages. — Prix : 1 fr. — Pour nos abonnés. . . . . . . 70 c.
REGNARD (P.). Recherches expérimentales sur les variations patho-

logiques des combustions respiratoires. Un fort volume in-8 de 394 pages, enrichi de 100 gravures dans le texte. — Paris, 1879. — Prix : 10 fr. — Pour nos abonnés . . . . 7 fr.

REGNARD. *Voir* BOURNEVILLE.

RENAUT (J.). **Note sur la structure des glandes à mucus du duodénum (glandes de Brunner).** Brochure in-8 de 8 pages.— Prix 40 c. — Pour nos abonnés. 30 cent.

RENAUT. *Voir* RANVIER.

RIBEMONT (A.). **Recherches sur l'insufflation des nouveau-nés et description d'un nouveau tube laryngien.** Un volume in-8 de 40 pages et 8 planches. — Paris, 1878. — Prix : 3 fr. 50. — Pour nos abonnés . . . . 2 fr. 50.

RICHER (L.). **Notes et observations pour servir à l'histoire de l'hystéro-épilepsie ou grande épilepsie** (Identité de la nature des phénomènes qui composent la grande attaque hystérique et de leur mode de succession chez les malades de nationalité différente). Broch. in-8 de 26 pages. — Prix : 1 fr. — Pour nos abonnés. . . . . 70 c.

RICHER (P.). **Feuilles d'autopsie pour l'étude des localisations cérébrales.** — Hospice de la Salpêtrière. — Service de M. le professeur CHARCOT. (Deuxième édition). — Grand placard de 8 pages, avec 20 fig. — Paris, 1881. — Prix : 75 c. — Pour nos abonnés . . . . 60 c.

RIDEL SAILLARD (G.). **De la cachexie pachydermique** (myxœdème des auteurs anglais). In-8° de 74 pages avec deux figures photographiques hors texte. Paris, 1881. — Prix : 2 fr. — Pour nos abonnés. . . 1 fr. 35

ROQUE (L.). **Des dégénérescences héréditaires produites par l'intoxication saturnine lente.** Brochure in-32 de 15 pages. — Prix : 50 c. — Pour nos abonnés. : . . . . 35 c.

ROSAPELLY (Ch. L.) **Recherches théoriques et expérimentales sur les causes et le mécanisme de la circulation du foie.** Un volume in-8 de 76 pages orné de 24 figures. — Prix : 3 fr. — Pour nos abonnés. . . . . 2 fr.

ROUX (G.-L. **Traitement de l'épilepsie et de la manie, par le bromure d'éthyle.** Brochure in-8° de 54 pages. Paris 1882. — Prix : 2 fr. — Pour nos abonnés . . . . 1 fr. 35

SADRAIN (G.). **Étude sur le traitement des attaques d'hystérie et des accès d'épilepsie.** Brochure in-8° de 55 pages. — Prix : 1 fr. 75. — Pour nos abonnés. . . . . 1 fr. 20

SAINT-GERMAIN (de). **De la trachéotomie.** Brochure in-8° de 31 pages. Paris, 1882. — Prix : 1 fr. — Pour nos abonnés. . . . . 70 c.

SÉGLAS. **De l'influence des maladies intercurrentes sur la marche de l'épilepsie.** Un vol. in 8 de 60 pages. Paris, 1881. — Prix : 2 fr. — Pour nos abonnés. . . . . 1 fr. 35

SEGOND. (P.). **Note sur une observation de kyste hydatique** développé dans l'épaisseur du muscle grand pectoral. Brochure de 8 pages. — Prix : 0 fr. 40. — Pour nos abonnés. . . . . 30 cent.

SEGOND. (P.). **Recherches cliniques et expérimentales sur les épanchements sanguins du genou par entorse.** Volume in-8 de 85 pages. — Prix : 2 fr. — Pour nos abonnés . . . . 1 fr. 50

SEGUIN (E. C.). **Medical mathematism.** Brochure in-8° de 18 pages. — Prix : 60 cent. — Pour nos abonnés . . . . 40 cent.

SEGUIN (E.-C.) **Registre memento d'observations,** pour conserver toutes les observations faites au lit du malade. Paris, 1878. — Prix. 60 cent.

SEVESTRE. *Voir* CHARCOT.

SIGERSON. **Note sur la paralysie vaso-motrice généralisée des membres supérieurs.** Brochure in-8 de 19 pages. — Prix : 60 c. — Pour nos abonnés. . . . . 40 c.

SIKORSKY (M.). **Du développement du langage chez les enfants.** Broch. in-8 de 20 pages. — Prix : 75 c. — Pour nos abonnés. . . 50 c

SIMON (J.). **Conférences cliniques et thérapeutiques sur les maladies des enfants** (2e édit.). Un beau vol. in-8 de 340 p. — Prix : 7 fr. — Pour nos abonnés. 5 fr.

SIMON (J.). **Nouvelles conférences cliniques et thérapentiques sur les maladies des enfants.** Vol. in-8 de 313 pages. — Prix : 7 fr. — Pour nos abonnés. . . . . 5 fr.

SINÉTY (de). **Des inflammations qui se développent au voisinage de l'utérus considérées surtout dans leurs formes bénignes.** Brochure in-8° de 16 pages. — Prix : 50 c. — Pour nos abonnés . . . . . 35 c.

STRAUS (F.). **Des ecchymoses tabétiques à la suite des crises de dou-

leurs fulgurantes. Brochure in-8° de 31 pages. Paris, 1881. — Prix :
1 fr. — Pour nos abonnés . . . . 70 c.

STRAUS. *Voir* BÉHIER.

TABOUET. (L.) **Etude sur le traitement des abcès sous-périostiques
aigus de l'adolescence.** Un vol. in-8 de 44 pages. — Prix : 1 fr. 50. —
Pour nos abonnés . . . . 1 fr.

TARNIER. **De l'influence du régime lacté dans l'albuminurie des
femmes enceintes et de son indication.** — Prix. . . . . . . 50 cent.

TAUBER (A.). **De l'amputation ostéoplastique de la jambe.** Brochure
in-8° de 28 pages — Prix : 75 cent. — Pour nos abonnés . . . . . 50 c.

TEINTURIER (E.) **Les Skoptzy,** étude médico-légale sur une secte religieuse
russe dont les adeptes pratiquent la castration. — Un joli volume in-12
orné de gravures représentant les différents modes de castration employés
par ces fanatiques. — Prix : 1 fr. 50. — Pour nos abonnés. . . 1 fr.

TEINTURIER. *Voir* BOURNEVILLE.

TERRILLON. **Contribution à l'étude des gommes syphilitiques du
testicule.** Brochure in-8 de 8 pages. — Prix : 0 fr. 40. — Pour nos
abonnés . . . . 30 cent.

TERRILLON. **Des troubles de la menstruation après les lésions chirurgicales ou traumatiques.** Brochure in-8 de 22 pages, 60 cent. —
Pour nos abonnés. . . . . 40 cent.

TERRILLON. **Excroissances polypeuses de l'urèthre symptomatiques
de la tuberculisation des organes urinaires chez la femme.** Brochure in-8 de 24 pages. — Prix : 0 fr. 75. — Pour nos abonnés. 50 cent.

TERRILLON. **Mémoire sur la rupture traumatique des parties internes du cœur avec ou sans lésions correspondantes des parois**
Brochure in-8 de 16 pages. — Prix : 0 fr. 60. — Pour nos abonnés. 40 c.

THAON (L.). **Recherches cliniques et anatomo-pathologiques sur la
tuberculose.** Grand in-8 de 112 pages, avec 2 planches en chromo-lithographie. — Prix : 4 fr. 50. — Pour nos abonnés . . . . 3 fr.

THAON (L.). **Clinique climatologique des maladies chroniques.** — 1er
fascicule : *phtisie pulmonaire.* Un volume grand in-8 de 164 pages, avec
2 planches de tracés de température. Paris, 1877. — Prix : 4 fr. — Pour
nos abonnés. . . . . 2 fr. 75

TRÉLAT. **Leçons de clinique chirurgicale** faites à l'hôpital de la Charité.
Recueillies et publiées par E. ORY et P. RECLUS. Brochure in-8 de 23 pages
— Prix : 1 fr. — Pour nos abonnés. . . . . 70 c.

TROISIER (E.). **Note sur un cas d'encéphalopathie syphilitique précoce.** Brochure in-8 de 8 pages. — Prix : 0 fr. 40. — Pour nos abonnés. . . . . 30 cent.

TURNER (E.). **Histoire de la circulation du sang** par Flourens. —
André Césalpin. Brochure in-8 de 16 pages. — Prix : 0 fr. 75. — Pour nos
abonnés. . . . . 40 cent.

TURNER (E.). **Remarques au sujet de la lecture faite à l'Académie
par M. Chéreau** le 15 juillet 1879. Brochure in-8 de 16 pages. — Prix :
60 c. — Pour nos abonnés . . . . 40 cent.

VIDAL. **Du pityriasis,** leçon recueillie et rédigée par de BEURMANN. In-8
de 20 pages. — Prix : 0 fr. 75. — Pour nos abonnés . . . . . 50 cent.

VIGOUROUX (R.). **Métalloscopie, métallothérapie, æsthésiogènes.** Brochure in-8° de 72 pages. Paris, 1882. — Prix : 3 fr. — Pour nos abonnés . . . . , 2 fr.

VIGOUROUX. *Voir* MAURIAC.

VILLARD (F.). **De l'aphasie ou perte de la parole et de la localisation du langage articulé,** par le Dr BATMAN, traduit de l'anglais par
F. Villard. Un volume in-8 de 128 pages. Paris, 1870. Prix : 2 fr. — Pour
nos abonnés . . . . 1 fr. 25.

VILLARD (F.). **Notice hygiénique et médicale sur l'Attique.** Brochure
in-8 de 30 pages. — Prix : 1 fr. — Pour nos abonnés. . . . . 70 cent.

WANNEBROUCQ. *Voir* KELSCH.

WUILLAMIÉ (T.). — **De l'épilepsie dans l'hémiplégie spasmodique
infantile.** Un beau volume in-8 de 192 pages avec 5 figures dans le texte et
2 pl. en chromo-lithographie. Prix : 4 fr., pour nos abonnés. Prix : 2 fr. 75.